专业护士成长必备临床思维系列

神经外科护理难点突破

主 编

陈茂君　段丽娟　李　莉

副主编

崔文耀　刘闻捷　樊朝凤

编　者（以姓氏笔画为序排列）

王　霞　王　燕　付　苏　成　洋　向　翠　孙　强

刘闻捷　陈茂君　李　莉　李红琼　张宝月　罗秀萍

贺　娟　段丽娟　赵小燕　崔文耀　韩　慧　樊朝凤

四川大学出版社

项目策划：许 奕 周 艳 张 澄
责任编辑：许 奕 张 澄
责任校对：周 艳
封面设计：胜翔设计
责任印制：王 炜

图书在版编目（CIP）数据

神经外科护理难点突破 / 陈茂君，段丽娟，李莉主
编 . 一 成都：四川大学出版社，2020.11
（专业护士成长必备临床思维系列）
ISBN 978-7-5690-3949-8

Ⅰ . ①神… Ⅱ . ①陈… ②段… ③李… Ⅲ . ①神经外
科学一护理学 Ⅳ . ① R473.6

中国版本图书馆 CIP 数据核字（2020）第 219005 号

书名　神经外科护理难点突破
SHENJING WAIKE HULI NANDIAN TUPO

主　　编	陈茂君　段丽娟　李　莉
出　　版	四川大学出版社
地　　址	成都市一环路南一段 24 号（610065）
发　　行	四川大学出版社
书　　号	ISBN 978-7-5690-3949-8
印前制作	四川胜翔数码印务设计有限公司
印　　刷	郫县犀浦印刷厂
成品尺寸	185mm×260mm
印　　张	20
字　　数	499 千字
版　　次	2020 年 12 月第 1 版
印　　次	2020 年 12 月第 1 次印刷
定　　价	79.00 元

◆ 读者邮购本书，请与本社发行科联系。
　电话：（028）85408408/（028）85401670/
　（028）86408023　邮政编码：610065
◆ 本社图书如有印装质量问题，请寄回出版社调换。
◆ 网址：http://press.scu.edu.cn

四川大学出版社
微信公众号

前　言

　　神经外科是专业性极强的学科，神经系统解剖生理复杂，对临床护理和监护观察技能要求高。同时，神经外科护理涉及面广，护理人员不仅需掌握复杂的外科治疗配合技术及其术前术后护理技术，还需解决神经疾病护理、机体各生命系统相关支持和监护、神经疾病外科护理等复杂问题。现代神经外科领域各种治疗护理方法日新月异、飞速发展，对于神经外科护理人员是机遇亦是挑战。只有秉持"活到老，学到老"的精神，在神经外科不断更新的知识海洋中始终上下而求索，不断积累临床经验，方能适应当前神经外科护理工作的需要，进而提高神经外科的医疗护理水平，持续提高护理质量。

　　为适应神经外科护理发展和神经外科专业护士的需要，四川大学华西医院组织编写了《神经外科护理难点突破》。本书由神经外科临床护理专家及资深护士编写，基于丰富的临床经验，构建专业的临床思维模式，从实践中提炼神经外科疾病的护理重点和难点，结合目前神经外科护理指南等新进展，将理论与实践完美结合，以解析的形式进行深入探索和剖析，将抽象的概念变得容易理解。本书是众多临床护理人员宝贵实践经验和智慧的结晶，让读者不仅"知其然"，更能"知其所以然"；同时，引入有代表性的疑难病例，据此引出护理难点，让读者从实例中得到启发，带领读者进入一场临床护理实践情景探索之旅。文后增加趣味模块，如知识拓展等。编者引经据典，广泛查阅资料，将精彩纷呈而广博的神经外科知识呈现给读者。本书具有趣味性和实用性。全书通俗易懂、深入浅出，确保难点准确、对策具体、案例生动、语言精炼，适用于神经外科专业护士和爱好神经外科的医护人员。编者期待为广大读者展现更适应临床护理工作需要、能提升神经外科护理水平的作品。

　　本书由神经外科临床护理专家和资深护士，利用临床工作之余编撰而成，个人思路、观点、风格和考虑问题的角度难免有所差异，同时，编者经验有限，书中难免有不足之处，衷心期待广大读者给予宝贵意见，让我们再版时能够进一步提高和完善。

陈茂君

2020 年 9 月 3 日

目 录

第三篇　头皮和颅骨疾病的护理

第四篇　颅内肿瘤的护理

第五篇　脊髓疾病的护理

第六篇　脑血管疾病的护理

第七篇　功能性疾病的护理

第八篇　先天性疾病的护理

第一篇

颅内压增高及脑疝的护理

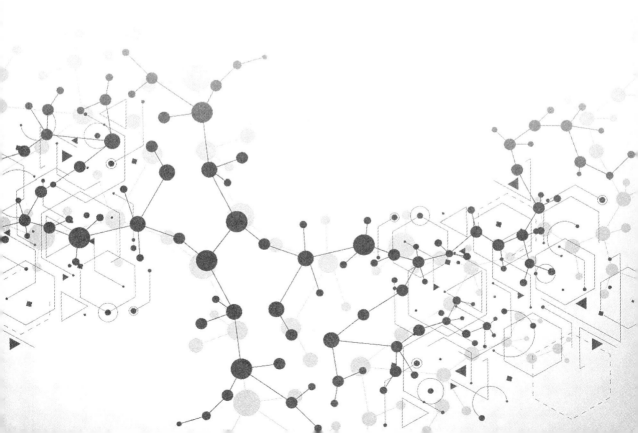

第一章 颅内压及颅内压监测

【概述】

颅内压（intracranial pressure，ICP）是颅腔内容物对颅腔壁所产生的压力。成人的颅腔是由颅骨形成的半封闭的体腔，容积为 1400~1500mL，其主要内容物有脑组织、脑血液及脑脊液。脑组织体积约为 1200cm³，约占主要内容物的 80%；脑脊液总量约为 150mL，约占 10%；脑血液占 2%~11%，变化较大。颅腔的容积基本恒定，颅腔内容物总的体积也基本保持稳定。若脑组织、脑血液、脑脊液三者中，有一种体积增大，其他两种内容物的量则相应减少（Monroe-Kellie 原理）。正常成人的颅内压为 5~15mmHg，儿童为 3.7~7.4mmHg。

颅内压受脑脊液静水压、静脉压、呼吸、血压等多种因素影响。因此，在单位时间内所测得的压力只有相对意义。如需正确了解颅内压的情况，应采用持续的压力测量，即颅内压监测。颅内压为神经内外科临床工作重要的动态监测指标。颅内压的变化与疾病的发生、发展及预后有着密切的关系，对于了解病情、决定手术时机等有重要意义。

目前颅内压监测包括有创颅内压监测和无创颅内压监测两种方式。无创颅内压监测通过间接方式（如闪光视觉诱发电位检测、鼓膜波动法、视网膜静脉压检测、前囟测压法、经颅多普勒超声等）测得颅内压力。有创颅内压监测包括腰椎穿刺测压、脑室引流接压力传感器测压和专业颅内压监测仪测压，其颅内压监测装置可以放置于硬膜外、硬膜下、脑实质内、脑室内。其中，安置脑室内导管，通过充满液体的低顺应性导管连接压力传感器是最常用的方式，也是颅内压监测的"金标准"。本章主要介绍有创颅内压监测的护理难点。

【护理难点及对策】

（一）术前护理难点及对策

难点1 颅内压监测的适应证评估

解析： 采用有创颅内压监测仪的目的是实时动态了解颅内压力，评估危重病人的病情变化，防止医源性颅内压增高，提供预后信息和评价治疗反应。凡怀疑颅内顺应性降低、随病情进展可能出现迟发性和进展性颅内压增高的病人，都应进行颅内压监测。

对策：

1. 颅脑损伤：

（1）GCS（Glasgow coma scale）评分 3~8 分，且头颅 CT 扫描显示异常（有血

肿、挫裂伤、脑肿胀、脑疝或基底池受压）。

（2）GCS评分3～8分，但CT无明显异常者，若病人年龄＞40岁，收缩压＜90mmHg且怀疑颅内病情进展性变化。

（3）GCS评分9～12分，应根据临床表现、影像学资料、是否需要镇静以及合并伤情况综合评估，如病人有颅内压增高的可能，应行颅内压监测。

2. 有明显意识障碍的蛛网膜下腔出血、自发性脑出血以及出血破入脑室系统需要脑室外引流者，根据病人具体情况实施颅内压监测。

3. 脑肿瘤病人的围手术期可根据术前、术中及术后的病情需要，进行颅内压监测。

4. 隐球菌脑膜炎、结核性脑膜炎、病毒性脑炎，如合并顽固性高颅压，可以进行颅内压监测并行脑室外引流辅助控制颅内压。

难点2　颅内压监测术前护理风险评估

解析： 术前及时、准确的护理评估为医生手术时机的掌握和手术方式的选择提供第一手临床资料，加上必要的、针对性的术前护理干预，有利于确保手术顺利安全。

对策：

1. 评估病人意识、瞳孔、生命体征、四肢肌力、肌张力情况。

2. 予以心电监护，严密观察病情变化，并做好护理记录。

3. 询问病史与用药疗效情况、病人现状，及时与医生沟通。

4. 协助病人行CT、MRI等影像学检查。

5. 根据病人现状告知病人及家属相关手术风险，行相应的健康教育。

6. 做好术前准备，如备皮、查血、皮试、术前带药、影像学资料，填写术前护理评估单等。

（二）术后护理难点及对策

临床病例

病人，女，36岁，因"车祸伤意识障碍2⁺小时"入院。查体：体温（T）36.9℃，脉搏（P）56次/分，呼吸（R）17次/分，血压（BP）160/90mmHg，右侧瞳孔4mm，对光反射消失，左侧瞳孔2mm，对光反射存在，左上下肢肌张力增高、腱反射亢进。CT示：右额、颞、顶、枕叶巨大颅内血肿，中线移位（图1-1）。立即在全麻下行"右额、颞、顶、枕叶巨大颅内血肿清除术加颅内压探头植入术"。术后第1天，病人昏迷，颅内压14mmHg，创腔引流管引流通畅，引流液呈淡血性，伤口敷料干燥。

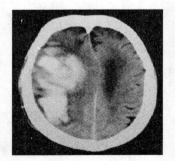

图1-1　血肿致中线移位

难点1　颅内压监测仪的使用与连接

解析： 准确识别颅内压监测仪探头种类、需要连接的颅内压监测仪机型，准确调节颅内压监测仪探头中调零参数，以便于正确连接颅内压监测仪，保证监护系统及引流装置封闭完整、参数准确。

对策：

1. 评估病人意识水平、理解及合作程度。

2. 评估颅内压监测仪探头种类及安置位置，准备恰当的颅内压监测仪，评估其性能和特点。

3. 抬高床头15°～30°，病人头、颈、肩在同一纵轴上，避免颈静脉受压以利于颅内静脉回流，减轻颅内淤血，从而减轻脑水肿，降低颅内压。

4. 将颅内压监测仪探头与头端传感器连接并调至零点参数，记录零点参数数值并张贴于头端传感器上，以便于断开连接后重新校零。

5. 妥善固定颅内压监测仪探头，将过长的传感线盘旋后，用胶布固定于头部，预防管道堵塞、扭曲及脱出。

6. 保持探头干燥，避免液体浸湿探头影响颅内压测量的准确性。

7. 记录监测结果，如颅内压、脑温等。

难点2　颅内压监测结果的分析——颅内压增高

解析：持续性颅内压监测的重要意义在于动态监测颅内压的变化，及时发现脑水肿、颅内血肿等造成的二次损害，同时指导围手术期治疗。正常成人颅内压为5～15mmHg，儿童为3.7～7.4mmHg。临床上成人颅内压15～20mmHg为轻度升高，颅内压20～40mmHg为中度升高，颅内压>40mmHg为重度升高。

颅内压增高时必须及时进行评估，分析颅内压增高的原因。研究显示，在颅内压增高和临床症状出现之间有一段时间差，颅内压监测数值增高先于临床症状出现，因此持续颅内压监测可以更早地发现病情变化。颅内压变化的观察内容包括颅内压升高幅度、持续时间和有无病理波形出现，同时结合神志、瞳孔、生命体征的变化及肢体运动等综合判断。及时复查头颅CT或MRI，明确诊断并调整治疗方案。

对策：

1. 颅内因素：颅内血肿、脑积水、脑水肿或脑血容量增多均可引起颅内压增高。

（1）颅内压变化的观察内容包括颅内压升高幅度、持续时间和有无病理波形出现。

（2）动态观察意识：颅脑术后病人意识的观察是护理的重要内容。若病人意识障碍逐渐减轻，昏迷程度由深变浅，GCS评分不断上升，说明病情好转；若意识障碍逐渐加重，GCS评分不断下降，常提示病情加重或恶化。

（3）生命体征及神经系统体征方面主要观察有无库欣反应、瞳孔变化及肢体活动的异常。瞳孔由小变大，对光反射弱，血压升高，脉搏变慢，呼吸减慢，应警惕脑疝的发生。

（4）及时复查头颅CT或MRI，明确诊断。

2. 颅外因素：可引起颅内压增高，但不能作为参考值。常见的颅外因素有体位不正、屈颈、翻身、吸痰、呼吸道不畅、引流管堵塞、躁动、尿潴留、腹胀、便秘、高热等，应综合分析判断，及时排除。

3. 机械故障：表现为颅内压值乱跳，突然异常升高甚至上百。原因可能为探头进水潮湿或移位，因此应及时识别，保持探头干燥，避免水浸湿探头影响颅内压测量的准确性。

难点 3　颅内压监测结果的分析——颅内压降低

解析：成人在安静状态下颅内压低于 5mmHg 而引起的体位性头痛和呕吐等临床症状称为颅内压降低综合征，临床表现为体位性头痛，伴随恶心、呕吐、头晕、眩晕、耳鸣等。颅内压降低综合征包括原发性颅内压降低综合征和继发性颅内压降低综合征两种。原发性颅内压降低综合征指原因不明者，继发性颅内压降低综合征主要是由脑脊液大量外漏（如腰椎穿刺、颅脑外伤、颅脑手术、脑室引流等）或脑脊液生成减少（如恶病质、休克、脱水、脑膜脑炎、全身中毒感染、大剂量应用苯巴比妥类药物、脑室脉络膜丛手术等）所致。

对策：

1. 颅内压降低综合征需与颅内压增高、椎基底动脉供血不足及神经官能症相鉴别，同时积极治疗原发疾病。

2. 对于以头痛症状为主的颅内压降低综合征，在无禁忌证时可给予平卧位休息以缓解症状，同时补液治疗纠正低颅压。

3. 重症迁延不愈者可行硬膜外注射自身血液 10～20mL 治疗，或对存在脑脊液漏者进行手术修补。

4. 对于机械故障导致的颅内压监测数值低，则应积极维修或更换颅内压监测仪。

难点 4　颅内压增高的控制策略

解析：正常成人颅内压为 5～15mmHg，目前认为病理情况下 5～20mmHg 是颅内压的合理范围，个体颅内压的最佳水平因人而异。开颅术后病人颅内压可能反弹回升，原因包括：①开颅减压术后，脑血液循环通路重新建立，脑血管床扩张，脑充血导致颅内压增高；②术后血肿复发、新血肿的出现或脑水肿也可导致颅内压增高。高颅压可致脑灌注压下降，引起脑血流量不足，造成脑缺血缺氧、脑代谢障碍，导致脑水肿、脑疝，因此合理控制颅内压是开颅术后治疗护理的关键。

对策：

1. 体位：床头抬高 30°，病人头、颈、肩在同一纵轴上，通过增加静脉回流来降低颅内压。

2. 避免低血压和低血容量：密切监测心率、血压、中心静脉压等血流动力学指标，避免脑低灌注引起的脑缺血以及后续颅内压增高。

3. 控制高血压：对于原发性高血压病人，在保证脑灌注压的情况下合理地控制血压，可避免脑血流过度灌注而增加颅内压，以免增加再出血和血肿扩大的风险。

4. 气道管理：保持呼吸道通畅，预防呼吸道感染，充分给氧，严密监测血气分析，避免低氧血症，保持 $PaO_2 > 80mmHg$，$SpO_2 > 95\%$。维持 $PaCO_2$ 在 35～40mmHg 为佳，避免过度通气后脑血管痉挛和二氧化碳蓄积导致脑血管过度扩展，以免脑过度灌注而增加颅内压。适时吸痰，动作轻柔，避免刺激性呛咳使颅内压骤升。

5. 控制体温：高热可使脑水肿加重，使颅内压进一步增高，应采用物理降温、药物降温等控制病人体温于正常水平或轻度低体温以降低脑代谢率，必要时可进行亚低温治疗、血管内降温等。

6. 适当镇痛镇静：保持病人 Ramsay 评分 3～4 分或 Riker 躁动镇静评分 3～4 分可防止颅内压升高。

7. 控制癫痫：癫痫发作时脑组织异常放电增加脑代谢，加重脑水肿，因此应遵医嘱合理使用抗癫痫药物，同时观察用药效果及不良反应。

8. 保持大小便通畅：用力排便可使颅内压突然增高，因此对大便干燥的病人可用开塞露、番泻叶或麻仁丸等，禁用高压灌肠。积极处理尿潴留，防治颅内压增高。

9. 行脑室外引流者，可根据颅内压水平适当调节引流量以控制颅内压。

10. 渗透性脱水治疗：对高颅压不易控制而脑水肿明显的病人，可选用甘露醇、甘油果糖等进行渗透性脱水治疗，降低病人颅内压。

11. 密切监测出入量，注意水、电解质及酸碱平衡。

12. 若病人颅内压持续增高，应结合临床症状，及时复查头颅 CT 以排除颅内血肿，必要时行手术干预。

难点 5 颅内感染的预防

解析： 颅内感染是颅内压监测的并发症之一，其发生率约为 5%，随监测时间延长，感染概率增加。预防感染是其护理重点。因此，应保持监测系统及引流装置全封闭，避免漏液，严格无菌操作，预防性给予抗生素抗感染治疗。

对策：

1. 有创颅内压监测应严格无菌操作，在病情允许的条件下应缩短监测时间，一般不超过 1 周，以降低感染的风险。

2. 引流液不宜过满，更换引流袋和搬动病人时应先夹闭引流管，防止引流液返流。

3. 每日更换头枕无菌治疗巾，创口处敷料换药应严格执行无菌操作，保持密闭干燥。

4. 拔管前一天可试行抬高引流管或夹闭引流管，观察病人生命体征、头痛情况，了解颅内压是否再次升高。

5. 拔管后缝合引流口，避免引起脑脊液漏。

难点 6 出血的观察与护理

解析： 脑组织内植入任何仪器都有可能引发出血，植入脑室内导管的出血发生率为 1.4%～5.0%。对于不明原因的颅内出血，应考虑病人的出凝血时间及血小板计数是否异常。

对策：

1. 密切观察病人生命体征，尤其是意识、瞳孔变化。意识障碍进行性加重，瞳孔由小变大，对光反射减弱，血压升高，伴有躁动、呕吐或肢体肌力下降，应警惕继发性颅内血肿发生。

2. 观察穿刺处伤口情况及引流液性状。发现伤口渗血及引流液异常，应及时通知医生处理。

3. 术前常规监测凝血指标，对轻度异常者可给予新鲜冰冻血浆和维生素 K 等。

4.有严重凝血功能障碍和出血倾向者（如血友病），不宜行有创颅内压监测。

难点 7　机械相关并发症的预防

解析：机械相关并发症包括传感器探头移位、脱出，引流管堵塞、脱落等，易发生在日常护理操作以及病人活动、躁动及转运过程中。文献报道，手术结束时，在探头引出部位将缝线留长 10cm 左右，用黏胶薄膜将探头线与缝线黏合在一起可起到显著的保护作用。

对策：

1.妥善固定颅内压监测仪探头及引流管，将过长的传感线盘旋后，用胶布固定于头部，预防管道堵塞、扭曲及脱出。

2.进行翻身、外出检查、转运病人等各项操作时，动作轻柔，避免牵拉引流管和传感线，防止管道扭曲、折叠及脱出。

3.对于意识清楚的病人，加强健康教育指导，促进其积极配合。对于躁动的病人，适当给予镇静、约束。

4.严密观察引流液性状和量，引流量突然减少或消失，颅内压持续升高或者意识障碍加深，应考虑引流管阻塞或脱落。

5.发现引流管堵塞，通知医生处理。关闭近头端引流管，用生理盐水冲洗引流管外侧端以防逆行感染，保持引流管通畅。

【知识拓展】

脑水肿监测与颅内压监测的区别

脑水肿是一种脑组织的基本病理变化，常见于外伤、炎症、脑缺血等。严重的脑水肿可使颅内压增高。

高颅压是一种较为危急的重症，必须及时处理，常用方法有静脉滴入脱水剂如甘露醇、呋塞米等，可以迅速有效地降低颅内压。但是脱水剂对脑水肿没有效果，脑水肿只能随着其原发疾病的缓解而改善。因此，降低颅内压的治疗并不能够减轻脑水肿。

严重的脑水肿有可能使颅内压增高，但是反过来，脑水肿并不会随着颅内压的波动而有所改变。比如脑肿瘤所致脑疝，使用甘露醇静滴后颅内压下降，但病灶周围水肿并没有减轻。

颅内压监测仪可以实时监测颅内压力，指导临床上的降颅压治疗。而无创脑水肿监测仪则可以监测脑水肿，有助于了解病灶及其周围的病理生理改变。其基本原理是，脑电阻抗会随脑细胞的水肿而发生相应改变。因此，颅内压监测的意义在于帮助和指导临床降颅压治疗，而脑水肿监测的主要目的是病理研究。

来源：陈茂君，蒋艳，游潮，等. 神经外科护理手册 [M]. 2 版. 北京：科学出版社，2015.

（李莉　陈茂君　崔文耀）

第二章　颅内压增高的护理

【概述】

颅内压增高（increased intracranial pressure）指颅腔内容物体积或量增加，或颅腔容积缩小，超过颅腔可代偿的容量（8%～10%），导致成人颅内压持续高于15mmHg，儿童颅内压持续高于7.4mmHg，主要表现为头痛、呕吐、视盘水肿等。颅内压增高是神经外科临床工作中常见的许多疾病共有的一组症候群。如不能及时诊断和消除引起颅内压增高的病因，或采取措施缓解颅内压力，病人往往由于脑疝而死亡。

颅内压增高的主要治疗措施包括非手术治疗和手术治疗。非手术治疗适用于颅内压增高原因不明，或虽已查明原因但仍需非手术治疗者，或作为术前准备，包括限制液体入量、脱水治疗、激素治疗、冬眠低温疗法、辅助过渡换气等。手术治疗去除病因是最根本和最有效的治疗方法。

【护理难点及对策】

临床病例

病人，女，24岁，以"头部摔伤后意识不清1[+]小时"入院。病人1小时前骑自行车摔伤额部，头痛逐渐加重伴频繁呕吐、意识不清，送入我院救治。查体：T 36.9℃，P 55次/分，R 16次/分，BP 150/100mmHg，左侧瞳孔5mm，对光反射消失，右侧瞳孔2mm，对光反射存在，右下肢肌张力增高，右侧上下肢腱反射亢进，右下肢病理征阳性。CT示左侧额叶脑挫裂伤、颅内血肿，脑室被压闭，中线移位明显（图2-1）。

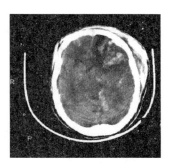

图2-1　颅内压增高

难点1　识别颅内压增高的原因

解析： 颅内压增高是神经外科常见的一种临床病理综合征，了解导致病人颅内压增高的原因，有助于医务人员及时采取有效措施降低颅内压，挽救病人生命。

对策：

1. 颅腔内容物体积或量增加。

（1）脑体积增加：如脑组织损伤、炎症、缺血缺氧、中毒等导致脑水肿。

（2）脑脊液增多：脑脊液分泌过多、吸收障碍或脑脊液循环受阻导致脑积水。

（3）脑血流量增加：高碳酸血症病人血液中二氧化碳分压增高，脑血管扩张致颅内血容量急剧增加。

（4）占位性病变：如颅内血肿、肿瘤、脓肿等在颅腔内占据一定体积导致颅内压增高。

2. 颅腔容积缩小。

（1）先天性畸形：如狭颅症、颅底凹陷等使颅腔容积缩小。

（2）外伤致大片凹陷性骨折，使颅内容积缩小。

难点 2　识别颅内压增高的临床表现

解析： 颅内压增高可引起病人一系列的生理紊乱及病理改变，甚至发生脑疝导致病人死亡，是颅脑术后病人十分危险的并发症之一。正确判断病人的临床表现，对识别病人病情变化，给予及时、有效的治疗对策具有重要意义。

对策：

1. 头痛：头痛是颅内压增高最主要和最常见的症状。颅内压增高头痛的特点：以清晨和晚间较重，多位于前额及颞部，以胀痛和撕裂痛多见，头痛程度随颅内压增高而进行性加重。

2. 呕吐：呕吐常伴随头痛而发生。急性颅内压升高时，呕吐多呈喷射状，有时可导致水电解质紊乱，呕吐后头痛可暂时缓解。

3. 视盘水肿：视盘水肿是颅内压增高的重要客观体征之一，由视神经受压、眼底静脉回流受阻引起。其表现为视盘充血、隆起、边缘模糊，中央凹陷变浅或消失，病人有一过性黑蒙。若视盘水肿长期存在，可引起继发性视神经萎缩，视力减退，甚至失明。

4. 意识变化：慢性颅内压增高病人往往神志淡漠、反应迟钝，急性颅内压增高病人常有明显的进行性意识障碍甚至昏迷。

5. 生命体征的典型变化：表现为血压增高、脉压增大、脉搏减慢、呼吸减慢或不规则，即库欣反应。体温调节中枢位于丘脑，当颅内压增高影响到丘脑时，常出现持续高热，体温高于 39℃应考虑"中枢热"。

6. 其他症状：慢性颅内压增高病人由于外展神经麻痹可出现复视。婴幼儿颅内压增高可见头皮静脉怒张、头颅增大、囟门隆起、颅缝增宽或分离。

难点 3　了解影响颅内压增高的因素

解析： 病人颅内压增高的速度存在个体差异。了解影响颅内压增高的因素，有助于护理人员预见性地为病人提供护理，防止颅内压增高导致的一系列并发症。

对策：

1. 年龄：幼儿颅缝未闭，颅腔扩大，而老年人脑萎缩，可代偿空间相对大，颅内压增高出现较晚。中年人颅内压代偿空间较小，颅内压增高出现较早。

2. 病变部位：在颅脑中线或后颅窝的占位性病变，由于病变容易阻塞脑脊液循环通路而发生梗阻性脑积水，故颅内压增高可早期出现且严重。颅内静脉窦附近的病变，也可因早期压迫静脉窦引起静脉回流或脑脊液吸收障碍而早期出现颅内压增高。

3. 伴发脑水肿的程度：脑寄生虫病、脑脓肿、脑结核瘤、脑肉芽肿等，由于炎症反应均可伴有明显的脑水肿而早期出现颅内压增高。

4. 全身系统性疾病：水盐酸碱失调、肺部感染、尿毒症、肝性脑病等，可引起继发性脑水肿而致颅内压增高，高热也可加重颅内压增高。

5. 病变增长的速度：颅腔内容物体积的增加超过颅腔可代偿容积，即使有微小的颅腔内容物体积的增加，也会导致颅内压明显增高。

难点 4　避免导致颅内压骤然增高的因素

解析： 做好病人及家属的健康教育，避免出现引起颅内压骤然升高的因素，以免对病人造成进一步损伤，改善病人预后。

对策：

1. 卧床休息，保持病房安静，嘱清醒病人不要突然坐起。

2. 保持情绪稳定，避免情绪激动，以免血压骤升，增加颅内压。

3. 保持呼吸道通畅，避免剧烈咳嗽和呼吸道梗阻。剧烈咳嗽可导致胸腔内压力增高，由于颅内静脉无静脉瓣，胸腔内压力可直接逆行传导至颅内静脉，增加颅内压。呼吸道梗阻使 $PaCO_2$ 增高，导致脑血管扩张。脑血容量增加也可加重颅内高压。

（1）防止呕吐物吸入气道，及时清除呼吸道分泌物。

（2）舌根后坠影响呼吸者，及时安置口咽通气管。

（3）对意识不清的病人及咳痰困难者，配合医生尽早行气管切开。

（4）重视基础护理，定时为病人翻身叩背，以防肺部并发症。

（5）预防和及时治疗感冒，避免剧烈咳嗽。

4. 预防便秘：用力排便可使腹腔内压力骤然升高而导致颅内压增高。

（1）颅内压增高病人因限制水分摄入及脱水治疗，常出现大便干结。鼓励病人多吃蔬菜和水果，促进肠蠕动，以免发生便秘。

（2）已发生便秘者，切勿用力屏气排便，可用开塞露、缓泻剂，禁止高压灌肠，必要时戴手套掏出粪块。

5. 控制癫痫发作：癫痫发作可加重脑缺氧及脑水肿，导致颅内压增高。

（1）遵医嘱定时定量给予预防癫痫的药物。

（2）持续低流量吸氧。

（3）一旦癫痫发作，口腔置压舌板，防止唇舌咬伤；不能强行牵拉病人肢体，防止发生肢体损伤；保持呼吸道通畅；给予控制癫痫发作的药物；观察病人癫痫发作的临床表现。

（4）静脉输入脱水剂降低颅内压。

6. 躁动：颅内压增高、呼吸道不通畅、尿潴留、便秘及冷、热、饥饿等不舒适均可引起病人躁动。对于躁动病人，应积极寻找并解除引起躁动的原因，避免盲目使用镇静剂或强制性约束，以免病人挣扎而使颅内压进一步增高。

难点 5　脱水剂甘露醇的使用要点

解析： 甘露醇是目前临床上最常使用的脱水剂，能有效降低颅内压，使用中应重视其副作用和注意事项。

对策：

1. 脱水药物应按医嘱定时准确应用。

2. 脱水治疗期间，应准确记录 24 小时出入量，了解水电解质变化。

3. 使用前注意观察药液有无结晶。

4. 选择粗大血管及大号针头输入，20％甘露醇 250mL 要求在 20～30 分钟输完。但小儿、老年病人、心脏病病人适当控制输液滴数，防止加重心脏负担。

5. 注意观察病人的用药反应：颅内压是否降低、病人的临床表现是否改善。

6. 注意其过敏反应、肾功能损害、静脉漏出导致的组织肿胀坏死、脑水肿反跳现象等副作用。

难点 6　颅内压增高的护理要点

解析： 颅内压增高是神经外科临床工作中常见的许多疾病共有的一组症候群，如不能及时诊断和消除引起颅内压增高的病因，或采取措施缓解颅内压力，病人往往由于脑疝而死亡。因此，降低颅内压、预防脑水肿对病人的生命安全尤为重要。

对策：

1. 抬高床头 15°～30°，以利于颅内静脉回流。

2. 饮食与补液：

（1）控制液体摄入量，不能进食者，成人每日补液量不超过 2000mL，保持每日尿量不少于 600mL，防止水电解质紊乱。

（2）神志清醒者，可予以普通饮食，适当限制盐的摄入。

（3）控制输液速度，防止短时间内输入大量液体加重脑水肿。

3. 持续或间断低流量吸氧，改善脑缺氧使脑血管收缩，降低脑血流量。

4. 密切观察意识、瞳孔、生命体征、肢体活动，注意观察头痛、呕吐、烦躁症状。

5. 维持正常体温，防治高热引起机体代谢率增高加重脑缺氧，故应及时给予有效的降温措施。遵医嘱应用抗生素预防和控制感染。

6. 加强生活护理，满足病人日常生活需要。

7. 对头痛、呕吐、血压高、躁动等症状应慎重判断和处理，应排除颅内出血、脑水肿引起的颅内高压，必要时行头颅 CT 检查确认，慎用镇静药、止痛药、止吐药、降压药，禁用哌替啶、吗啡。

难点 7　健康教育

解析： 做好颅内压增高病人的健康教育，对确保其安全、防止颅内压再次增高、挽救其生命有重要意义。

对策：

1. 对有视力障碍、肢体活动障碍、癫痫的病人，应做好安全护理，防止跌倒、坠床等。

2. 加强颅内压增高病人的健康指导。

3. 颅内压增高病人应避免剧烈咳嗽、便秘、提重物，保持情绪稳定等，防止颅内压骤然升高而诱发脑疝。

4. 对有神经系统后遗症的病人，要调动他们的生理和躯体潜在代偿能力，鼓励其积极参与功能锻炼。

【知识拓展】

库欣（Cushing）反应的来历

库欣于 1900 年曾用等渗盐水灌入狗的蛛网膜下腔内，使其颅内压增高。当颅内压增高接近动脉舒张压时，出现血压升高、脉搏减慢、脉压增大，继而出现潮式呼吸、血压下降、脉搏细弱，最终呼吸、心跳停止导致死亡。因为这一实验结果与临床上急性颅脑损伤所见情况十分相似，所以颅内压急剧增高时，病人出现的生命体征变化（全身血压加压反应）即称为库欣反应。

来源：李乐之，路潜. 外科护理学［M］. 5 版. 北京：人民卫生出版社，2012.

（李莉　陈茂君　崔文耀）

第三章　脑疝的护理

【概述】

颅内局灶性或弥散性病变引起的脑体积增大和颅内压增高，使一部分脑组织发生移位，并通过一些解剖结构上的裂缝，被挤入压力较低的部位，导致脑组织、脑血管及脑神经等重要结构受压和移位，出现一系列严重临床症状和体征，称为脑疝（brain hernia）。

颅腔被大脑镰、小脑幕分为幕上左、右以及幕下三个腔室。幕上与幕下通过小脑幕切迹相通，两侧大脑半球由大脑镰下裂隙相通，幕下与椎管通过枕骨大孔相通。根据移位的脑组织及其通过的硬脑膜间隙和孔道，脑疝可分为以下 3 类：①幕上的脑组织（颞叶的海马回、钩回）通过小脑幕切迹被挤向幕下，称为小脑幕切迹疝或颞叶钩回疝；②幕下的小脑扁桃体及延髓经枕骨大孔被挤向椎管内，称为枕骨大孔疝或小脑扁桃体疝；③一侧半球的扣带回经镰下孔被挤入对侧分腔，称为大脑镰下疝或扣带回疝。

脑疝是颅脑损伤与颅内疾病引起颅内压增高以及颅内压增高加剧的必然结局，是一种极严重的危象，如发现不及时或救治不力，往往导致严重后果甚至死亡。病人一旦出现典型的脑疝症状，立即给予脱水治疗以降低颅内压，确诊后尽快手术去除病因。若难以确诊或虽确诊但病变无法切除者，可通过脑脊液分流术、侧脑室外引流术或病变侧颞肌下、枕肌下减压术等姑息性手术降低颅内压。

【护理难点及对策】

临床病例

病人，男，58 岁，因"肢体活动无力，头痛、呕吐 10⁺ 天"入院。CT 示：右额、颞叶巨大占位（图 3-1）。病人因用力大便出现浅昏迷状，右侧瞳孔 4mm，对光反射迟钝，左侧瞳孔 2mm，对光反射灵敏，立即给予吸氧、静脉输入 20%甘露醇 250mL，立即在全麻下行"脑室钻孔引流术"，术后 2 小时病人神志清醒，双瞳等大等圆，对光反射灵敏，生命体征平稳。

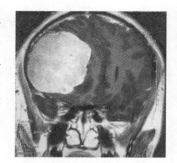

图 3-1　右额、颞叶巨大占位

难点 1　识别发生脑疝的原因

解析： 脑疝是颅内压增高极严重的危象，了解导致脑疝的原因，有助于医务人员及时采取有效措施降低颅内压，挽救病人生命。

对策：

1. 颅脑损伤：颅脑损伤引起颅内血肿，脑挫裂伤引起脑水肿。

2. 颅内肿瘤：特别是颞叶肿瘤、颅后凹的肿瘤。

3. 颅内感染：如脑脓肿、脑膜炎等多伴有颅内压增高。

4. 脑寄生虫病。

5. 脑血管疾病：颅内动静脉畸形、动脉瘤。

6. 医源因素：肿瘤、血肿、脓肿病人行腰椎穿刺放脑脊液过多。

难点 2　脑疝的早期发现

解析： 早期发现、早期诊断和早期治疗是预防脑疝发生以及产生严重后果的重要手段。熟悉脑疝的早期临床表现，有助于及时发现病情变化并及时处理，挽救病人生命。

对策：

1. 小脑幕切迹疝。

（1）颅内压增高的症状：表现为进行性加重的头痛，头痛在脑疝前加剧，并伴烦躁不安、与进食无关的频繁呕吐。

（2）瞳孔改变：初期由于患侧动眼神经受刺激可导致患侧瞳孔变小，对光反射迟钝。随病情进展患侧动眼神经麻痹，患侧瞳孔逐渐散大，直接和间接对光反射均消失，可有患侧上下眼睑下垂、眼球外斜。若脑疝进行性恶化致脑干移位，对侧动眼神经可被挤压于天幕缘，与此同时脑干受压致其血液循环障碍，从而影响脑干供血，脑干内动眼神经核功能亦可丧失，最终导致双侧瞳孔散大、对光反射消失。

（3）锥体束征：表现为病变对侧肢体的肌力减弱或瘫痪，肌张力增加，病理征阳性。若脑疝继续进展可致双侧肢体自主活动消失，严重时出现去大脑强直，此为脑干严重受损的典型表现。

（4）意识改变：由于脑干网状结构上行激动系统受累，病人随脑疝进展出现进行性加深的意识障碍，依次出现嗜睡、浅昏迷、昏迷、深昏迷。

（5）生命体征紊乱：由于脑干受压，脑干内生命中枢功能紊乱或衰竭，可出现生命体征异常，表现为血压、脉搏、呼吸、体温改变，最后因呼吸循环衰竭而死亡。

2. 枕骨大孔疝：由于颅后窝容积较小，对颅内高压的代偿能力也小，病情变化更快。病人常有进行性颅内压增高的临床表现：剧烈头痛、频繁呕吐、颈项强直或强迫头位。因受压部位常位于延髓，其特征为生命体征紊乱出现较早，意识障碍出现较晚，病人早期可突发呼吸骤停而死亡。

难点 3　脑疝的急救和护理

解析： 脑疝是颅内高压最危险的并发症，是一种极严重的危象，早期救治是预防其产生严重后果的重要手段。确诊脑疝后应立即采取紧急降低颅内压的措施，为手术争取时间。

对策：

1. 立即静脉快速输入或静脉推入脱水剂：20%甘露醇、呋塞米。

2. 置保留尿管，密切观察尿量及脱水效果。

3. 保持呼吸道通畅，吸氧，准备好气管插管、气管切开用物或呼吸机。

15

4. 密切观察病情变化，15~30 分钟观察一次。

5. 紧急做好术前检查、术前准备，部位性质明确者，应立即手术切除病灶。

6. 积极准备脑室穿刺用具，脑积水者，立即行脑室穿刺外引流术。

难点 4　保持呼吸道通畅

解析： 病人发生脑疝时会出现意识障碍，清理呼吸道能力降低。因此，保持呼吸道通畅、及时清除分泌物，不仅可预防肺部感染，还能减轻脑缺氧和脑水肿，降低颅内压。

对策：

1. 协助病人翻身拍背、改变体位，抬高床头 15°~30°。

2. 给予中流量氧气吸入（4~6L/min），改善脑缺氧，减轻脑水肿，同时防止发生高碳酸血症或低氧血症。

3. 预防窒息：

（1）协助病人咳嗽排痰，呼吸道分泌物过多者，采用吸痰管协助吸痰。

（2）舌后坠者用舌钳拉出舌体，保持呼吸道通畅。

（3）呕吐者应采取侧卧位，防止胃内容物返流误吸入气管。

4. 对于呼吸功能障碍、气管内分泌物较多的病人，应早期行气管插管或气管切开，以利于清除呼吸道分泌物，减少呼吸道阻力。

难点 5　脑室引流管护理

解析： 经颅骨钻孔或锥孔穿刺侧脑室放置引流管将脑脊液引流至体外是抢救脑疝病人的重要措施。保证脑室引流管的通畅，密切观察引流液的颜色、性状、量等对评估颅内出血、切口渗血渗液、伤口愈合情况以及有无感染有重要意义。

对策：

1. 脑室引流管的位置：早期脑室引流管的位置应高于侧脑室 10~15cm，以维持正常的颅内压。禁止随意抬高床头和头部随意垫枕。

2. 保持脑室引流管通畅：脑室引流管不可受压、折叠、扭曲、成角。若脑室引流管内不断有脑脊液流出，管内的液面随病人呼吸、脉搏等上下波动，表明脑室引流管通畅。若脑室引流管无脑脊液流出，应查明原因。可能的原因有：

（1）颅内压低于 15mmHg，证实的方法是将引流瓶降低再观察有无脑脊液流出。

（2）脑室引流管放入脑室过深或过长，在脑室内盘区成角，可请医生对照 X 线片，将脑室引流管缓慢向外抽出至有脑脊液流出，再重新固定。

（3）管口吸附于脑室壁，可将脑室引流管轻轻旋转，使管口离开脑室壁。

（4）若怀疑脑室引流管被小凝血块或挫碎的脑组织阻塞，可在严格消毒管口后，用无菌注射器轻轻向外抽吸，切不可注入 0.9%氯化钠溶液冲洗，以免管内阻塞物被冲至脑室系统狭窄处，日后引起脑脊液循环受阻。

（5）经上述处理后仍无脑脊液流出，必要时更换脑室引流管。

3. 妥善固定脑室引流管：

（1）确保脑室引流管固定牢固。

（2）脑室引流管长度应适宜，确保病人头部有适当活动空间，活动及翻身时避免牵拉脑室引流管。

（3）告知病人及其家属脑室引流管的重要性，避免意外拔出脑室引流管。

（4）欠合作者应给予适当约束，防止意外拔管。

（5）若脑室引流管不慎被拔出，应立即通知主管医生，切勿自行安置。

4. 观察引流速度、颜色、性状、量：

（1）术后早期尤其应注意控制引流速度，若引流过快、过多，可使颅内压骤然降低，导致意外发生。

（2）术后早期应适当抬高脑室引流管位置，以减低流速。因正常脑脊液每日分泌 400～500mL，故每日引流量以不超过 500mL 为宜。

（3）正常脑脊液无色透明，无沉淀。术后 1～2 天脑脊液可略呈血色，以后转为橙黄色。若脑脊液中有大量血液或血色逐渐加深，常提示脑室内出血。一旦脑室内大量出血，需紧急手术止血。

（4）感染后的脑脊液混浊，呈毛玻璃状或有絮状物。

5. 保持脑室引流管处伤口敷料干燥。

6. 搬运病人时一定要夹闭引流管道，防止引流液返流引起颅内感染。

7. 定时更换引流瓶，严格遵守无菌操作原则。应先夹闭脑室引流管以免引流液逆流入脑室，注意保持整个引流装置无菌，必要时做脑脊液常规检查或细菌培养。

8. 拔管注意事项：

（1）脑室引流时间一般不宜超过 5～7 天，时间过长有可能发生颅内感染。

（2）拔管前应试行夹闭脑室引流管观察 24 小时，观察有无颅内压增高的征象、有无脑脊液漏。若病人出现头痛、呕吐等颅内压增高的症状，应立即告知医生。

（3）拔管后，观察有无颅内压增高的征象，并观察局部有无脑脊液漏。

【知识拓展】

脑死亡判定标准（成人）

脑死亡是指任何原因引起大脑及脑干不可逆损害，脑干功能完全丧失。脑死亡须由专职组织判定。

1. 先决条件：①昏迷原因明确；②排除各种原因的可逆性昏迷。

2. 临床判定：①深昏迷；②脑干反射全部消失；③无自主呼吸（靠呼吸机维持，自主呼吸诱发试验证实无自主呼吸）。以上 3 项必须全部具备。

3. 确认试验：①脑电图呈电静息；②经颅多普勒超声无脑血流灌注现象；③体感诱发电位 P14 以上波形消失。以上 3 项中至少有 1 项阳性。

4. 脑死亡观察时间：首次判定后，观察 12 小时复查无变化，方可最后判定为脑死亡。

来源：陈礼刚. 神经外科手册［M］. 北京：人民卫生出版社，2011.

（李莉　陈茂君　崔文耀）

第二篇
颅脑损伤的护理

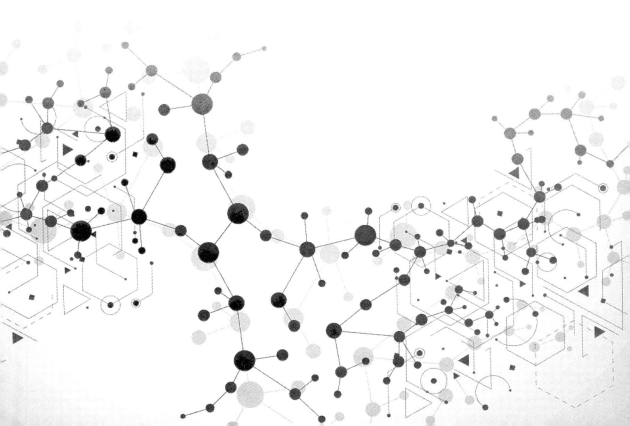

第四章　头皮损伤的护理

第一节　头皮血肿的护理

【概述】

　　头皮是覆盖头颅外表的软组织，共五层，由外到内分别为皮肤、皮下组织、帽状腱膜、腱膜下层和骨膜。根据组织是否断裂，头皮损伤可分为开放性头皮损伤（open scalp injury）和闭合性头皮损伤（closed scalp injury），一般均因头部直接受到暴力作用造成。暴力的速度、大小、方向、作用方式不同，以及致伤物的物理特性如锐钝、硬软、接触面积有差异，可导致不同的头皮损伤，如头皮擦伤、头皮挫伤、头皮裂伤、头皮血肿、头皮撕脱伤。

　　头皮血肿是一种闭合性头皮损伤，多由钝器伤所致，常可与其表面的头皮挫伤相伴发，亦可是深部颅骨骨折的间接征象。按血肿出现于头皮的层次，头皮血肿分为皮下血肿、帽状腱膜下血肿和骨膜下血肿。以上三种类型的头皮血肿有不同的临床表现与处理方法。

　　1. 皮下血肿：位于表层头皮与帽状腱膜之间，出血聚积在皮下浅筋膜内，因与皮肤连接紧密，故皮下血肿一般体积小、张力高、边界清楚、压痛明显，有时四周硬隆起，中心略软凹陷，易误认为是凹陷性骨折。此类血肿无需特殊处理，早期可以冷敷，以减少出血和疼痛，24～48小时后可热敷或使用活血化瘀、消炎止痛的气雾剂，促进血肿吸收。

　　2. 帽状腱膜下血肿：位于帽状腱膜与骨膜之间。帽状腱膜为疏松的蜂窝组织层，故血肿易扩散、范围广，严重者血肿边界可与帽状腱膜附着缘一致，遍及整个穹隆部，有波动感，张力低。小儿或体弱者有巨大血肿时，可导致休克或贫血。较小的血肿早期可以冷敷，加压包扎。24～48小时后可热敷，一般在1～2周内可自行吸收；若血肿较大，应在无菌操作下行一次或几次血肿穿刺抽吸及局部加压包扎，或使用18号静脉留置针穿刺引流。

　　3. 骨膜下血肿：位于骨膜与颅骨外板之间。血肿多局限于某一颅骨范围内，以骨缝为界，不向四周扩散。出血来源多为颅骨线性骨折处板障静脉损伤及骨膜剥离后骨面出血，多见于有产伤的婴儿，或颅骨线性骨折者。早期处理以冷敷为主，严禁加压包扎，以防血液从骨缝流入颅内，形成硬脑膜外血肿。

【护理难点及对策】

临床病例

患儿，男，3岁，"因不慎从沙发上摔下 4^+ 小时"入院。患儿神志清楚，双瞳等大等圆，对光反射灵敏，右侧前额部有 2cm×3cm 大小肿块，边界清楚，压痛明显、张力高，无恶心、呕吐，自解小便通畅。急诊 CT 示：无颅骨骨折及脑损伤（图 4-1），告知家属予以冷敷，24 小时后热敷，10 天后血肿自行吸收。

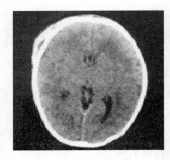

图 4-1　头皮血肿

难点 1　护理评估及观察

解析：帽状腱膜下血肿巨大时，可导致休克或贫血。骨膜下血肿可能通过骨缝流入硬膜外，形成硬脑膜外血肿。同时，病人除头皮血肿外可能合并更严重的颅脑损伤。通过护理评估及观察，可以早期发现，及时处理，改善病人的预后。

对策：

1. 严密观察病人的意识、瞳孔、生命体征、肢体活动度，警惕硬膜下血肿发生。若有意识障碍加深，一侧瞳孔散大，肢体进行性活动障碍，应立即通知医生并及时行 CT 检查。

2. 观察病人的伤口有无渗血、渗液，头皮血肿的大小、张力及有无红、肿、热、痛等感染的征象。

3. 观察病人有无神志淡漠、面色苍白、四肢厥冷、脉搏细数、血压下降等休克症状，一旦发生应立即通知医生予以吸氧、保暖、建立静脉通道，做好抗休克处理。

4. 观察肢体有无抽搐，警惕癫痫发生。

5. 评估病人疼痛的程度及来源，早期冷敷降低感觉的敏感性，减少出血和疼痛，疼痛严重者可适当给予药物止痛。24~48 小时后改用热敷，以促进血肿吸收。

难点 2　血肿穿刺抽吸的护理

解析：部分血肿较大的病人需在无菌操作下行一次或几次血肿穿刺抽吸及局部加压包扎，做好头皮血肿抽吸病人的护理，对保证治疗效果、确保病人安全、预防感染有重要意义。

对策：

1. 完善凝血功能与头颅影像学检查。

2. 做好头皮血肿局部的备皮和消毒。

3. 穿刺抽吸后需行加压包扎，颅骨骨折者禁用加压包扎。

4. 保持伤口敷料清洁干燥，若有渗血、渗液应立即更换。

5. 血肿加压包扎者，嘱其勿用力搓揉，以免增加出血。

难点 3　健康教育

解析：较小的头皮血肿一般在 1~2 周自行吸收。做好病人的健康教育，对预防头皮再出血、促进血肿吸收有重要意义。

对策：

1. 注意休息，避免过度劳累。
2. 限制烟酒及辛辣刺激食物。
3. 遵医嘱继续服用抗生素、止血药、止痛药。
4. 若出现原有症状加重、头痛剧烈、频繁呕吐等情况，应及时就诊。

【知识拓展】

新生儿头皮血肿与生理性黄疸的关系

新生儿头皮血肿是产科较常见的产伤之一，是由于胎儿娩出时颅骨和母体骨盆相摩擦或受挤压致颅骨骨膜损伤和骨膜下血管破裂，血液积聚在颅骨与骨膜之间而形成。生理性黄疸是指新生儿出生后2～3天出现皮肤、眼球黄染，4～6天达高峰，足月新生儿在2周内消退，早产儿在3～4周消退的现象。研究表明，新生儿头皮血肿与新生儿高胆红素呈正相关，大部分头皮血肿超过3cm的新生儿，生理性黄疸出现时间早、皮肤黄染重、黄疸指数超过生理上限。新生儿生理性黄疸是由新生儿血容量较成人高、红细胞存活时间短、肝细胞摄取胆红素能力差、肝细胞酶系统发育不完善以及肠壁吸收胆红素增加造成的。新生儿头皮血肿部位的红细胞进入循环系统以及新生儿本身有生理性黄疸现象，可能是头皮有血肿的新生儿出现高胆红素的主要原因。

来源：许丽萍，丁燕琴，包子沫. 新生儿头皮血肿与生理性黄疸关系之探讨 [J]. 齐齐哈尔医学院学报，2011，32（8）：1333－1334.

（向翠　陈茂君　刘闻捷）

第二节　头皮撕脱伤的护理

【概述】

头皮撕脱伤（scalp avulsion）是一种严重的开放性头皮伤，多因发辫受机械力牵扯或动物咬伤致头皮撕脱。因头皮表层与帽状腱膜致密附着，不易分离，故头皮撕脱时常使头皮、浅筋膜、帽状腱膜三层一并撕脱，有的连同部分骨膜撕脱，使颅骨裸露。头皮撕脱的范围与受到牵扯的发根面积有关，严重者可导致前额、眉、耳等部位一并被撕脱。伤者常因剧烈疼痛和大量出血而发生休克，较少合并颅骨和脑损伤。

头皮撕脱伤必要时应在加压包扎止血、预防休克和彻底清创的前提下行头皮再植，若不能再植，应彻底清创后，行颅骨外板多处钻孔，深达板障，待骨孔中长出肉芽后，再行二期植皮。

【护理难点及对策】

(一) 术前护理难点及对策

难点 1　休克的预防及护理

解析：头皮的血运及感觉神经极其丰富，头皮撕脱后可因大量出血和极度疼痛而发生休克，应立即行抗休克处理，抢救病人生命。

对策：

1. 迅速用无菌敷料局部压迫创面止血，控制大出血，必要时使用抗休克裤。

2. 取休克体位，头和躯干抬高 20°～30°，下肢抬高 15°～20°，以增加回心血量。

3. 安置心电监护仪，严密监测病人生命体征，注意观察有无血压下降、脉搏加快、肢端湿冷、面色苍白等情况发生，注意保暖。

4. 保证呼吸道通畅：

(1) 松解领口，解除气道压迫。

(2) 使头后仰，清除呼吸道异物或分泌物，保持气道通畅。

(3) 经鼻导管或面罩给氧。

(4) 严重呼吸困难者，做气管插管或气管切开，予以呼吸机人工辅助呼吸。

5. 快速建立两条静脉通道，遵医嘱及时、快速、足量补液，补充血容量，改善组织灌注。

6. 镇痛护理：评估病人疼痛的程度，必要时给予止痛药，避免疼痛性休克的发生。若病人存在呼吸障碍，则禁用吗啡。

7. 预防感染：休克病人抵抗力常降低，应早期使用抗生素预防感染。

8. 监测血糖：大面积撕脱伤病人在发生创伤性休克后，部分病人因胰岛素抵抗而表现出高血糖症，从而导致严重感染。因此，应密切监测病人血糖变化，遵医嘱及时予以胰岛素治疗。

难点 2　撕脱头皮的处理及保存

解析：头皮撕脱后，若妥善保存，病人可行头皮再植；若处理或保存不当，可致头皮坏死和感染，严重影响病人的预后。因此，撕脱头皮的处理和保存尤为重要。

对策：

1. 对于撕脱的头皮应注意避免污染，使用无菌敷料或干净纱布包裹，隔水放置于有冰块的容器内，及时随伤员送入医院。

2. 戴上无菌手套，用生理盐水初步清洗撕脱头皮，剪掉长发，使留在头皮上的头发长 1～2cm。剃发完毕，用生理盐水冲净撕脱头皮的表面污物，再以安尔碘、过氧化氢、生理盐水依次冲洗，最后放在无菌容器中待用。

难点 3　快速术前准备

解析：头皮撕脱伤后有条件者最好在伤后 6～8 小时内行清创植皮术，采用显微外科技术进行小血管吻合，使撕脱头皮再植存活。快速、有针对性地进行术前准备，为争取手术时间提供有力的保障。

对策：

1. 协助病人迅速完成术前检查：血常规、肝肾功能、凝血功能、心肺功能、颅骨X线片、头部CT。给予合血、抗生素过敏试验。

2. 需行急诊手术的病人应禁饮禁食，必要时给予安置胃肠减压排出胃内容物，积极准备手术。

3. 注射破伤风抗毒素（TAT），行抗生素皮试，以备术前、术中、术后用药预防感染。

4. 遵医嘱备好术中带药、病例、CT片、头皮等以便带入手术室。

5. 同手术室工作人员进行病人、药物、物资核对后将物品送入手术室。

（二）术后护理难点及对策

临床病例

病人，女性，36岁，因"榨油时头发卷入油辊致全头皮由后向前撕脱"入院。入院时 P 98 次/分，BP 114/75mmHg。鼻根部、双侧上眼睑、左耳上缘、右耳中部、枕后发际完全撕脱（图4—2）。进行撕脱头皮清创，在全麻下行"头皮再植术"。术后病人神志清楚，生命体征平稳，皮瓣温度、颜色正常，皮下留置密闭式负压引流瓶引流出淡血性液体，留置导尿管引流出淡黄色清亮小便。

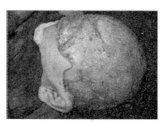

图4—2　头皮撕脱伤

难点1　体位与活动

解析：术后体位不当可导致病人移植区头皮受压坏死，因此需根据病情做好体位指导及康复锻炼，减少并发症，促进早日康复。

对策：

1. 全麻清醒前，可取平卧位。

2. 全麻清醒、生命体征平稳后，选半卧位或斜坡卧位可以避免植皮区的牵拉和受压，同时有利于颅内静脉回流，减轻头面部水肿，鼓励进行头部的活动。

3. 夜间休息时，避免头部某一部位长期受压，每小时更换一次体位，防止移植头皮受压血运不畅，有利于皮瓣成活。

4. 病情允许的情况下，鼓励病人早日下床活动，减少受压，有利于皮瓣成活。

难点2　再植头皮及移植皮瓣血液循环观察及护理

解析：再植头皮及移植皮瓣可因血液循环受阻发生血管危象，导致手术失败。做好再植头皮及移植皮瓣血液循环的观察和护理可以早期发现危险并给予及时处理。

对策：

1. 术后严密观察并记录再植头皮及移植皮瓣的温度、颜色、弹性、毛细血管的充盈度。皮温比正常体温低2℃为正常，按压再植头皮或移植皮瓣1~2秒，由苍白转为红润为正常，若恢复时间大于5秒，应考虑血液循环障碍，立即松解包扎敷料并通知医生处理。

2. 严密观察并记录头皮的色泽与发根的饱满程度，以防发生静脉危象，出现头皮肿胀，创缘渗血。

难点 3　植皮区的护理

解析：植皮区的伤口情况好坏与植皮是否成功息息相关。密切观察敷料的清洁度与干燥度、松紧度，评估植皮区渗血渗液、伤口愈合情况，可以及早发现有无伤口感染，以便及时处理，改善病人的预后。

对策：

1. 密切观察伤口敷料渗血渗液情况，如有渗出及时更换，保持敷料的清洁干燥。

2. 伤口包扎应松紧适宜，以能放一手指为宜，太松达不到止血的目的，太紧会压迫血管，影响头皮血供。

3. 动态监测病人体温，闻创面敷料区有无异味。

难点 4　皮下引流管的护理

解析：头皮撕脱伤行再植术后手术创面较大，如果皮下出血形成血肿，会影响皮瓣的存活，导致手术失败。术后安置皮下引流管，保持引流通畅，可以避免皮下血肿的形成，促进病人早日康复。

对策：

1. 皮下引流管引流高度应与头部一致甚至更低，勿高于头部，防止逆流。

2. 保持皮下引流管通畅，勿折叠、扭曲、压迫管道。

3. 妥善固定引流管，确保引流管固定牢固，引流管长度应适宜，确保病人头部有适当活动空间。告知病人及家属皮下引流管的重要性，避免意外拔出皮下引流管。若皮下引流管不慎被拔出，应立即通知主管医生，切勿自行安装。

4. 观察皮下引流管处伤口敷料情况，引流液的颜色、性状、量，手术当天引流液呈淡血色，若有鲜血流出，应通知医生给予止血措施，防止休克发生。

5. 无菌原则下每天更换引流装置，保持负压引流，有利于创面的愈合。

【知识拓展】

头皮的血管与神经

头皮的供血位于皮下组织内，由颈颈外动脉和颈内动脉的分支供应，各分支之间有广泛的吻合。静脉的特点是无静脉瓣。经颅骨的导静脉孔与板状静脉和颅内静脉窦相通。头皮的感觉神经主要有三叉神经的分支——颈丛神经。动脉、静脉和神经伴行，分为前组、侧组和后组。

1. 前组为滑车上动脉及伴行的滑车上神经、眶上动脉和伴行的眶上神经，供应前额部皮肤的血液，支配皮肤的感觉。同名静脉经眼静脉、面部浅静脉分别汇入海绵窦和颈外静脉。

2. 侧组分为耳前及耳后两组。耳前有颞浅动脉和伴行的静脉，供应额后部和顶区头皮。耳颞神经与上述动脉、静脉同行。在耳屏前上方右前向后依次为动脉、静脉和神经。耳后有耳后动脉及伴行的耳后神经和耳大神经（颈丛的分支），供应乳突区域的皮肤。面神经的耳后支分布于耳廓上后方的小肌肉。

3. 后组由枕动脉、枕大神经和枕小神经构成。在枕外隆凸与乳突的连线上，距中线约 2cm 为枕大神经，靠其外侧为枕动脉。

来源：游潮，黄思庆. 颅脑损伤 ［M］. 北京：人民卫生出版社，2014.

（向翠　陈茂君　刘闻捷）

第五章　颅骨骨折的护理

第一节　颅盖骨骨折的护理

【概述】

颅盖由扁骨组成，由骨缝将额骨、顶骨以及枕骨连接成穹隆形结构，具有一定弹性、抗压缩和抗牵张能力。颅盖骨可分为外板、板障、内板三层。成人外板厚，耐受张力大，弧度较小，内板薄而脆弱，有时颅骨发生折裂时外板完整而内板骨折。颅盖骨骨折（vault fracture of skull）的主要形式有线性骨折、凹陷性骨折和粉碎性骨折。

线性骨折发生率最高，以额骨骨折多见，局部有压痛与肿胀，常伴有头皮挫伤和头皮血肿。治疗上应着重处理骨折可能引起的脑损伤，如硬膜外血肿、脑脊液漏等。

凹陷性骨折好发于额骨、顶骨，多为全层凹陷，若未伴发巨大头皮血肿，局部触诊可发现颅骨下陷，若骨折片伤及脑重要功能区，可能出现癫痫、失语、偏瘫、偏盲等神经系统定位病症。凹陷性骨折应根据凹陷程度处理：凹陷深度小于1cm，又无临床症状者，不需手术治疗；凹陷深度大于1cm，或合并脑损伤出现颅内高压，或骨折片压迫重要部位引起神经功能障碍者，需要手术治疗，行骨折片复位术。

粉碎性骨折触诊时可有骨擦音和骨片浮沉感，X线检查可显示受伤处颅骨有多条骨折线，可纵横交错，且分裂成数块。粉碎性骨折多同时合并局部脑挫裂伤及头皮裂伤，检查时注意切忌反复、粗暴操作，以免增加颅内脑膜、脑组织、脑血管损伤和出血的危险。粉碎性骨折需行骨折片摘除术，必要时3~6个月行骨折片复位术。

【护理难点及对策】

（一）术前护理难点及对策

难点 1　护理评估及术前准备

解析：颅盖骨骨折者常因交通事故、斗殴、跌坠落、砸伤等意外事故而急诊收治入院，病人可能合并其他严重并发症。因此，准确、详细、全面、快速的护理评估，有针对性的术前准备和健康教育，对确保手术的安全性有重要意义。

对策：

1. 询问病人受伤经过，了解受伤原因、着力部位、伤后意识变化情况及时间；严密观察病人生命体征、意识及瞳孔，评估病人有无合并伤及多发伤。

2. 协助病人完成术前检查：血常规、尿常规、肝肾功能、凝血功能、心肺功能、颅骨 X 线片、头部 CT。

3. 术前准备：需要行急诊手术的病人禁饮禁食，必要时安置胃肠减压排出胃内容物，择期病人术前 6 小时禁食，术前 2 小时禁饮。术前 6 小时之前可吃淀粉类固体或饮用牛奶，术前 2 小时之前可饮用不超过 400mL 的含糖清亮液体（不含茶、咖啡及酒精的饮料）。

（二）术后护理难点及对策

临床病例

病人，男，2 岁，因"被砖头砸中头部 2 天"入院。病人神志清醒，双瞳等大等圆，右侧肢体发作性感觉障碍，失读症。头部 CT 示："左顶骨凹陷性骨折"（图 5－1），颅内未见确切血肿及脑挫裂伤。在全麻下行"左侧顶骨凹陷性骨折整复手术"。术后第 1 天，病人神志清楚，双瞳等大等圆，对光反射灵敏，皮下留置密闭式负压引流瓶引流出少量血性液体，留置导尿管引流出淡黄色清亮小便。

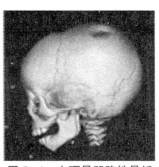

图 5－1　左顶骨凹陷性骨折

难点 1　颅内高压的观察与护理

解析： 颅盖骨骨折病人可能合并脑挫伤、颅内出血，可因继发性脑水肿导致颅内压增高。大面积颅骨凹陷骨折可致颅腔容积变小，也可导致颅内压增高。因此，密切观察病人有无颅内压增高、及时识别并处理，可改善病人预后，挽救病人生命。

对策：

1. 密切观察病人的瞳孔、意识、生命体征，是否有头痛及呕吐等颅内压增高的症状。

2. 抬高床头 15°～30°，以利于颅内静脉回流。

3. 病人头痛时应观察头痛的性质、部位，慎用止痛药，遵医嘱给予 20％甘露醇快速静脉输入，或静脉推入利尿剂如呋塞米等，观察用药后颅内压缓解情况。

4. 病人呕吐时注意呕吐物的性质、颜色及量，遵医嘱给予止吐药。病人呕吐时头偏向一侧，防止呕吐物堵塞呼吸道引起窒息，保持呼吸道通畅。

5. 必要时行头颅 CT 检查。

难点 2　体位与活动

解析： 术后病人维持适当的体位有助于快速康复，确保足够的脑灌注量，保证脑组织有足够的血液供应。长期卧床易增加压疮、肺部感染等的风险，应逐步指导病人进行早期康复锻炼。

对策：

1. 全麻清醒前，病人可取平卧位，注意选健侧卧位，每 2 小时翻身 1 次。

2. 手术当日全麻清醒后，病人取半卧位或斜坡卧位，床头抬高 15°～30°，避免颈部屈曲，影响颅内静脉回流。

3. 创腔引流管拔出前，以半卧位为主，适当增加床上运动。

4. 创腔引流管拔出后，无其他禁忌证者，可适当下床活动，注意循序渐进，逐渐增加活动的强度。

难点 3　创腔引流管护理

解析：根据病人术中情况安置创腔引流管，保证创腔引流管的通畅。密切观察引流液的颜色、性状、量等对评估切口渗血渗液、伤口愈合情况以及有无手术部位感染有重要意义。

对策：

1. 早期创腔引流高度应与头部一致，48 小时后根据引流性质决定高度。若引流物量多、色浅，应适当抬高引流瓶；若引流物呈血性、色深，引流瓶高度应低于创腔。

2. 保持创腔引流管通畅，勿折叠、扭曲、压迫管道。

3. 妥善固定创腔引流管，引流管长度应适宜，确保病人头部有适当活动空间。告知病人及家属创腔引流管的重要性，避免意外拔出创腔引流管。若创腔引流管不慎被拔出，应立即通知主管医生。

4. 观察与记录：

（1）观察引流液的颜色、性状、量。手术当天引流液呈暗红色，以后逐渐变浅、变清。若 24 小时后仍有鲜血流出，应通知医生给予止血措施，必要时再次手术止血。

（2）观察创腔引流管处伤口敷料情况。

难点 4　出院指导

解析：颅骨骨折愈合是一个长期的过程，个别病人还需要后期行颅骨修补术。对颅骨缺损的病人应给予安全指导，以防头部颅骨缺损处发生意外。

对策：

1. 颅骨骨折达到骨性愈合需要一定的时间，线性骨折一般小儿需要 1 年，成人需要 2～5 年。应告知病人注意保护头部，避免再次受伤。

2. 应进食高蛋白、高热量、高维生素、易消化的食物，忌辛辣刺激饮食，忌烟酒。

3. 注意休息，避免过度用脑，勿挠抓伤口，自我监测体温，勿去人多的公共场所，以防伤口感染，待伤口痊愈后方可洗头。

4. 对有颅骨缺损的病人应指导其保护头部，避免尖锐物品碰伤头部，3～6 个月后可行颅骨修补术。

5. 出院 3 个月后门诊复查、随访。

【知识拓展】

术中唤醒

在神经外科手术中，术中唤醒是一种新技术。术中唤醒（intraoperative waken-up）又叫手术唤醒，最开始是用在脊柱侧弯矫正一类手术中。以前功能区的脑肿瘤切除，可能难以彻底切除或手术损害到大脑功能区，使病人出现偏瘫、失语、失明等后遗症，而且术后复发率高。术中唤醒切除术是当前解决这一问题的最新策略，关键技术是在切除病变部位前将病人从麻醉状态下唤醒（因为脑部本身没有疼痛神经），利用神经电生理技术精确定位脑重要功能区并探询病变部位与功能区的关系。实施术中唤醒切除术不仅达到了最大限度切除肿瘤并保留功能区的目的，而且现代麻醉技术可以有效保证病人对手术过程无记忆，避免了给病人造成精神伤害。

来源：王培栋，陈学新. 脑功能区术中唤醒麻醉的研究进展［J］. 宁夏医科大学学报，2011，32（2）：195-198.

（向翠　陈茂君　刘闻捷）

第二节　颅底骨折的护理

【概述】

颅底骨折（basilar fracture of skull）多为线性骨折，多因强烈的间接暴力作用于颅底所致。骨折线常通向鼻副窦或岩骨乳突气房，分别与鼻腔和外耳道相通，而颅底部的硬脑膜与颅骨贴附紧密，当颅底骨折时易撕裂硬脑膜，产生脑脊液漏而成为开放性骨折。颅底骨折依其发生的部位，可分为颅前窝骨折、颅中窝骨折、颅后窝骨折。颅底骨折的临床表现是临床确诊的主要依据。

1. 颅前窝骨折因累及鼻副窦可有脑脊液鼻漏，伤后眼睑可出现迟发性淤斑，称为"熊猫眼征"，同时也可能累及嗅神经、视神经和动眼神经。

2. 颅中窝骨折因颅中窝底脑膜撕裂伴鼓膜穿孔，可有脑脊液耳漏，耳后乳突区可逐渐出现迟发性淤斑，同时可伤及面神经、听神经。由于并发一定程度的脑损伤，可出现相应的病症。

3. 颅后窝骨折一般无脑脊液漏，少见伤及神经，常因有枕部直接受力的外伤史，枕部头皮可有挫裂伤，枕骨深部骨折，临床常见枕颈后软组织显著肿胀和迟发性乳突部与咽后壁淤斑。

颅底骨折本身不需特殊处理，治疗的重点应针对骨折引起的脑脊液漏、大量鼻出血、颅内高压和颈椎骨折等并发症和后遗症。出现脑脊液漏时即属于开放性损伤，应使用抗菌药物预防感染。大部分脑脊液漏可在伤后 1~2 周自愈，若 4 周以上仍未愈合，可行硬脑膜修补术。

【护理难点及对策】

临床病例

病人，男，2岁，因"车祸伤致脑脊液鼻漏1⁺小时"入院。CT示：颅前窝骨折（图5-2）。病人神志清楚，双瞳等大等圆，对光反射灵敏，口鼻有淡血性液体流出，呕吐出咖啡色样液体，双眼"熊猫眼征"，双眼视力视野下降，眼球活动功能受限，留置保留导尿管引流出淡黄色液体。予以降颅内压、抗感染等对症支持治疗，病人于伤后1周鼻漏停止。

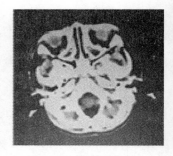

图5-2　颅前窝骨折

难点1　颅内感染的预防

解析：颅底骨折伴有脑脊液漏时，属于开放性颅脑损伤，有颅内感染的危险。做好脑脊液漏的护理可以有效避免颅内感染的发生，从而促进病人早日康复。

对策：

1. 病人取半卧位，尽量取患侧卧位，借重力作用使脑组织移至颅底硬脑膜撕裂处，促进局部粘连而封闭漏口，待脑脊液漏停止3～5天后可改平卧位。如果脑脊液外漏多，应取平卧位，头稍抬高，以防颅内压过低。

2. 保持脑脊液漏口处局部清洁，按无菌伤口处理，头部垫无菌巾或无菌棉垫，每天清洁2次，消毒外耳道、鼻腔和口腔，注意棉球不可过湿以免液体逆流入颅。告知病人和家属勿挖鼻、抠耳，堵塞鼻腔。

3. 预防颅内逆行感染。有脑脊液鼻漏者，不可经鼻腔行护理操作，严禁放置鼻胃管和从鼻腔吸痰，禁止耳、鼻滴药、冲洗和堵塞，禁止做腰椎穿刺。

4. 避免颅内压骤升。嘱病人勿用力屏气排便、咳嗽、打喷嚏或擤鼻涕等，以免颅内压骤然升降导致气颅或脑脊液逆流。

5. 观察有无颅内感染迹象，如头痛、发热等。

6. 观察漏出脑脊液的颜色、性状及量等。正常的脑脊液无色透明，应与血液相区别。出现脑脊液耳、鼻漏时禁止填塞，在鼻前庭或外耳道口松松地放置干棉球，随湿随换，记录24小时浸湿的棉球数，以估计脑脊液外漏量。

7. 遵医嘱合理应用抗菌药物。

难点2　颅内低压的观察及护理

解析：脑脊液耳、鼻漏可能导致病人丢失大量脑脊液，导致脑脊液容量减少，出现颅内低压。准确判断病人头痛的原因，区别颅内低压和颅内高压，并采取不同的护理措施，可以及时缓解病人的头痛。

对策：

1. 记录有脑脊液漏者浸湿棉球的个数，以便估计脑脊液外漏量。对于脑脊液漏4周以上未愈合者，应行脑脊液漏硬脑膜修补术。

2. 根据病人头痛的性质进行鉴别。颅内低压性头痛主要表现为直立性头痛，多位于额、枕部，有时波及全头或向项、肩、背及下肢放射，常可伴有头昏、恶心、呕吐、乏力、虚弱、厌食、畏光、血压偏低、脉搏细弱，严重时有精神迟钝、情绪不稳、电解质紊乱和脱水等表现，而卧位或头低位时症状缓解或减轻。

3. 对发生颅内低压的病人可给予头低脚高位或平卧位，鼓励病人多饮水，遵医嘱静脉补充5%葡萄糖溶液或平衡液。

难点3　脑脊液漏的鉴别

解析： 颅底骨折病人常发生脑脊液漏，做好脑脊液漏的鉴别与护理，对预防颅内感染、颅内低压综合征等具有重要意义。

对策：

1. 血性脑脊液与血性渗液的鉴别：病人鼻腔、耳道流出淡红色液体，可疑为脑脊液漏，需与血性渗液鉴别。

（1）可将血性液滴于白色滤纸上，若血迹外周有月晕样淡红色浸渍圈，则为脑脊液漏。

（2）可行红细胞计数并与周围血的红细胞比较，以明确诊断。

2. 血性脑脊液与鼻腔分泌物的鉴别：根据脑脊液中含糖而鼻腔分泌物中不含糖的原理，用尿糖试纸测定或葡萄糖定量检测以鉴别是否存在脑脊液鼻漏。

3. 有时颅底骨折虽伤及颞骨岩部，且骨膜及脑膜均已破裂，但骨膜尚完整，脑脊液可经咽鼓管流至咽部进而被病人咽下。因此，应观察并询问病人是否经常有血腥味液体流至咽部。

难点4　颅神经损伤的观察及护理

解析： 颅底骨折常合并脑神经损伤，导致视力、嗅觉、听力的损害，以及面部周围性瘫痪。因此，应注意颅神经损伤的观察及护理，对有颅神经损伤的病人加强生活护理和健康指导。

对策：

1. 对视神经损伤者，告知病人卧床休息，使双眼得到充分的休息；病人应在家属或医务人员陪同下下地活动，预防跌倒；观察视力、视野改善情况，让病人多看颜色鲜艳的物品，促进视力、视野的改善。

2. 对嗅神经损害者，告知病人保持生活、工作环境空气新鲜流通，远离有刺激性的化学气体；保持口腔清洁，忌烟酒及辛辣食物。

3. 面神经损害：

（1）一般面神经损害者，眼睛闭合不全或无法闭合，瞬目动作及角膜反射消失，角膜长期外露等，易导致眼内感染，损害角膜。此类病人日间可戴太阳镜，夜间睡觉时可用清洁湿纱布覆盖或戴眼罩，平时可涂抹红霉素软膏预防角膜炎和滴一些有润滑、消炎、营养作用的眼药水预防眼睛干涩，不能用手揉擦、接触眼睛。

（2）进水、进食要缓慢，防止误吸，不能经口进食者可以给予静脉输注营养液或安置喂管，进食后注意清洁口腔内残留食物，做好口腔护理。

（3）患侧面肌能运动的病人可指导其自行对镜子做闭眼、皱额、示齿、吹口哨等动作,每个动作做4个八拍或2个八拍,每天2~3次,有利于防止麻痹肌肉的萎缩和促进康复。

(4)面瘫病人应注意避免受凉,不用冷水洗脸,避免直接吹风、冲凉水澡等,防止感冒。

难点5　颅内高压的观察

解析: 颅底骨折病人可能合并脑挫伤、颅内出血,可因继发性脑水肿导致颅内压增高。脑脊液漏可推迟颅内压增高症状的出现,一旦出现颅内压增高的症状,救治更为困难。因此,应密切观察病人的意识、生命体征等,及时发现颅内压增高及脑疝,及早处理。

对策:

1. 密切观察病人的瞳孔、意识变化,有无头痛、呕吐、视盘水肿"三主征",有无库欣反应出现。

2. 抬高床头15°~30°,以利于颅内静脉回流。

3. 病人头痛时应观察头痛的性质、部位,慎用止痛药,遵医嘱给予20%甘露醇快速静脉输入,或静脉推入利尿剂如呋塞米等,观察用药后颅内压缓解情况。

4. 病人呕吐时注意呕吐物的性质、颜色及量,遵医嘱给予止吐药。病人呕吐时头偏向一侧,防止呕吐物堵塞呼吸道引起窒息,保持呼吸道通畅。

5. 必要时行头颅CT检查。

【知识拓展】

颅骨记忆歌诀

颅骨二十三块整,脑面颅骨要分清;脑颅八块围颅腔,腔内藏脑很适应;额枕筛蝶各一块,成对有二颞和顶;面颅十五居前下,上颌位居正当中;上方鼻骨各一对,两侧颧骨连颧弓;后腭内甲各一块,犁骨膈于鼻腔中;下颌舌骨各一块,全部颅骨均有名。内观颅底结构多,分为前中后颅窝;高高低低像阶梯,从前向后依次说;前窝中部有筛板,鸡冠下对鼻中隔;筛板有孔眶坂薄,颅部外伤易骨折;眼窝出现瘀血斑,血脊①鼻漏莫堵塞;中窝中部有蝶鞍,上面有个垂体窝;窝内容纳脑垂体,颈动脉沟两侧过;两侧孔裂共六对,位置对称莫记错;蝶鞍前方有"两个"②,都与眼眶连通着;卵圆棘孔加破裂,蝶鞍两侧各一个;中窝易折有特点,血脊耳漏破鼓膜;岩部后为颅后窝,枕骨大孔很清楚;大孔外侧有三洞,门孔加管各一个;枕内隆凸两侧看,横连"乙"③状像条河。新生儿颅骨有特点,头大脸小颊饱满;额顶骨间有前囟,闭合约在一岁半;哭闹生病细观察,高低变化很明显。

注:①指血液和脑脊液。②指视神经孔眶上裂。③指乙状窦沟。

来源:夏祥河. 正常人体解剖学速记歌诀[M]. 北京:中国中医药出版社,2016.

(向翠　陈茂君　刘闻捷)

第六章　原发性颅脑损伤的护理

第一节　脑挫裂伤的护理

【概述】

　　脑挫裂伤为脑组织有肉眼可见的器质性损害，表现为在脑表面或深层发生散在或点状出血，甚至有脑组织的碎裂，也易导致蛛网膜下腔出血或颅内出血。广泛的脑挫裂伤可以累及大脑半球、间脑及脑干，引起弥散性脑损伤。局限的脑挫裂伤主要见于着力部位的撞击性挫伤、着力点相对部位的对冲性挫伤、中间部位的撞击性挫伤三种情况。由于脑组织损伤或刺激，可以伴发局限性抽搐或癫痫大发作。

　　开放性脑挫裂伤以穹隆部脑损伤为主，可见有头皮伤及颅盖骨骨折创口，同时还有脑膜撕裂、脑组织外溢及脑脊液外漏，出现相应损伤部位的神经系统病症。开放性脑挫裂伤因有创口存在，颅腔内容物经创口向外溢出，不易出现颅内压进行性增高。但因开放创口各层组织血管损伤，导致出血严重合并失血性休克。

　　脑挫裂伤是一种常见的脑组织原发性损伤，因损伤的程度和损伤的范围不同，其临床表现也不同。其主要临床表现有意识障碍，偏瘫、偏盲、偏身感觉障碍，大脑强直，失语症等阳性神经系统病症，蛛网膜下腔出血，中枢性高热、中枢性呼吸衰竭等生命体征紊乱。其中意识障碍是脑挫裂伤十分突出的临床表现之一，伤后立即出现意识障碍，是全面脑功能障碍的表现。

　　脑挫裂伤以非手术治疗为主，防治脑水肿，促进脑功能恢复，预防并发症。重度脑挫裂伤经一般处理无效，颅内压增高明显甚至出现脑疝迹象时，应行局部病灶清除术或去骨瓣减压术。

【护理难点及对策】

临床病例

　　病人，男，42岁，因"车祸伤 4^+ 小时"急诊入院。查体：T 37.7℃，P 65次/分，R 15次/分，BP 148/72mmHg，浅昏迷，双瞳等大，约3mm，对光反射灵敏。CT示：左侧额颞脑挫裂伤，蛛网膜下腔出血，硬膜下出血，中线偏移（图6-1）。立即予以降颅内压、止血、抑酸、补液、营养神经等治疗。

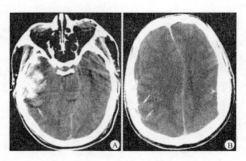

图 6-1　脑挫裂伤

难点 1　病情观察

解析： 脑挫裂伤易引起颅内压增高及继发性血肿，如未及时发现病人颅内高压的代偿期，丧失良好的处理颅内高压的时间，会导致脑疝，引起病人死亡。

对策：

1. 观察病人的意识状态，对语言、疼痛刺激反应程度。

2. 监测生命体征。

（1）体温：伤后早期，由于组织创伤反应，可出现中等程度发热；若损伤累及间脑或脑干，可导致体温调节紊乱，出现体温不升或中枢性高热；伤后立即高热，多为视丘下部或脑干损伤；伤后数日体温升高，常提示有感染性并发症。

（2）脉搏、呼吸、血压：为避免躁动病人影响检测结果准确性，应先测呼吸，再测脉搏，最后测血压。注意呼吸节律和深度、脉搏快慢和强弱、血压和脉压的变化。若伤后血压上升、脉搏缓慢有力、呼吸深慢，提示颅内压升高，警惕颅内血肿或脑疝发生；枕骨大孔疝病人可突然发生呼吸、心跳停止；闭合性脑损伤呈现休克症状时，应检查有无内脏出血，如迟发性脾破裂、应激性溃疡出血等。

3. 观察两侧睑裂大小是否相等，有无上睑下垂，注意对比两侧瞳孔的形状、大小及对光反射。

（1）伤后一侧瞳孔进行性散大、对侧肢体瘫痪、意识障碍，提示脑受压或脑疝。

（2）双侧瞳孔散大、对光反射消失、眼球固定伴深昏迷或去皮质强直，多为原发性脑干损伤或临终表现。

（3）双侧瞳孔大小、形状多变、对光反射多消失，伴眼球分离或异位，常是中脑损伤的表现。

（4）眼球不能外展且有复视者，多为外展神经受损。

（5）眼球震颤常见于小脑或脑干损伤。

4. 观察肢体运动障碍。

（1）原发性脑损伤引起的偏瘫等局灶症状，在受伤当时已出现，且不再加重。

（2）伤后一段时间才出现一侧肢体运动障碍且进行性加重，同时伴有意识障碍和瞳孔变化，多为小脑幕切迹疝压迫中脑的大脑脚，损害其中的椎体纤维所致。

5. 其他。观察有无脑脊液漏，有无剧烈头痛、呕吐、烦躁不安等颅内压增高表现或脑疝先兆。注意 CT 和 MRI 扫描结果及颅内压监测情况。

难点 2　病人安全护理

解析：脑挫裂伤易引起蛛网膜下腔出血，导致病人头痛及烦躁不安。脑挫裂伤受伤部位如在功能区，则会引起相应的神经损害，病人也会发生癫痫。

对策：

1. 予以双侧床挡保护，对于烦躁不安病人，在取得家属同意后，可适当约束四肢。

2. 对烦躁不安和癫痫病人，专人护理，要求家属 24 小时留床旁。

3. 保持病室安静，减少声、光刺激。

4. 癫痫发作时，预防口腔分泌物误吸，迅速解开病人衣扣，勿硬塞物体于上下齿之间，以防口腔受伤，勿强力按压强直肢体以防受伤，床挡保护，防止坠床。

5. 合理使用抗癫痫药物及镇静药物。

难点 3　保持呼吸道通畅

解析：病人发生意识障碍，丧失正常的咳嗽反射和吞咽功能，呼吸道分泌物不能有效排出，易引起误吸及呼吸梗阻。严重脑挫裂伤病人可出现中枢性呼吸衰竭。解除呼吸道梗阻，有利于增加脑组织的供氧，促进脑神经恢复，加速病人康复。

对策：

1. 意识清醒者取斜坡卧位，以利于颅内动静脉回流。昏迷或吞咽功能障碍者取侧卧位或侧俯卧位，以免呕吐物、分泌物误吸。

2. 及时清除呼吸道分泌物。及时清除口腔和咽部血块或呕吐物，适时吸痰。呕吐时将头偏向一侧以免误吸。

3. 开放气道。昏迷舌根后坠者，抬起下颌或放置口咽通气道；短期不能清醒者，必要时行气管插管或气管切开；呼吸减弱并潮气量不足不能维持正常血氧量者，及早使用呼吸机辅助呼吸。

4. 加强气管插管、气管切开病人的护理，加强气道的湿化，避免呼吸道分泌物黏稠，以利于痰液排出。保持室内适宜的温度和湿度。

5. 预防感染，使用抗生素防治呼吸道感染。

难点 4　体温异常的护理

解析：伤后初期由于组织创伤反应，可出现中度高热；若累及间脑或脑干，可导致体温调节紊乱，出现体温过低或中枢性高热。

对策：

1. 对中度高热病人给予物理降温。

2. 对体温过低病人给予保暖。

3. 对中枢性高热病人给予物理降温或亚低温治疗。

4. 护理体温异常的病人应注意保护皮肤的完整性，预防烫伤及冻伤。

难点 5　出院指导

解析：脑挫裂伤病人因脑功能受损易引起神经系统的病症，如瘫痪、失语、偏盲等，需要继续接受康复治疗才能回归社会。因此，医护人员应重视对病人的出院指导，确保定期随访。

对策：

1.协助病人制订康复计划，进行语言、运动、记忆力等方面的训练，以提高生活自理能力及社会适应能力。

2.坚持服抗癫痫药至症状控制后1~2年，逐步减量后才能停药，不可突然中断服药。癫痫病人不能单独外出、登高、游泳等，避免重体力活动或用脑过度，避免高空作业和驾驶车辆，以防意外。

3.3个月后门诊复查，若病情加重应及时就诊。

【知识拓展】

脑心综合征

脑心综合征（cerebral-cardiac syndrome，CCS）是指排除心脏原发病变，由各种颅内疾病（包括急性颅脑损伤、急性脑血管病、颅内炎症、脑肿瘤及其他一系列引起颅内压升高的疾病）引起的继发性心脏损害，患脑血管病时心脏损害颇为常见。

自1937年Dozzy报道脑血管病时的心脏功能障碍以来，许多学者都证实了脑血管病可引起心肌损害、心律失常、急性心肌梗死，可伴有GOT、LDH、CPK增高，CK-MB升高对诊断意义大，急性脑血管病ECG异常可达50%至90%。临床上急性颅脑外伤病人受伤后经常出现心肌酶谱、心电图、心肌病理组织学和超声心动图的异常改变，出现心肌缺血、心律失常、心功能衰竭、假性心肌梗死甚至心搏骤停等一系列心脏损害的并发症。

脑心综合征的出现不仅使心脏出现上述一系列损害，还会使原发病的病情变重，预后变差，病程延长，甚至有时成为病人死亡的直接原因。因此，脑心综合征的判断、观察、预防及治疗为脑外伤治疗的一部分。

来源：庄恺.脑挫裂伤病人血清心脏型脂肪酸结合蛋白的变化及临床意义[D].长沙：中南大学，2011.

（王霞　陈茂君　刘闻捷）

第二节　原发性脑干损伤的护理

【概述】

原发性脑干损伤是指脑干在外力作用下，直接受撞或是脑干快速旋转扭曲引起的脑损伤，是严重的致命性脑损伤。其临床表现主要有：

1.昏迷。受伤后立即陷入较深度而持久的昏迷，是原发性脑干损伤最突出的临床表现。

2.去大脑强直状态。早期出现去大脑强直发作，表现为四肢呈伸性强直，颈后仰呈角弓反张状态，双上肢旋前直伸，双下肢直挺内收，双足过度弯曲，呈阵发性频繁发作，常因刺激而诱发，是中脑受损的表现。

3. 生命体征紊乱。表现为呼吸和循环衰竭。当自主神经功能紊乱时出现中枢性高热。

4. 眼部病症。表现为针尖样瞳孔、瞳孔形态不等圆、瞳孔出现交替性时大时小变化、对光反射迟钝或消失；眼外肌运动障碍；双眼外侧斜视，或同向凝视麻痹，或双眼呈翘板式分离。

原发性脑干损伤以非手术治疗为主，积极对症治疗，防治脑水肿，促进脑功能恢复，预防并发症。合并脑挫裂伤继发脑水肿导致颅内压增高引起脑疝者，可行开颅手术，切除破碎脑组织，行颅内外减压术。

【护理难点及对策】

临床病例

病人，男，34 岁，因"颅脑外伤后 5$^+$ 小时"入院。CT示：原发性脑干损伤（图 6-2）。病人入院时呈昏迷状态，四肢强直，颈往后仰呈角弓反张状，双瞳约 3mm，对光反射迟钝，T 37℃，BP 152/99mmHg，R 32 次/分。给予保持呼吸道通畅、脱水等对症治疗。第 2 天体温上升至 39℃，行亚低温治疗，以及营养神经、抑酸、保胃、预防感染等治疗。

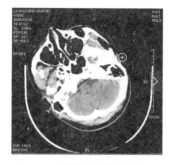

图 6-2　原发性脑干损伤

难点 1　保持呼吸道通畅

解析： 脑干是呼吸循环中枢所在，遭受原发性损伤后，常出现严重的生命体征紊乱，严重者可早期出现呼吸和循环衰竭，危及生命。因此，加强病人的呼吸道护理至关重要。

对策：

1. 保持呼吸道通畅。立即给予病人吸氧，及时清除呼吸道分泌物，对舌根后坠者，可安置口咽通气道；短期不能清醒者，行气管插管或气管切开，必要时给予呼吸机辅助呼吸。

2. 保持正确体位。抬高床头 30°，利用静脉回流，减轻脑水肿。采取侧卧位时，保持头和脊柱在同一条直线上，禁止头部过伸或过屈。

3. 适时吸痰，吸痰时间不能超过 15 秒。吸痰时密切观察病人的血氧饱和度，吸痰前调高氧流量。

4. 密切观察病人口唇颜色、呼吸深度及频率、血氧饱和度变化。

难点 2　加强营养

解析： 原发性脑干损伤病人的昏迷时间较长，常出现吞咽困难、神经源性胃肠功能障碍、基础代谢紊乱等严重并发症，且伤后早期机体处于高代谢状态，不能维持细胞正常代谢及组织器官正常功能。合理的营养支持可改善病人代谢状况，保护机体免疫功能，促进神经功能的恢复与重建，改善病人预后。

对策：

1. 评估病人营养状况，及时补充营养物质，保证营养供给。

2. 早期可采用肠外营养，待肠蠕动恢复后，对无消化道出血者尽早行肠内营养，以利于胃肠功能恢复和营养吸收。

3. 肠外营养。

（1）输注肠外营养时应尽量使用中心静脉置管或外周静脉植入中心静脉导管。

（2）肠外营养液应严格执行无菌操作，每 24 小时更换输液器。

（3）经中心静脉导管输注肠外营养时应观察有无并发症，如气胸、空气栓塞、血管损伤、局部感染、导管脓毒症及电解质紊乱等。

4. 肠内营养。

（1）管喂时，应回抽胃液，判断有无消化道出血。

（2）管喂时控制好营养液温度、浓度和速度，营养液现配现用。

（3）观察肠内营养病人有无胃肠道并发症，如恶心、呕吐、腹泻、腹胀、误吸甚至吸入性肺炎等。

（4）当病人肌张力增高或癫痫发作时，应预防肠内营养液返流导致误吸。

难点 3　并发症的预防及护理

解析：原发性脑干损伤病人有不同程度的意识障碍，昏迷病人生理反应减弱或消失，全身抵抗力下降，易发生多种并发症。因此，加强昏迷病人并发症的观察及护理尤其重要。

对策：

1. 保持皮肤清洁，定时翻身；按摩受压部位，如骶尾部、足跟、耳廓等骨隆突部位。

2. 严格执行无菌操作，鼓励病人多饮水，保持导尿管通畅，勿折叠，观察小便颜色、性状及量。

3. 加强呼吸道护理，定时翻身拍背，湿化气道，防止呕吐物误吸引起窒息，必要时合理使用抗生素。

4. 肢体保持功能位，尽早行康复锻炼。

难点 4　高热病人的护理

解析：原发性脑干损伤引起自主神经功能紊乱，导致中枢性高热。中枢性高热可加重脑水肿、抑制脑细胞生长、使身体代谢增加，应及时给予物理降温或亚低温治疗，降低脑细胞耗氧量，改善缺氧状态，促进脑细胞功能恢复，减轻脑水肿。

对策：

1. 严密监测体温并记录，遵医嘱予以物理降温及药物降温，并观察、记录降温效果，防止冻伤。

2. 嘱病人多饮水，给予高热量、高蛋白、高维生素、清淡易消化饮食。

3. 亚低温治疗。

（1）中枢性高热亚低温治疗的病人，体温控制在 32～35℃，鼻饲时，饮食的温度不能超过体温。

（2）冬眠合剂为高渗性药物，宜用中心静脉置管或经外周静脉穿刺中心静脉置管。

（3）停止亚低温治疗时，一般采取自然复温，先停用物理降温，再停用冬眠药物，禁止复温过快。

难点5　病情观察

解析： 原发性脑干损伤是严重的致命性脑损伤，病人生命体征紊乱。密切观察病人意识、瞳孔、生命体征变化，及时进行处理，能挽救病人生命，提高病人的生存质量。

对策：

1. 发生脑干损伤后即出现昏迷，意识障碍较深，且其持续时间一般较长。应严密观察意识障碍是否进行性加深，必要时复查CT，排除颅内出血。

2. 瞳孔能直接反映颅内病情变化。脑干损伤病人瞳孔表现多样，随受累部位不同可出现瞳孔不等大、极度缩小、大小不等或多变等特点。

3. 做好生命体征监测，密切观察呼吸、血氧饱和度、肢体活动等情况。

4. 观察尿量及脱水效果，注意观察有无并发症的发生。

难点6　运动功能障碍病人的护理

解析： 脑干损伤尤其是中脑损伤多发生去大脑强直，主要表现为四肢强直性伸直，颈后仰，呈角弓反张状。此外，部分病人因脑干内锥体束受损出现肢体瘫痪、肌张力增高、腱反射活跃、浅反射消失、一侧或双侧病理征阳性，长期运动功能障碍可能发生废用性综合征。因此，应加强运动功能障碍病人的护理，促进其早日康复。

对策：

1. 去大脑强直病人颈部垫软枕，保护病人肢体，防撞伤、骨折；遵医嘱合理使用肌松剂，观察药物疗效。

2. 脑干损伤病人需适时进行肢体功能锻炼，定时按摩或帮助病人做被动伸屈活动，防止关节韧带强直、肌肉萎缩及血栓性静脉炎的发生。

3. 有肢体偏瘫者应保持肢体功能位，患足应保持垂直位，穿足弓鞋，防止足下垂，卧床期间可适量进行床上功能训练。

4. 锻炼应循序渐进，速度由慢到快，次数由少到多，幅度由小到大。

【知识拓展】

脑波音乐与智力的关系

单导或多导脑电信号是人脑神经电活动的表现，包含着丰富的神经信息，而音乐是人脑智力活动的产物，同时也对人的身心有着巨大的影响。大脑和音乐之间的关系，一直是神经科学、心理学及音乐学等领域研究的热点问题。脑功能和音乐之间存在着千丝万缕的联系，以音乐的形式来记录、分析大脑中的生理信号，是神经科学研究中的新尝试。这项工作对于进一步研究音乐对脑的作用机制以及脑对音乐的认知活动等都具有重要的意义。同时，脑波音乐作为一种包含生理状态信息的音乐形式，也为生物反馈和治疗提供了一个独特的方法。脑波音乐研究涉及神经科学、音乐学、美学、工程学等多个学科，是一个独具魅力的交叉研究领域。

研究发现，脑波音乐可应用于大脑状态监测（如癫痫病人、阿尔茨海默病病人等），也可应用于神经反馈与音乐治疗（如牙科正畸疼痛控制等），以及实验音乐创作等领域，更多的应用研究正在进行中。

来源：陈茂君，蒋艳，游潮，等. 神经外科护理手册［M］. 2 版. 北京：科学出版社，2015.

（王霞　陈茂君　刘闻捷）

第三节　弥漫性轴索损伤的护理

【概述】

弥漫性轴索损伤是一种常见的重型原发性脑组织的弥散性损伤。由于脑的扭曲变形，脑内产生剪切或牵拉作用，造成脑白质广泛性轴索损伤，常见于交通事故，也可见于坠落、打击等，其诊断和治疗都较为困难。显微镜下所见为轴突断裂的结构改变。轴索损伤易发生在以脑干为轴的中线结构、脑灰白质交界处和胼胝体等部位。严重损伤时可出现在整个脑区。临床表现以伤后陷入持续性昏迷和伴发脑干受压病症为主。根据伤情的严重程度，弥漫性轴索损伤分为轻、中、重三型，临床表现如下。

1. 轻度弥漫性轴索损伤：

（1）昏迷时间为 6～24 小时。

（2）有去大脑强直或去皮质强直发作，但常较快消失。

（3）伤后 24 小时恢复意识，可出现较长时间的木僵或躁动不安。

2. 中度弥漫性轴索损伤：

（1）持续昏迷时间在 24 小时以上，可在数天或数周，但未伴有突出、较长时间的脑干病症。

（2）常伴有颅底骨折，可有躁动。

（3）病人清醒后可有明显记忆力减退、逆行性健忘和轻度肢体运动障碍。

3. 重度弥漫性轴索损伤：

（1）伤后昏迷时间可在几周或更长时间。

（2）有明显的脑干病症、去脑皮质强直或去大脑强直。

弥漫性轴索损伤病人病情重、恢复时间长，恢复过程中易发生并发症或多器官功能衰竭。一般采用吸氧、脱水、巴比妥类药物治疗以及亚低温治疗，还可应用脑细胞功能恢复药物。预防并发症，防治感染，颅内压增高病人保守治疗无效者可行减压手术。

【护理难点及对策】

临床病例

病人，男，34 岁，因"车祸外伤 1+ 小时"入院。CT 示：颅内胼胝体、脑干、内囊周围多个点状出血灶（图 6-3）。病人持续昏迷，四肢强直，呼吸深快，双瞳等大等圆，对光反射灵敏。T 38.3℃，P 122 次/分，R 32 次/分，BP 138/89mmHg。行降低颅内压、营养神经、物理降温、保护胃黏膜等治疗。

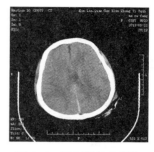

图 6-3　弥漫性轴索损伤

难点 1　病情观察

解析： 弥漫性轴索损伤病人病情危重，生命体征变化快，昏迷时间长、程度深，其伤残率和死亡率都极高。因此，密切观察其病情变化，给予及时、有效的处理，对降低病人的伤残率和死亡率有重要意义。

对策：

1. 观察病人意识、瞳孔、生命体征及神经系统的变化。尤其注意呼吸频率、深度、状态的变化，监测血氧饱和度与血气分析。

2. 准确记录出入量，监测电解质和肝肾功能变化。

3. 病情加重时应及时复查头颅 CT。

难点 2　保持呼吸道通畅

解析： 弥漫性轴索损伤病人常伴有意识障碍，常累及呼吸中枢，临床表现为咳嗽反射减弱或消失、误吸等。保持呼吸道通畅，有利于脑组织的供氧，减轻脑水肿，促进脑神经恢复，加速病人康复。

对策：

1. 使病人侧卧，床旁备负压吸引器，吸出呕吐物，清除口、鼻腔分泌物及血块。

2. 立即吸氧。给舌根后坠病人放置口咽通气道，必要时行气管插管或气管切开。给呼吸衰竭病人使用呼吸机辅助呼吸。禁用吗啡止痛，防止呼吸抑制。

3. 气管插管或气管切开病人，注意气道的湿化，适时吸痰，必要时给予雾化吸入，避免分泌物阻塞气道。

4. 密切观察病人呼吸节律及频率，注意血氧饱和度的变化。

难点 3　颅内高压的观察与护理

解析： 病人受伤后易出现脑组织肿胀，导致颅内压增高，甚至可能发生脑疝，最终导致病人死亡。因此，密切观察病人有无颅内压增高，及时识别并处理，可改善病人预后，挽救病人生命。

对策：

1. 密切观察病人的瞳孔、意识、生命体征，是否有头痛及呕吐。

2. 抬高床头 15°~ 30°，以利于颅内静脉回流。

3. 保持呼吸道通畅，避免剧烈咳嗽，防止便秘、躁动等一切使病人颅内压增高的因素。

4. 病人呕吐时注意呕吐物的性质、颜色及量，遵医嘱给予止吐药。病人呕吐时头偏向一侧，防止呕吐物堵塞呼吸道引起窒息，必要时给予吸引、气管插管或气管切开，保持呼吸道通畅。

5. 必要时行头颅 CT 检查。

难点 4　并发症的预防及护理

解析：弥漫性轴索损伤病人伤后陷入持续性昏迷，其生理反应减弱或消失，全身抵抗力下降，易发生多种并发症。因此，加强昏迷病人并发症的预防及护理尤其重要。

对策：

1. 每日管饲前应抽取胃液，观察其颜色、性状及量；观察大便情况，严密监测生命体征。发生上消化道出血的病人，遵医嘱应用止血药和抑制胃酸分泌的药物，经胃管用冰盐水反复抽吸后注入云南白药等药物止血。

2. 遵医嘱合理使用预防癫痫的药物，癫痫发作时专人守护，预防口腔分泌物误吸，迅速解开衣扣，勿硬塞物体于上下齿之间，以防口腔受伤，勿强力按压强直肢体以防受伤。双侧予以床挡保护，防止坠床。癫痫大发作时，给予地西泮缓慢静脉推注。

3. 加强呼吸道护理，定时翻身拍背，及时彻底清除口腔及呼吸道分泌物、呕吐物、异物，保持呼吸道通畅，确保有效供氧，必要时行气管插管或气管切开。

4. 严密观察肢体皮肤温度、色泽、弹性及肢端动脉搏动情况，必要时给病人穿弹力袜，促进静脉回流。若发生下肢静脉血栓，应抬高患肢制动。

5. 严格执行无菌操作，定时护理导尿管。定时放尿以训练膀胱贮尿功能。多饮水，保持导尿管通畅，勿折叠，观察小便颜色、性状及量。

难点 5　早期营养

解析：弥漫性轴索损伤病人的昏迷时间较长，不能进食易导致营养缺乏，不能维持细胞正常代谢及组织器官正常功能。因此，早期合理提供病人所需要的能量与营养物质对促进病人康复尤为重要。

对策：

1. 评估病人营养状况，及时补充营养物质，保证营养供给。

2. 早期可采用肠外营养，待肠蠕动恢复后，无消化道出血者尽早行肠内营养，以利于胃肠功能恢复和营养吸收。

3. 肠外营养。

（1）输注肠外营养时应尽量使用中心静脉置管或外周静脉植入中心静脉导管。

（2）肠外营养液应严格无菌操作，每 24 小时更换输液器。

（3）经中心静脉导管输注肠外营养时应观察有无并发症，如气胸、空气栓塞、血管损伤、局部感染、导管脓毒症及电解质紊乱等。

4. 肠内营养。

（1）管喂时，应回抽胃液，判断有无消化道出血。

（2）管喂时控制好营养液温度、浓度和速度，营养液现配现用。

（3）观察肠内营养病人有无胃肠道并发症，如恶心、呕吐、腹泻、腹胀、误吸甚至吸入性肺炎等。

（4）当病人肌张力增高或癫痫发作时，应预防肠内营养液返流导致误吸。

难点6 健康教育

解析： 弥漫性轴索损伤造成病人脑组织神经元结构和功能的损害，其康复期较长。应做好病人及家属的健康教育，给予正确指导，促进病人康复。

对策：

1. 早期康复锻炼。

（1）轻松、明快的音乐刺激促醒，尽早开始肢体功能锻炼，对昏迷病人定时进行四肢关节的按摩及帮助其进行被动屈伸功能锻炼，预防关节挛缩、肌肉萎缩的发生。

（2）对清醒病人应督导其进行四肢协调功能锻炼（坐、立、行走）及语言锻炼，尽可能恢复肢体及语言功能。

2. 心理护理。对机体的代偿功能和可逆性多做解释，多给予鼓励和支持，帮助病人树立信心。

3. 给予高蛋白、高热量、高维生素、低糖饮食，以增加机体抵抗力，促进愈合，有利于功能恢复。

4. 告知家属加强翻身，动作轻柔，避免压疮的发生，并指导其正确的翻身方法。

（王霞 陈茂君 刘闻捷）

第七章　颅内血肿的护理

第一节　急性颅内血肿的护理

【概述】

急性颅内血肿是指伤后 3 天内出现的血肿，大多数发生在 24 小时内，根据解剖部位分为硬膜外血肿、硬膜下血肿、脑内血肿三类。

硬膜外血肿是位于颅骨内板与硬脑膜之间的血肿。因颅骨骨折或颅骨局部暂时变形致血管破裂，血液积聚于硬脑膜和颅骨之间而形成血肿。血肿多位于颞部、颞顶部和额顶部，与颞部含有脑膜中动、静脉及易被骨折撕破有关。硬膜外血肿常见于青壮年男性。血肿的大小与病情的轻重关系密切。其主要临床表现如下。

1. 意识障碍：特点为昏迷—清醒—再昏迷，即中间清醒。

2. 颅内压增高的表现：头痛、呕吐、烦躁不安、库欣反应（脉搏减慢、呼吸减慢、血压增高）等。

3. 神经系统症状：血肿不断增大引起颞叶钩回疝时，病人不仅有意识障碍加深，生命体征紊乱，同时出现患侧瞳孔散大、对侧肢体偏瘫等典型症状。

硬膜下血肿是出血积聚在硬膜下腔，由脑挫裂伤皮质血管破裂引起的出血。症状类似硬膜外血肿，脑实质损伤较重，原发性昏迷时间长，中间清醒期不明显。颅内压增高与脑疝征象多在 1~3 天内加重，病情发展急重，确诊后尽早手术。CT 显示颅骨内板与脑组织表面之间有高密度、等密度或混合密度的新月形或半月形影。

脑内血肿是头部外伤后在脑实质内形成的血肿，多发生在脑挫裂伤较重的部位。临床表现为进行性意识障碍加重，如血肿累及功能区，可出现偏瘫、失语、癫痫等局灶症状。CT 显示脑内圆形或不规则高密度影，周围有低密度水肿带。一般经手术清除血肿。

【护理难点及对策】

（一）术前护理难点及对策

难点 1　病情观察

解析：颅内血肿是颅脑损伤中最常见、最危险，却又是可逆的继发性病变。早期发现血肿引起的颅内压增高并及时处理，可改善病人预后。

对策：

1. 严密观察病人的意识、瞳孔、生命体征、肢体活动，如有异常及时通知医生。

2. 当病人出现头痛剧烈、呕吐加剧、躁动不安等颅内高压典型症状时，应积极采取措施降低颅内压，同时积极做好术前准备工作。

3. 颅内血肿位于后颅凹时，应严密观察呼吸变化及是否出现颈强直症状。

4. 急诊入院合并有复合伤的病人应观察尿量，警惕发生休克。

（二）术后护理难点及对策

临床病例

病人，男，42岁，因"跌伤 4^+ 小时，头痛、呕吐伴意识障碍 2^+ 小时"入院。CT 示：硬膜外血肿（图 7-1）。病人来时呈昏迷状态，双瞳不等大，左瞳 2mm，对光反射灵敏，右瞳 4mm，对光反射消失，立即遵医嘱快速输入 20% 甘露醇 250mL，呋塞米 20mg 静脉推注，在全麻下行硬膜外血肿清除术。手术第 2 天，病人呈嗜睡状态，烦躁，适当约束四肢，伤口敷料清洁干燥，硬膜外引流呈血性，保留导尿管引出淡黄色小便。

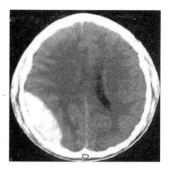

图 7-1　硬膜外血肿

难点 1　体位与护理

解析： 术后病人因脑组织水肿，常伴有颅内高压症状。正确的体位有利于静脉回流，减轻脑水肿。

对策：

1. 全麻未清醒病人取平卧位，注意头、颈、肩在一条直线上。

2. 全麻清醒后抬高床头 30°，有利于静脉回流，减轻脑水肿。

3. 健侧卧位，伤口部位尽量不受压。

4. 每 2 小时翻身 1 次，保持受压部位完好，皮肤清洁。

难点 2　颅内高压的观察及护理

解析： 血肿清除术后，由于各种原因可能发生再出血及脑水肿，易导致颅内高压及脑疝，危及病人生命。因此，应严密观察病人病情变化，及时处理以挽救生命。

对策：

1. 了解病人意识障碍程度，密切观察其意识变化。

2. 密切观察病人生命体征的变化，尤其是脉搏、血压、呼吸的变化，判断有无颅内压增高的表现。

3. 密切观察病人瞳孔的变化，若一侧瞳孔进行性散大，对侧肢体瘫痪，意识障碍，提示脑受压或脑疝，应立即通知医生进行处理，必要时行 CT 复查判断是否出血。

4. 观察病人有无剧烈头痛或烦躁不安等颅内压增高或者脑疝的表现。

难点 3　引流管的护理

解析： 血肿清除术后为了判断有无继续出血，大部分病人会安置引流管。引流液的颜色、性状、量可以反映颅内出血情况。密切观察并准确记录引流量，以便及时对症处理。

对策：

1. 保持引流管通畅、固定，勿折叠、扭曲引流管。

2. 创腔引流高度与创口一致，48小时后根据引流性质决定高度，若量多、色浅，适当抬高引流瓶，量少、色深可适当降低引流瓶。

3. 搬动病人时，先夹闭引流管。

4. 按无菌操作更换引流管，保持引流管连接正确，预防感染。

难点4　安全护理

解析： 病人术后可能会继发癫痫、躁动等，部分病人还会出现偏瘫、视野缺损、幻觉等症状。应采取有效的护理措施确保病人安全，促进其早日康复。

对策：

1. 细心观察，重视病人主诉，给予预见性的护理措施。

2. 对于有精神症状、癫痫大发作、视野缺损等表现的病人，留陪护并采取恰当的安全措施。

3. 对于偏瘫、感觉障碍的病人，应特别注意防止其跌倒，定时协助病人翻身，避免发生压力性损伤。

难点5　肢体功能锻炼

解析： 病人术后可能合并有肢体偏瘫或活动障碍，严重影响其自理能力。因此，应重视病人的肢体功能锻炼，提高其生活质量。

对策：

1. 保持肢体处于功能位置。

2. 病人生命体征平稳后应尽早行功能锻炼，促进功能康复。

3. 有活动障碍的肢体尽量不行静脉穿刺，预防静脉血栓。

4. 教会病人行功能锻炼，主动配合治疗。

难点6　出院指导

解析： 脑神经的恢复需要一个过程，因此，医护人员应该重视出院指导，确保定期随访，以帮助病人康复。

对策：

1. 给予高蛋白、高热量、高维生素饮食，如瘦肉、鲫鱼汤、鸡蛋、牛奶等，昏迷或吞咽困难者应采用鼻饲。

2. 昏迷、偏瘫或肢体功能障碍病人不能自动翻身，应为其定时翻身并做好皮肤护理，让其睡气垫床，保持皮肤清洁干燥，预防压疮。

3. 偏瘫或肢体功能障碍病人每日行功能锻炼，防止关节萎缩或肌肉萎缩。

4. 继续服用抗癫痫药物，不能剧烈活动，外出按时服药，预防外伤性癫痫发生。

（王霞　陈茂君　刘闻捷）

第二节　慢性硬膜下血肿的护理

【概述】

慢性硬膜下血肿是伤后 3 周以上出现症状、位于硬脑膜和蛛网膜之间、具有包膜的血肿，好发于老年人。出血静脉大多为脑桥静脉，其次为静脉窦、蛛网膜粒等。

慢性硬膜下血肿的致病机制主要是血肿占位引起颅内高压，局部脑受压，脑循环受阻，脑萎缩及变性，还可引起癫痫发生。其临床表现主要有：

1. 颅内压增高症状，如头痛及眼底水肿等。
2. 精神、智力症状，如理解力和记忆力减退、智力下降、精神失常等。
3. 局灶性症状，如偏瘫、失语、偏身感觉障碍，但都较轻。
4. 婴幼儿病人前囟膨隆，头颅增大。

慢性硬膜下血肿已形成完整包膜且有明显症状者，可行颅骨钻孔引流术，术后在包膜内放置引流管继续引流，以利于脑组织膨出和消灭无效腔，必要时冲洗。

【护理难点及对策】

（一）术前护理难点及对策

难点 1　术前护理评估

解析： 慢性硬膜下血肿发病人群多为老年人，往往并发多种基础疾病，术前及时准确评估，可以及早给予干预，为手术创造良好的条件。

对策：

1. 评估病人有无颅内压增高，有无肢体活动及感觉障碍。
2. 对于年龄较大及有肢体活动障碍的病人，应评估是否为压力性损伤、跌倒/坠床高危病人。
3. 评估病人有无高血压、糖尿病、慢性支气管炎等基础疾病，评估病人的心肺功能，是否可以耐受手术。
4. 评估病人的生活自理能力，加强生活护理。

（二）术后护理难点及对策

临床病例

病人，男，72 岁，因"头部跌伤 28$^+$ 天，头痛伴行走困难 6$^+$ 天"，以"慢性硬膜下血肿"（图 7-2）入院。来时病人神志清楚，偶感头痛，无呕吐症状，生命体征正常，BP 143/92mmHg。病人有高血压史，规律服降压药，其他无异常。在局麻下行"硬膜下钻孔引流术"，病人神志清楚，呼

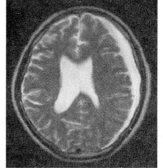

图 7-2　慢性硬膜下血肿

吸规则，伤口敷料干燥，硬膜下引流通畅，自解小便。补液，给予促进脑细胞恢复药物。

难点 1　体位与活动

解析： 慢性硬膜下血肿病人术后安置硬膜下引流管进行充分引流，正确的体位可以促进引流，使受血肿压迫的脑组织尽快恢复。

对策：

1. 病人采取平卧位或头低脚高位，必要时可将床脚垫高，直到引流管拔出，以利于淤血引出。

2. 鼓励病人吹气球，促进脑膨出。

3. 术后不使用强力脱水剂，亦不严格限制水分摄入，以免颅内压过低影响脑膨出。

难点 2　引流管的护理

解析： 引流管是否充分引流关系着手术成功与否。应保证引流管固定通畅，以利于血肿清除，加速脑膨出，促进病人早日康复。

对策：

1. 引流瓶（袋）应低于创腔 30cm。

2. 保持引流管通畅，防止压迫、折叠引流管。

3. 注意观察并记录引流液的颜色、性状、量。如引流量逐渐减少且颜色变淡，则提示血肿腔在缩小；如颜色为鲜红色，提示血肿腔又有出血，应及时处理。

4. 搬动病人时，应先夹住引流管。

5. 定时更换引流装置，注意无菌操作和手卫生。

6. 根据病人病情，术后 3～5 天可拔出引流管。

难点 3　病情观察

解析： 慢性硬膜下血肿病人以老年人多见，全身抵抗力差，病情变化快，除了观察有无颅内高压的征象，还要观察其他的基础疾病。

对策：

1. 观察病人的瞳孔、意识、肢体活动变化。

2. 观察病人的呼吸道是否通畅、咳嗽反射、呼吸频率及深度、血氧饱和度。

3. 观察病人血压的变化，有原发性高血压的病人，遵医嘱使用降压药。

4. 观察病人的血糖变化。

5. 观察病人的小便情况，记录小便颜色及量。

难点 4　出院指导

解析： 慢性硬膜下血肿行钻孔引流术后仍有一部分病人会复发。因此，出院时要指导病人及家属发现异常及时就医，以免耽误病情导致更严重的后果。另有部分病人出院时神经功能障碍还未恢复，应指导病人及家属行康复锻炼。

对策：

1. 告知病人及家属如出现头痛、精神萎靡、肢体活动及感觉障碍等，提示有复发的可能，应及时就医。

2. 对有神经功能障碍的病人，应指导其被动活动，活动应循序渐进，不可操之过急，以免引起再出血。

3. 指导病人定期门诊随访。

（王霞　陈茂君　刘闻捷）

第八章　开放性颅脑损伤的护理

【概述】

头颅损伤后脑组织与外界相通称为开放性颅脑损伤。按致伤原因，开放性颅脑损伤分为非火器性开放性颅脑损伤和火器性开放性颅脑损伤。非火器性开放性颅脑损伤是指由锐器或钝器严重撞击、打击头部，导致脑组织、硬脑膜、颅骨及头皮直接或间接暴露于外界的损伤，以中青年为主，主要原因有交通事故、高处坠落及暴力伤害等。火器性开放性颅脑损伤是指火器作为动力所发射的投射物所致的开放性颅脑损伤，以枪弹和弹片多见。开放性颅脑损伤的主要临床表现如下。

1. 头部伤口：非火器性开放性颅脑损伤，其伤口往往掺杂大量异物，如头发、布片、泥沙和碎骨片等；火器性开放性颅脑损伤可见弹片或弹头所形成的伤道。有脑脊液和脑组织从伤口溢出，或脑组织由硬脑膜和颅骨缺损处向外膨出。

2. 脑损伤症状：病人常出现意识障碍，生命体征改变。伤及皮质功能区或其临近组织可出现相应局灶症状，如偏瘫、失语、偏身感觉障碍及视野缺损等。

3. 出现颅内压增高与脑疝。

4. 失血性休克：失血过多者，可出现休克。

开放性颅脑损伤的处理原则：现场紧急救治，积极抢救病人生命；尽早彻底清创，去除坏死组织，彻底清除异物；积极预防感染，防治脑水肿。

【护理难点及对策】

（一）术前护理难点及对策

难点1　急救护理

解析： 开放性颅脑损伤病人常伴有头皮裂伤、颅骨骨折、硬脑膜破裂、脑脊液漏等，可发生失血性休克、颅内感染，病人随时有生命危险。因此，应做好病人的急救护理，为后续治疗争夺宝贵时间。

对策：

1. 紧急救治。首先争分夺秒地抢救有心跳呼吸骤停、开放性气胸、大出血等情况的病人。无外出血表现而有休克症状者，应查明有无头部以外部位损伤，如合并内脏破裂等，及时补充血容量。

2. 保持呼吸道通畅。及时清除口、鼻腔分泌物。禁用吗啡止痛，以防抑制呼吸。

3. 伤口处理。有脑组织从伤口膨出时，外露的组织周围用消毒纱布卷护，再用纱布架空包扎，避免脑组织受压。对插入颅腔的致伤物不可贸然撼动或拔出，以免引起颅内大出血。遵医嘱使用抗生素和破伤风疫苗。

4. 观察病情。密切观察病情变化，及时发现和处理并发症。如病人意识障碍进行性加重，出现喷射性呕吐、瞳孔散大，应警惕脑疝的可能。

难点2 护理评估及观察

解析：开放性颅脑损伤发生较快，病情发展快，一旦处理不及时，易导致病人出现大出血，危及生命。因此，正确的病情评估，及时、有效的对策，可有效阻止病情恶化。

对策：

1. 严密观察病人的意识、瞳孔、生命体征、神经系统症状等，尤其是血压的变化。评估异物进入病人体内的深度。观察病人神经损伤的程度，切忌拔出异物，导致神经损伤或者大出血。

2. 观察出血部位及出血点、有无活动性出血、肢端循环及小便量。观察病人有无神志淡漠、面色苍白、四肢厥冷、脉搏细速、血压下降等休克症状，一旦发生应立即通知医生给予吸氧、保暖，建立静脉通道，做好抗休克处理。

3. 评估病人全身皮肤情况，判断有无其他部位的合并伤。

4. 观察肢体有无抽搐，警惕癫痫发生。

难点3 术前准备

解析：开放性颅脑损伤病人病情危急，入院后积极行术前准备，可以为抢救争取时间，预防及减少感染机会，为治疗提供条件。

对策：

1. 止血及补充血容量。创伤部位出血过多易造成失血性休克，应迅速控制出血。

2. 积极完善术前检查，如 CT、心电图、胸部 X 线检查等

3. 积极完善术前准备，如合血、备皮、药物过敏试验等。

4. 对有休克表现的病人，应快速补液、保暖。

（二）术后护理难点及对策

临床病例

病人，女，35 岁，因"车祸伤 5[+] 小时"，以"开放性颅脑损伤"急诊入院。病人来时神志清楚，呼吸规则，头部紧急用纱布包裹、止血，生命体征正常。CT 示：开放性颅脑损伤（图 8-1）、脑挫裂伤。急诊行"清创术"，术后安置皮下引流、导尿管。给予保持水电解质平衡、脱水降颅内压、止血、预防感染、保护神经等治疗措施。

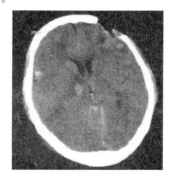

图 8-1 开放性颅脑损伤

难点1 颅内高压的观察及护理

解析：脑水肿为颅脑损伤术后常见的并发症。脑水肿的及时发现与处理是预防颅内高压及脑疝的一个重要措施。

对策：

1. 密切观察病人的意识、瞳孔、生命体征的变化。若有意识障碍加深、患侧瞳孔进行性散大、血压增高、脉压增大、呼吸深慢、脉搏缓慢有力等颅内高压症状，及时通知医生进行处理。

2. 观察有无颅内出血的征兆，必要时复查 CT。

3. 遵医嘱合理使用降颅内压药物及止血药物。

4. 抬高床头 30°，以利于静脉回流。

5. 控制高热，预防脑水肿。

难点 2　术后感染的预防及护理

解析： 火器伤后伤口多有异物，术后极易引起感染，加重病人病情。因此，预防感染尤为重要。

对策：

1. 手术部位感染。

（1）手术部位感染多发生在术后 3～5 天，应观察切口周围有无红、肿、热、痛及脓性分泌物。

（2）保持切口敷料清洁干燥，敷料有渗血渗液要及时更换。

（3）保持引流管通畅无菌，避免引流液倒流引起感染。

2. 颅内感染。

密切观察病人有无头痛、呕吐、发热、嗜睡、谵妄和抽搐、脑膜刺激征等。遵医嘱合理使用抗生素，发热者行物理降温，保持皮肤的完整性，动态监测体温。

难点 3　出院指导

解析： 开放性颅脑损伤病人因受到神经损伤，其康复需一定的时间。密切观察病人的病情、恢复神经功能锻炼、定期随访极为重要。因此，医护人员应该重视出院指导，为病人提供针对性指导，确保其定期随访。

对策：

1. 按医嘱继续服用预防癫痫、健脑、营养神经功能的药物。

2. 伤口护理。

（1）密切观察伤口愈合情况，如伤口有渗血渗液及脓性分泌物，应及时到医院就诊。

（2）避免抓挠伤口，可用 75％乙醇或络合碘消毒伤口周围，待伤口痊愈后方可洗头。

（3）颅骨缺损者注意保护骨窗局部，外出戴防护帽，尽量少去公共场所。

3. 进食高热量、高蛋白、富含纤维素及维生素的饮食，发热时多饮水，保持大便通畅。

4. 勿用力咳嗽、排便、打喷嚏等，以免增加颅内压；注意保暖，预防感冒，随时监测体温，防止感染。

5. 肢体有功能障碍的病人，应坚持行功能锻炼，进行辅助治疗（高压氧、针灸、理疗、按摩），预防跌倒。

6. 3～6个月门诊复查，如出现原有症状加重、头痛、呕吐、抽搐、不明原因发热，以及手术部位发红、积液、渗液等，应及时就诊。一般术后半年可行颅骨修补。

【知识拓展】

从天津爆炸谈颅脑爆炸火器伤的急救处置和治疗

2015年8月12日晚，天津港国际物流中心区域内瑞海公司所属危险品仓库发生爆炸，数公里外可见，一汽车仓储场千辆汽车被摧毁。

火器伤是战争中造成人员伤亡的主要原因。颅脑火器伤根据飞射物致伤部位和损伤程度可分为切线伤、非贯通伤、贯通伤三类。其中，贯通伤最为严重。应在严格清洁的基础上进行清创，由浅入深。清创时应考虑到缝合有无困难，必要时做好修复缺损的设计，以免影响伤口缝合而导致感染及脑脊液漏。颅骨清创的范围不宜过宽，但必须显露硬脑膜破损区，以便于硬脑膜的修补。对陷入静脉窦的骨折片，勿随意摘出，应做好输血等准备，防止突发出血。脑内创伤的清创应自出入口两端，自外向内顺弹道方向，在直视下清创。若创道穿通脑室，必须按脑室穿通伤的原则施行清创。

总之，颅脑火器伤的研究是一个多学科的课题，需要广泛的学科间协作。战伤外科专家Ogilvie曾指出："战伤外科的发展依赖三个方面：外科技术的进步、外科相关学科的进步和战争的变化。"因此，必须开展跨专业的协作攻关，优化组合，取长补短，形成协同作战的方式。

来源：顾建文. 从天津爆炸谈颅脑爆炸火器伤的急救处置和治疗［EB/OL］.［2020-08-17］.https：//www. sohu. com/a/27177079 _ 100663.

（王霞　陈茂君　刘闻捷）

第三篇
头皮和颅骨疾病的护理

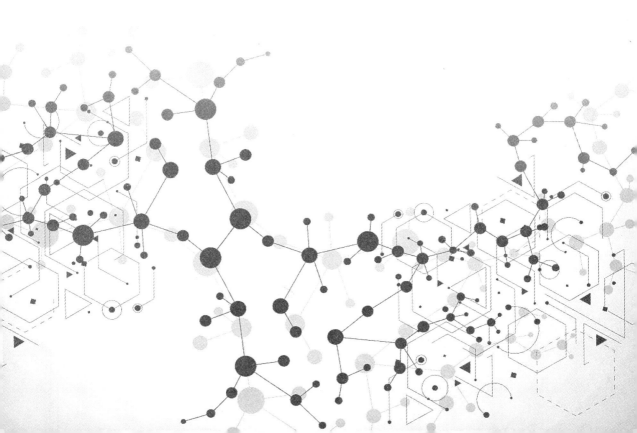

第九章　头皮肿瘤的护理

【概述】

　　头皮肿瘤可来源于表皮、真皮、皮下结缔组织、帽状腱膜、外骨膜各层组织。部分肿瘤为头皮所特有的，部分肿瘤与身体其他部位皮肤肿瘤相同。头皮部位有头发遮挡，肿瘤不易被发现，因皮肤暴露在外面，肿瘤应早发现、早诊断、早治疗，即使是恶性肿瘤，治愈率也较高。头皮肿瘤分为淋巴管瘤、头皮血管瘤、神经纤维瘤、基底细胞癌、鳞状上皮癌、黑色素瘤、肉瘤等。头皮肿瘤的临床表现（以头皮血管瘤为例）如下。

　　1. 毛细血管瘤：呈草莓样痣，多见于女婴，表现为形状及大小各异的红斑，呈草莓状，质软，颜色为鲜红色或酒红色，压之褪色。部分可在出生后 1 年以内自动消失。

　　2. 海绵状血管瘤：主要因皮下静脉异常增生而导致，常在出生时或出生后不久出现，少见于成人。海绵状血管瘤多位于头皮深部，呈球状隆起，形状及大小各异，颜色呈肤色或紫蓝色。肿瘤边界不清楚，触之柔软有弹性，头低位时较充盈，抬头即消失。

　　3. 蔓状血管瘤：常伴外伤史，多见于青壮年。肿瘤为局限性包块，由迂曲血管构成，呈条索状或蚯蚓状，属静脉血管，多位于肌肉内或皮下，也可侵犯颅骨，范围广。触之为连珠状迂曲粗大血管，有搏动。

　　头皮肿瘤的治疗方法均为手术切除。肿瘤切除后需要对头皮缺损进行修复。对恶性头皮肿瘤病人在身体条件允许的情况下，应进行广泛性根治术。

【护理难点及对策】

（一）术前护理难点及对策

难点 1　头皮肿瘤的特殊术前准备

　　解析：手术治疗头皮肿瘤是最常见的治疗方式。为了保证术后伤口的 I 期愈合，往往在术前会对不同类型的头皮肿瘤采取针对性的术前准备。

　　对策：

　　1. 对于头皮血管瘤病人，密切观察病变部位的颜色、大小、温度，有无感染、破溃；在术前 2~3 天每天用碘附消毒破溃处并用无菌纱布覆盖包扎；备皮时应动作轻柔，防止刮破患处。

　　2. 对于基底细胞癌病人，术晨当天对需要植皮或是皮瓣移植的病人根据所需皮片、皮瓣的大小、厚度及部位进行准备。

　　3. 对于鳞状上皮癌病人，术前应清洁消毒病变部位及周围皮肤，清除异味后行加压包扎，防止出血。

（二）术后护理难点及对策

临床病例

病人，男，52岁，因"发现头皮包块 3^+ 月"（图9-1），CT示"头皮包块"入院。在全麻下行"头皮包块切除术"，术后第1天，病人神志清楚，双瞳等大等圆，对光反射灵敏，皮瓣颜色、温度正常，术后留置血浆引流管引流出淡血性液体，留置导尿管引流出淡黄色清亮小便。

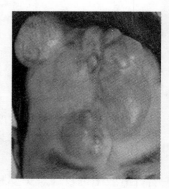

图9-1　头皮肿瘤

难点1　皮瓣的护理

解析：皮瓣的存活关系到手术的成败。术后易发生皮瓣血液循环不良，皮瓣坏死、感染等。因此，术后严密观察皮瓣的颜色、弹性、肿胀程度等情况显得尤为重要，应积极做好皮瓣的护理。

对策：

1. 保持伤口敷料清洁干燥，包扎松紧要适宜；对于植皮的病人，植皮区应制动。

2. 严密观察皮瓣的颜色、弹性、肿胀程度，判定皮瓣的血液循环情况，若发现皮瓣苍白、发绀等异常情况，应立即报告医生。

3. 将患处放置于高位，促进静脉回流；对局部进行保暖，使用红外线照射，防止皮瓣血管发生痉挛；遵医嘱使用改善循环的药物进行治疗。

4. 对于皮瓣发生血液循环障碍的病人，先行保守治疗，无效时再行手术治疗。保守治疗时注意保暖，遵医嘱使用抗凝和扩张血管的药物；保持伤口处于持续低负压引流状态，妥善固定皮瓣；对创面适当加压包扎，避免皮瓣移位和皮瓣下无效腔的出现。

难点2　体位与活动

解析：根据不同的手术方式采取适当的体位有助于达到手术预期效果。选择适当的体位可以减轻伤口肿胀，对促进伤口恢复有着重要意义。

对策：

1. 未皮瓣移植的病人：

（1）全麻清醒前，取健侧卧位，每2小时翻身1次。

（2）全麻清醒后，取半卧位，抬高床头，避免颈部屈曲，影响静脉回流。

（3）引流管拔出前，以半卧位为主，适当增加床上运动。

（4）引流管拔出后，可适当下床活动，注意循序渐进，逐渐增加活动的范围、时间和强度。

2. 皮瓣移植的病人：

（1）全麻清醒前，取健侧卧位，每2小时翻身1次。

（2）全麻清醒后，取平卧位休息，抬高床头，促进静脉回流，减轻肿胀。术区制动，防止皮瓣受压坏死。

（3）避免引起伤口出血，勿用力活动，保持大便通畅等。

难点3 血浆引流管的护理

解析： 根据病人情况安置血浆引流管，保证血浆引流管通畅，密切观察引流液的颜色、性状、量等，对评估切口渗血渗液、伤口愈合情况以及有无手术部位感染有重要意义。

对策：

1. 保持血浆引流管处于负压状态，确保血浆引流管通畅，勿折叠、扭曲、压迫管道。

2. 确保血浆引流管固定牢固；血浆引流管长度应适宜，确保病人头部有适当活动空间；告知病人及其家属血浆引流管的重要性，避免意外拔出血浆引流管；若血浆引流管被不慎拔出，应立即通知主管医生，切勿自行安装。

3. 观察与记录。

（1）观察引流液的颜色、性状、量。若引流量在短时间内增加，应立即通知医生进行处理。

（2）观察血浆引流管处伤口敷料情况。

（3）严密观察病人生命体征。

4. 对渗血不多的病人，24小时即可拔除血浆引流管，为避免增加感染的机会，一般在术后2～3天拔除。

难点4 疼痛的护理

解析： 术后病人疼痛会给躯体带来不适，同时对心理、精神方面也会产生不同程度的影响。术后疼痛护理可提高病人的舒适度，减少焦虑、烦躁等情绪，有利于病人早日下床活动，促进伤口愈合。

对策：

1. 密切观察和记录病人疼痛的部位、性质、程度，观察伤口包扎松紧是否适宜，遵医嘱使用镇痛药并评价效果。

2. 病人取坐位或半卧位，教会病人放松身体的方法，适当变换体位。

3. 随时关心病人，满足合理需求，让病人心情舒畅，可播放音乐转移病人注意力，提高疼痛阈。

【知识拓展】

应用游离皮瓣修复头皮恶性肿瘤

头皮肿瘤向深部浸润可能累及颅骨、硬脑膜甚至脑组织，手术彻底切除病变组织是首选治疗方案。病变组织切除后深部组织暴露，创面修复成为临床难题。显微外科技术的逐渐成熟，使整形外科医师在修复大面积深部组织暴露的缺损创面时有了有效的治疗手段。

股前外侧皮瓣是常见的大面积皮瓣供区，具有皮瓣面积大、主干血管口径较粗、穿支血管位置相对恒定、供区较隐蔽等特点。此外，股前外侧皮瓣还可携带阔筋膜一并移位。阔筋膜是修复硬脑膜的理想替代材料。因此我们将股前外侧皮瓣作为伴硬脑膜缺损的头皮缺损修复的优选方法。但股前外侧皮瓣血管蒂较短，如需与面血管进行吻合，必须桥接移植，增加了手术时间和风险。

背阔肌肌皮瓣面积大，切取的最大背阔肌肌皮瓣范围达 24cm×19cm，可修复巨大头皮缺损。胸背动静脉血管恒定、口径粗大、易于解剖、血管蒂长。如结扎前锯肌支和旋肩胛血管，一直解剖至肩胛下血管，能获得 10~12cm 长的血管蒂。当颞浅血管受到损伤不能提供足够血供时，用背阔肌肌皮瓣修复头皮缺损能使血管达到下颌缘与面血管吻合，无需血管桥接移植，降低了手术时间和风险。头皮恶性肿瘤常发生局部组织坏死、破溃感染，肌皮瓣血运丰富，具有更强的抗感染能力。背阔肌肌皮瓣的缺点是比较肥厚，常使头皮外观臃肿。

胸背动脉穿支皮瓣是解决这个问题的方法之一，采用胸背动脉穿支皮瓣，不携带背阔肌或仅携带少量肌袖，可减小皮瓣厚度。成人沿胸背动脉走行方向距腋下皱襞 8~10cm（幼儿 5~6cm）处有较恒定的穿支血管，通常据此设计胸背动脉穿支皮瓣。术前采用高频彩色多普勒能更准确地确定穿支点。如果携带多条血管穿支，可切取更大范围的皮瓣，但手术难度和手术时间均会增加。

来源：肖海涛，王怀胜，刘晓雪，等．应用游离皮瓣修复头皮恶性肿瘤术后缺损 18 例［J］．中国修复重建外科杂志，2016，30（1）：87-90.

（李莉　崔文耀　陈茂君）

第十章 颅骨肿瘤的护理

【概述】

颅骨肿瘤是一种较常见的肿瘤,好发于 20～30 岁青壮年额顶部,因许多颅骨肿瘤较小,又没有明显的症状,易被忽略,故临床很难有确切的发病率。颅骨肿瘤以良性肿瘤多见,生长在颅盖部,多数起源于外板,向外生长,亦可起源于板障与内板,而出现颅内压增高与脑的局灶症状。其他颅骨及颅底少见,有一部分生长在额窦和筛窦内,枕外隆凸亦可见,个别肿瘤与外伤有关。

颅骨肿瘤可分为三大类。①颅骨良性肿瘤:颅骨骨瘤、颅骨骨化性纤维瘤、颅骨软骨瘤、颅骨巨细胞瘤、板障内脑膜瘤等。②颅骨恶性肿瘤:颅骨多发性骨髓瘤、颅骨成骨细胞瘤、颅骨网织细胞肉瘤等。③颅骨类肿瘤性疾病:颅骨嗜酸性肉芽肿、黄脂瘤病、颅骨纤维异常增殖症、外伤性颅骨囊肿和畸形性骨炎等。

颅骨肿瘤常表现为局部隆起,与头皮无粘连、无压痛,病人常无明显症状,较大的肿瘤可引起颅内压增高和相应的局部受压等神经系统症状,或表现为局部肿块、头痛、局部疼痛、头晕和眼球突出。眶部骨瘤可有眼球突出、视力下降的表现。颅骨肿瘤治疗以手术治疗为主,对生长快、影响美容或有压迫症状的病人均应行手术治疗。对肿瘤已发生转移或不能耐受手术者禁用手术治疗。

【护理难点及对策】

(一) 术前护理难点及对策

难点 1 术前护理评估及健康教育

解析:颅骨肿瘤病人也有颅内高压等症状,术后常并发出血、感染等。术前及时、准确的护理评估,必要的、有针对性的术前健康教育,合理的护理方法对确保病人的安全性有重要意义。

对策:

1. 密切观察病人的生命体征,观察其神志、瞳孔及肢体活动情况,及时发现及处理颅内高压症状。

2. 协助病人完善术前相关检查:心电图、CT、颅骨 X 线平片、出凝血试验、血常规、尿常规、肝肾功能检查、输血全套、血型等。

3. 根据病人肿瘤的大小,预计术中出血较多者,则需提前备血。术前常规行抗生素皮试,术晨将抗生素遵医嘱带入术中。

4. 根据病人现状做相应健康教育：

（1）术前指导病人进食营养丰富、易消化的食物，对营养不良、贫血、脱水、低蛋白血症病人术前适当补液、输血，为病人创造良好的手术条件。

（2）指导病人术前 6 小时禁食，术前 2 小时禁饮。术前 6 小时之前可吃稀饭、馒头等淀粉类固体食物或饮用牛奶，为患者手术补充能量，术前 2 小时之前可饮用不超过 400mL 的含糖的清亮液体（不含茶、咖啡及酒精的饮料），如白开水、可乐、糖开水、不含渣的果汁或术前 2 小时碳水化合物营养制剂等，增加患者舒适度，减少术前口渴、饥饿烦躁、低血糖等不良反应。

（3）排便训练。术前指导病人床上使用大小便器，提前适应排便方式的改变，避免术后便秘及尿潴留。

（4）呼吸道准备。对吸烟病人劝其戒烟，以减少对呼吸道的刺激，有利于麻醉和手术。

（5）皮肤准备：术前 2 天，每天用洗发膏洗头后，用氯己定消毒手术部位，检查术区皮肤情况，在手术室用医用备皮器推除手术区域周围（备皮范围：长度，手术切口长度前后 1cm；宽度，缝针点外 1cm）毛发，减少术前皮肤定植细菌数量，预防手术部位感染。

（二）术后护理难点及对策

临床病例

病人，女，6 岁，因"发现头皮包块 1$^+$ 月"，CT 示"颅骨肿瘤"（图 10-1）入院。在全麻下行"颅骨肿瘤切除术"，术后病人神志清楚，双瞳等大，伤口敷料干燥固定，保留导尿管通畅，引流出黄色小便。

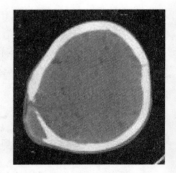

图 10-1　颅骨肿瘤

难点 1　全麻术后病情观察及处理

解析： 为减轻病人痛苦，较大颅骨肿瘤手术需在全麻下进行。全麻手术易并发呼吸道梗阻、心律失常、再出血、血肿形成，亦可造成意识障碍等。因此，医务人员应做好全麻病人的术后观察及护理，预防不良反应的发生。

对策：

1. 术后 48 小时内应密切关注病人的意识变化，若发现意识障碍加重，一侧瞳孔进行性散大，对光反射迟钝或消失等情况，应立即与医生取得联系及早处理。

2. 持续心电监护，密切观察生命体征的变化情况。

3. 瞳孔的变化是判断有无颅内血肿的主要体征，在护理中应注意观察瞳孔是否等大等圆，对光反射是否灵敏及眼球活动等。

4. 保持呼吸道通畅，持续给予低流量吸氧。

难点 2　体位护理

解析： 颅骨肿瘤手术病人术后易并发出血及水肿。适当的体位有助于维持颅内压在正常范围，确保足够的脑灌注量，保证脑组织有足够的血液供应。

对策：

1. 全麻未清醒病人可取平卧位，注意清理呼吸道，防止误吸或窒息。

2. 病人清醒后，为降低颅内压，应将头部抬高 15°～30°，取斜坡卧位。

3. 肿瘤较大者术后 24～48 小时，应取健侧卧位。

难点 3　伤口的观察及护理

解析：颅骨肿瘤切除术尤其是肿瘤较大的病人，术后如伤口愈合不佳，不但增加病人的痛苦，更会并发感染、出血等。密切观察伤口情况，做好伤口护理是减轻病人痛苦、改善病人预后的有效方法。

对策：

1. 保持切口周围清洁干燥，若有渗血渗液应立即更换敷料。

2. 每天定时检测病人体温，一旦出现发热立即通知医生。

3. 观察伤口周围情况，有无红肿，局部有无脓性分泌物，一旦证实伤口有细菌感染，立即根据药敏试验选择合适的抗生素。若伤口感染持续无改善，则需再次手术治疗。

4. 询问病人有无头痛加剧等情况。

5. 观察伤口有无渗血，若伤口持续有新鲜血液渗出，则需用止血药。

难点 4　引流管护理

解析：根据病人术中引流管安置情况，保证各引流管通畅，密切观察引流液的颜色、性状、量等，对预防病人术后感染、促进伤口愈合能起到积极作用。

对策：

1. 维持引流装置的无菌状态，防止污染，引流管皮肤出口处必须按无菌技术换药，定时更换引流袋。

2. 保持引流管通畅，定时挤捏各类引流管道，确保引流管通畅；勿折叠、扭曲、压迫管道，必要时采用负压引流。

3. 妥善固定引流管，确保引流管固定牢固；引流管长度应适宜，告知病人及家属引流管的重要性，避免意外拔出引流管；若引流管被不慎拔出，应立即通知主管医生，切勿自行安装。

4. 医务人员必须熟知各类引流管的作用及通向，避免接错；严格掌握各类引流管的拔管指征、拔管时间及拔管方法。

5. 观察与记录。

（1）观察引流液的颜色、性状、量，若持续引流出鲜红色血液则需使用止血药，必要时再次手术治疗。

（2）观察引流管处伤口敷料情况，伤口周围有无红、肿、热、痛。

（3）严密观察病人生命体征。

难点 5　疼痛护理

解析：由于手术创面较大，疼痛明显，病人往往出现心跳加快、血压升高、疼痛，使病人出现焦虑、抑郁等心理，不利于病人进行康复训练。帮助病人缓解疼痛不但能减轻病人的痛苦，而且能促进病人尽快康复。

对策：

1. 解除疼痛刺激。评估病人疼痛的原因，若为感染引起的疼痛，应积极进行抗感染治疗，若为出血引起的疼痛，应进行止血治疗，并避免刺激性因素，保持环境安静、舒适。

2. 解释疼痛的原因、机制，介绍减轻疼痛的措施，如深呼吸、放松疗法等，有助于减轻病人的焦虑、恐惧心理，从而缓解疼痛。

3. 遵医嘱给予止痛药，并注意观察用药后的疗效。

4. 应用冷、热疗法可以减轻疼痛，如采用热水袋、局部冷敷等方法可以达到止痛效果。

【知识拓展】

3D 打印在颅骨骨纤维结构不良中的应用

针对临床实践中颅骨骨纤维结构不良手术术后出现植入物和缺损区域不匹配、容易出现外露现象等缺点，有学者利用先进的 3D 打印技术提供了一种崭新的途径。通过双源 CT 扫描、数据获取、医学图像处理、个体化修复体设计、医用钛合金精密铸造序列程序化的技术路线，有机结合，构成一套完整的设计及制造系统。运用该技术方法，术前根据骨纤维不良情况进行缺损区域预制个体化修复体设计与制造，并在术中应用。与传统方法比较，其具有简化手术操作、缩短手术时间、降低手术风险和并发症发生率、使手术效果具有预见性等优点，病人术后效果满意，值得在临床推广应用。

来源：纪玉桂，李天栋，刘一兵. 3D 打印在颅骨骨纤维结构不良中的应用［J］. 海南医学，2014，25（19）：2913－2914.

（李莉　崔文耀　陈茂君）

第十一章　颅骨缺损的护理

【概述】

颅骨缺损是开放性颅脑损伤或颅脑外伤、颅脑手术去骨瓣减压术后的常见并发症。脑组织因失去正常的颅骨保护作用，影响美观和安全。因此，颅骨缺损的病人常需行颅骨成形术，又称颅骨修补术。颅骨缺损病人的手术方式主要包括钛网颅骨修补术、骨水泥颅骨修补术、自体骨颅骨修补术等。

颅骨缺损病人缺损部在高位时，头皮向颅内陷入；缺损部在低位时，头皮甚至合并部分脑组织，脑室向外膨出。病人感觉局部胀痛，缺损边缘疼痛。当颅骨缺损大于3cm时常有以下症状：

1. 头晕、头痛、局部触痛、易激动、焦躁不安等。

2. 病人对缺损区的搏动、膨隆、塌陷存在恐惧心理，怕晒太阳、震动甚至怕吵闹，往往有自制力差、注意力不易集中和记忆力下降的表现。

3. 因大片颅骨缺损造成病人头颅严重畸形，直接影响颅内压生理性平衡，出现直立时塌陷、平卧时膨隆，早上凹陷、晚上凸出。

4. 由于大气压直接通过缺损区作用在脑组织上，久而久之则势必导致局部脑萎缩，加重脑废损症状，同时，患侧脑室也逐渐向缺损区扩张、膨出和变形。

5. 小儿颅骨缺损可随着脑组织的发育而变大，缺损边缘向外翻，凸出的脑组织也逐渐呈进行性萎缩及囊变。

【护理难点及对策】

（一）术前护理难点及对策

难点1　术前护理评估及健康教育

解析： 由于颅骨缺损导致病人骨窗膨隆或塌陷，术前应做好病人的健康教育，进行及时、准确的护理评估，采取有针对性的合理的护理方法避免缺损部位再次受伤，保证修补手术顺利进行。

对策：

1. 评估病人有无头晕、头痛以及其他神经系统症状。

2. 颅骨缺损形成的凹陷和手术后的瘢痕易积存污垢，备皮前应让病人做吹气动作或让病人将颅骨凹陷处朝下，尽量使凹陷的皮肤隆起。术前2天，每天用洗发膏洗头后，用氯己定消毒手术部位，检查术区皮肤情况，在手术室用医用备皮器推除手术区域周围（备皮范围：长度，手术切口长度前后 1cm；宽度，缝针点外 1cm）毛发，同时防止刮破头皮及压迫脑组织。

3. 根据病人现状做相应的健康教育。

（1）排便训练：术前指导病人在床上使用大小便器，提前适应排便方式的改变，避免术后便秘及尿潴留。

（2）呼吸道准备：对吸烟病人劝其戒烟，以减少对呼吸道的刺激，有利于麻醉和手术。

（3）安全宣教：对骨窗部位的膨隆或塌陷，应指导病人带上松紧适度的帽子保护脑组织，勿冲撞、碰撞缺损部位，避免缺损的部位再次受伤。

（4）术前体位及活动：宜采取健侧卧位，防止脑组织受压。平时避免劳累，活动时强度不宜过大，速度宜慢，以避免脑组织移位。

难点 2　术前观察要点及护理

解析： 颅骨缺损病人术前易并发颅内压增高等，给病人造成极大的危险。做好术前观察及护理对降低治疗风险有重要作用。

对策：

1. 密切观察颅骨缺损区情况，注意脑组织膨出时的大小、硬度等，如出现观察区张力增加，病人瞳孔、意识变化，应立即报告医生给予紧急处理。

2. 密切观察病人有无头痛、呕吐等颅内压增高的表现，必要时给予脱水剂治疗。

（二）术后护理难点及对策

临床病例

病人，男，45 岁，"5$^+$月前因外伤致颅脑损伤"，行"双侧开颅血肿清除去骨瓣减压术"，现神志清楚，生命体征平稳，门诊以"双侧颅骨缺损（图 11-1），颅脑外伤术后"入院，行"颅骨缺损修补术"。术后第 1 天，病人神志清楚，伤口敷料干燥无渗出，皮下留置密闭式负压引流瓶引流出淡血性液体，留置导尿管引流出淡黄色清亮小便。

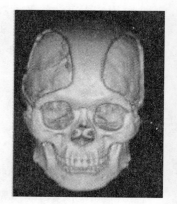

图 11-1　颅骨缺损

难点 1　伤口的观察及护理

解析： 由于颅骨修补术伤口为二次手术伤口，所使用修补材料多为异物，局部血液供应差，伤口一旦感染很难愈合。术后及时的伤口观察、有效的换药和护理能极大地减轻病人的痛苦和经济负担。

对策：

1. 保持伤口敷料清洁干燥，观察伤口周围有无红、肿、热、痛，预防伤口感染。

2. 注意观察敷料有无松动，有无渗出，防止植片与硬脑膜间存在腔隙发生积液。

3. 观察伤口有无渗血，有无压痛及植片有无浮动，注意有无植片排异反应。

难点2 引流管护理

解析： 根据病人术中情况安置引流管，保证引流管通畅，密切观察引流液的颜色、性状、量等，做好引流管护理对评估颅内出血、切口渗血渗液、伤口愈合情况等有重要意义。

对策：

1. 妥善固定引流管。根据引流管的种类和安置目的调整放置高度；颅内引流管与外接引流瓶（袋）接头应连接牢固；翻身及各项护理操作时避免牵拉引流管；告知病人及家属引流管的重要性，切勿自行拔出，对躁动病人在征得家属同意后适当约束；若引流管不慎脱出，立即通知主管医生处理。

2. 保持引流管通畅。告知病人勿折叠、扭曲和压迫引流管，避免引流管堵塞。

3. 定时更换引流装置，在操作过程中注意避免引流液回流。

4. 观察和记录。

（1）观察引流液的颜色、性状、量。正常情况下手术后1～2天引流液为淡血性，若引流出大量新鲜血液或术后血性液逐渐加深，常提示有出血。引流量过少应考虑引流管阻塞的可能，可采用旋转引流管方向、适当降低引流管高度等方法。

（2）观察引流管处伤口敷料情况，伤口周围有无红、肿、热、痛。

（3）严密观察病人生命体征。

5. 根据引流量、引流液的颜色、颅内压、引流目的等综合考虑拔管时间。

难点3 体位与活动

解析： 术后病人常伴有皮下积液、颅内压增高。适当的体位有助于维持颅内压在正常范围，确保足够的脑灌注量，有利于病人术后恢复。长期卧床易增加肺部感染等的风险，应在医生指导下尽早进行康复锻炼。

对策：

1. 全麻未清醒的病人取平卧位，保持呼吸道通畅，防止误吸或窒息。

2. 病人清醒后，应将头部抬高15°～30°，以利于颅内静脉回流，减轻脑水肿，降低颅内压。

3. 病人病情稳定后，应在医生指导下进行早期康复训练，指导其合理进行肢体功能锻炼，根据病人情况鼓励其完成力所能及的事，体现自身价值。

难点4 术后并发症的预防及护理

解析： 颅骨修补术后病人常并发颅内压增高、皮下积液、感染、癫痫等症，可引起一系列的生理紊乱及病理改变，甚至发生脑疝，最终导致病人死亡。密切观察，及时预防和处理病人术后并发症可改善病人预后，挽救病人生命。

对策：

1. 皮下积液的预防及护理。

（1）观察伤口有无红肿，头皮有无波动感，发现异常立即处理。

（2）嘱病人勿抓摸头部，保持敷料清洁干燥，若发现敷料松动、渗出应及时更换，并注意无菌操作，防止伤口感染。

（3）少量积液应加压包扎，量多则应行积液抽吸。

2. 头皮感染的预防及护理。

（1）密切观察感染征象，局部有无红、肿、热、痛，耳前、耳后或枕下淋巴结有无肿大及压痛。发现异常立即遵医嘱合理使用抗生素。

（2）严格无菌操作，若怀疑颅内感染早期需行脑脊液检查，避免严重的并发症。

（3）必要时手术取出植入骨瓣。

3. 癫痫的预防及护理。

（1）术后常规给予吸氧，床旁备吸痰装置，以防发生窒息，保持呼吸道通畅。

（2）注意保暖，预防感冒，指导病人放松心情，保证充足的睡眠。

（3）若突然出现肢体抽动、意识丧失等，立即予以紧急处理。癫痫持续大发作时注意保持病人呼吸道通畅，遵医嘱静脉注射地西泮，并做好心理指导，缓解病人紧张情绪。

4. 颅内高压的预防及护理。

（1）密切观察病人的瞳孔、意识，是否有头痛及呕吐、血压升高。

（2）出现呕吐时注意观察呕吐物的性质、颜色及量。病人呕吐时头偏向一侧，防止呕吐物堵塞呼吸道引起窒息。

（3）病人头痛时应观察头痛的性质、部位，慎用止痛药，出现脑疝表现立即给予脱水药物。

（4）必要时行头部 CT 检查，根据血肿量决定保守治疗或清除血肿。

难点 5　出院指导

解析：颅骨修补术后病人并发症多，少数病人会出现排异反应，伤口愈合困难。因此，医护人员应重视对病人的出院指导，确保病人定期随访，以期疾病的发展及转归走向理想状态。

对策：

1. 告知病人及家属随访的重要性及必要性，指导病人定期门诊复查，术后注意观察植入后颅骨瓣有无异常及其生长情况，如有异物反应等特殊情况随时复诊。

2. 告知病人拆线后 3 周内不能洗头，避免抓破修补部位皮肤发生感染。

3. 注意手术部位的保护，外出时可戴帽子保护伤口，避免碰撞头部以防骨瓣错位。

4. 避免用脑过度，指导其规律生活，进食高蛋白、粗纤维饮食，以促进伤口愈合。对合并肢体功能障碍的病人教会其功能锻炼的方法，使其出院后继续坚持锻炼。

5. 采用钛网颅骨修补术的病人，告知其不应在高温环境下长期工作，夏天外出应戴遮阳帽，头部不可长时间曝晒。

6. 合并癫痫的病人，嘱其出院后继续遵医嘱服用抗癫痫药物，切不可突然停药，以免诱发癫痫发作。

【知识拓展】

个体化三维塑形钛网修补颅骨缺损

钛合金金属板自 1961 年开始使用至今，是目前应用最为广泛的合金材料。但是普通钛网是标准化生产线下的产品，而颅骨缺损病人的缺损部位及大小是不一样的，只能在手术中根据颅骨缺损的大小及部位，通过特殊剪刀反复比对、裁剪、塑形，增加了手术医师的劳动强度及手术时间，而且塑形的标准难以把握。

随着科技的发展，特别是数字技术在医疗卫生领域中的广泛应用，目前可以利用计算机三维塑形技术，通过多排 CT 进行薄层扫描取得缺损颅骨的三维模型数据，厂家根据数据进行颅骨三维重建，制作颅骨缺损的原始模型，根据模型缺损的面积，由专业数字机床剪裁制作出钛网，然后术中直接将塑形好的钛网根据解剖位置使用钛钉固定于缺损部位，减少手术时间，从而降低了手术风险，减少了感染机会。个体化三维塑形钛网修补颅骨缺损具有手术时间短、植入钛钉数量少、恢复快、塑形效果好、并发症少等优点，明显优于普通钛网。

来源：陈峥，肖高华，季清皎，等. 个体化三维塑形钛网与普通钛网修补颅骨缺损疗效对比[J]. 长江大学学报，2014，11（33）：1-4.

（李莉　崔文耀　陈茂君）

第四篇
颅内肿瘤的护理

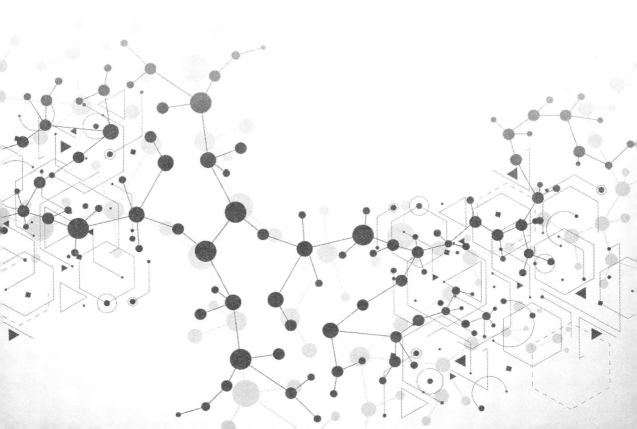

第十二章　幕上肿瘤的护理

幕上肿瘤是指发生于小脑幕以上部位的肿瘤，其发病率约为幕下肿瘤的 2 倍，多见于成年人。肿瘤病理以胶质瘤、脑膜瘤、颅咽管瘤等多见。

第一节　脑叶肿瘤的护理

【概述】

大脑由左、右大脑半球组成，其间由胼胝体相连，主要包括大脑皮质、大脑髓质和基底核三个部分。大脑皮质是被覆在端脑表面的灰质，主要由神经元的胞体构成；皮质的深部由神经纤维形成的髓质或白质构成；髓质中又有灰质团块即基底核，纹状体是其中的主要部分。大脑皮质是神经系统发育最完善的部分，其表面分别被外侧沟、中央沟、顶枕沟分为额叶、颞叶、顶叶、枕叶和岛叶。脑叶肿瘤中以胶质瘤多见，其次为脑膜瘤、转移瘤。脑叶肿瘤的发病原因目前尚不完全清楚，可能与遗传因素、物理因素和化学因素以及生物因素等有关。

额叶肿瘤是颅内常见肿瘤，其发生率居幕上各部位肿瘤之首，约占颅内肿瘤总数的1/5。额叶肿瘤生长缓慢，早期症状多不明显，随着肿瘤长大，除有头痛、呕吐、视盘水肿等颅内压增高的症状外，其主要表现有精神症状（欣快、记忆障碍和性格改变）、无先兆的癫痫大发作、锥体束损害症状、运动性失语、额叶性共济失调（动作笨拙或不协调）、强握反射和摸索运动、嗅觉障碍、视力障碍、尿失禁等。癫痫发作常是其首发症状，其精神症状的发生率居脑叶肿瘤之首，与其他部位肿瘤所致的精神症状相比，表现更为突出且较早。

颞叶肿瘤的发生率在脑叶肿瘤中居第二位，仅次于额叶肿瘤的发生率，以成年人多见，性别差异不明显。颞叶肿瘤早期多无明显的临床症状，随着病程的进展逐渐出现视野改变、命名性失语、癫痫大发作、精神症状、锥体束受损症状、共济失调、中脑及基底节受压症状等。命名性失语是诊断颞叶肿瘤十分可靠的症状之一。与额叶癫痫不同，颞叶癫痫发作的特点是先兆多样（如幻嗅、幻视、恐惧等）、症状复杂，可有神志恍惚、言语错乱、精神运动型兴奋、定向力障碍、幻觉、错觉、记忆力缺损等。

顶叶肿瘤发生率较额叶肿瘤、颞叶肿瘤低。顶叶功能甚为复杂，主要是分析、综合各种感觉信息，从而分辨和确定刺激性质和部位。大多数顶叶肿瘤病人都可出现明确的症状和体征，其主要临床表现有对侧半身的感觉障碍、局限性癫痫发作、失读症、对侧同向偏盲、失用症、失语症、失写症、失算症、手指失认症等。

枕叶较小，单纯发生在枕叶的肿瘤亦较少，常同时累及顶叶和颞叶后部。从生理功能上讲，枕叶是最高级的视觉分析器，即所谓的"视觉中枢"，因此枕叶肿瘤的主要临床表现为视觉方面的障碍，视觉障碍发作是其常见的症状。根据肿瘤生长的部位和浸润程度，病人在早期多仅有病变对侧视野的缺损、弱视或色觉丧失。当肿瘤侵犯损害枕叶距状裂时，出现对侧 1/4 象限性偏盲；肿瘤较大时可致病变对侧同向性偏盲。毁坏性病变时出现中枢性偏盲（黄斑回避）、皮质盲、视觉失认等。刺激性病变时出现视觉发作，有时为癫痫发作的先兆。部分枕叶肿瘤常在病变对侧视野出现幻视，其特点多为不成形幻视，如闪光、亮点、圆圈、线条、颜色等，常在病变对侧视野中出现，并出现浮动现象。左侧枕叶（优势半球）肿瘤病人还可出现失认症、视物变形等。

脑叶肿瘤的治疗以外科手术治疗为主，辅以放射治疗、化学药物治疗、免疫治疗等。

【护理难点及对策】

（一）术前护理难点及对策

难点1　安全护理

解析：脑叶肿瘤病人常伴发精神症状、癫痫发作、视野缺损、幻视、偏瘫、感觉障碍。做好病人的安全护理对确保其顺利接受手术有重要意义。

对策：

1. 对病人行生活自理能力、压力性损伤、跌倒/坠床危险因素评估，特别是有精神症状、癫痫发作、视野缺损、幻视、偏瘫、感觉障碍等表现的病人。

2. 对评估结果为高危的病人，应对病人及家属行健康宣教并签字，采取预防压力性损伤、跌倒/坠床等的护理措施。

3. 对有视力视野障碍、感觉障碍、运动障碍者，预防跌倒。

（1）病房布局合理，物品摆放整齐。

（2）病房地面应清洁干燥，防止病人滑倒及摔伤。

（3）予以床挡保护，防止病人坠床。

（4）外出活动或检查应有专人陪伴。

（5）避免半开房门，防止视野缺损病人撞到房门。

难点2　精神症状的护理评估及干预

解析：脑叶肿瘤病人常伴发精神症状，尤其是额叶肿瘤病人，其精神症状的发生率居脑叶肿瘤之首，且症状较突出，尤其两侧额叶受损时精神智力障碍尤为明显。由于家属对此病缺乏足够的认识，不能给予病人正确的引导，因此，做好与病人及家属的沟通工作，确保病人以最佳身心状态接受手术具有重要意义。

对策：

1. 密切观察病人的精神、情绪变化、饮食和睡眠情况、意识和思维状况，及时了解病人的心理和病情变化，确保病人安全。

2. 对于偏执和幻觉型病人，应尊重病人，耐心倾听病人的诉说，取得病人信任，给予恰当的解释和诱导，做好病人家属的健康教育。

3. 病人出现谵妄、躁狂的应对措施如下。

（1）护士应冷静、沉着，巧妙与病人周旋，既保护病人的安全，又要尽量避免受到伤害。

（2）保持病房安静，治疗护理集中，操作轻柔、娴熟，避免激惹病人。

（3）症状严重时，遵医嘱应用抗精神病药物，同时观察药物反应。

（4）合理使用约束带约束肢体，注意松紧适度。

4. 当病人出现攻击行为的前驱症状时，如言语挑衅、双拳紧握、急躁不安等，不要激惹病人，保持安全距离，移开周围的危险物品，并准备足够的人力控制病人，保证病人和他人的安全。

5. 密切观察病人，留陪护一人，防止其走失、自伤或伤及他人。

难点3　癫痫的观察及护理

解析： 癫痫发作为脑叶肿瘤病人的常见症状。做好癫痫的预防及护理，对确保病人的安全有重要意义。

对策：

1. 癫痫的观察。

（1）应密切观察病人有无癫痫发作的先兆。颞叶肿瘤病人常有嗅觉先兆，如病人突然闻到一种让人极不舒服的怪味或恶臭等；枕叶肿瘤病人的视觉障碍有时为癫痫发作的先兆。一旦病人有癫痫的先兆表现，应立即通知医生进行处理，预防癫痫的发生。

（2）对于额叶肿瘤病人等的无先兆癫痫大发作，一旦癫痫发作，应立即通知医生并进行抢救处理，确保病人安全。

2. 癫痫发作的护理。

（1）密切观察病人，当抽搐发作时，应立即通知医生并派专人守护，预防口腔分泌物误吸，迅速解开衣扣，勿硬塞物体于上下齿之间，以防口腔受伤，勿强力按压强直肢体以防受伤，并予以床挡保护，防止病人坠床。

（2）保持呼吸道通畅，如有呕吐物需及时清除；加大吸氧流量，遵医嘱静脉缓慢推注安定，注意观察病人的呼吸情况。

（3）肢体抽搐时要保护大关节，以防脱臼和骨折，切不可强行按压肢体。

（4）动作要轻柔，保持安静，避免声音、强光对病人的刺激。

（5）密切观察抽搐发作时的情况，并详细记录全过程，特别注意意识、瞳孔的变化以及抽搐部位和持续时间、间隔时间等。

（6）对于口服镇静药、抗癫痫药者，应指导、督促其服药并告知其注意事项。

（二）术后护理难点及对策

临床病例

病人，女，63 岁，因"头昏 4 月，加重伴视物模糊 1 月"，头颅 MRI 示"右颞叶占位"（图 12—1）入院。在全麻下行"右侧颞叶占位切除术"，术后第 1 天，病人神志清醒，精神差，左瞳 2mm，对光反射迟钝，右瞳 2mm，对光反射迟钝，四肢活动自如，视物模糊。伤口敷料干燥无渗血，创腔引流瓶引流出淡血性引流液，留置导尿管引流出淡黄色清亮小便。遵医嘱予以生理盐水 50mL＋德巴金 400mg 以 5mL/h 静脉泵入，暂未见癫痫发作。

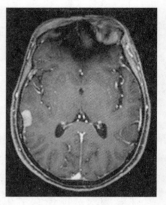

图 12—1　颞叶肿瘤

难点 1　体位与活动

解析： 术后病人因脑组织水肿，常伴有颅内压增高，适当的体位有助于维持颅内压在正常范围，确保足够的脑灌注量，保证脑组织有足够的血液供应。长期卧床易增加压疮、肺部感染等的风险，应逐步指导病人康复锻炼。

对策：

1. 全麻清醒前，病人取平卧位，同时注意避免切口受压。

2. 全麻清醒后手术当天，床头抬高 15°～30°。

3. 体积较大的肿瘤切除后，因瘤腔留有较大空隙，24～48 小时内手术区应保持在高位，防止突然翻动时脑和脑干移位，引起大脑上静脉的断裂出血。

4. 术后第 1～3 天，病人以半卧位为主，适当增加床上运动。

5. 手术 3 天后，病人以半卧位为主，可在搀扶下适当屋内活动。

难点 2　术后病人的病情观察要点

解析： 由于脑叶各部位功能不同，其术后临床表现及病情观察要点有所差异。掌握脑叶不同部位肿瘤病人术后病情观察要点，对了解病人病情变化、提供针对性护理有重要作用。

对策：

1. 严密监测病人的意识、瞳孔、生命体征以及对侧肢体活动，如病人出现头痛加剧、呕吐频繁、一侧瞳孔散大、对光反射迟钝或消失，意识由清醒转躁动或嗜睡，甚至进入昏迷状态，一侧肢体瘫痪等，提示颅内压增高危险征兆，应立即报告医生处理。

2. 不同脑叶肿瘤的观察要点如下。

（1）额叶肿瘤病人术后观察要点：观察运动、语言、精神、情感、人格、智力障碍、癫痫等，尤其应观察有无欣快、记忆障碍和性格改变等精神症状，以及有无先兆的癫痫大发作等发生。

（2）颞叶肿瘤病人术后观察要点：观察运动、语言、幻觉、嗅觉及感觉障碍、癫痫、视野缺损等，尤其应注意是否有嗅觉先兆等，如突然闻到一种让人极不舒服的怪味或恶臭，可能为癫痫发作的先兆。

（3）顶叶肿瘤病人术后观察要点：观察感觉、癫痫、失读、对侧同向偏盲等。

（4）枕叶肿瘤病人术后观察要点：观察视觉等。

难点3　引流管护理

解析： 根据病人术中情况安置引流管，保证引流管通畅，密切观察引流液的颜色、性状、量等对评估颅内出血、切口渗血渗液、伤口愈合情况以及有无手术部位感染有重要意义。

对策：

1. 早期皮下引流或创腔引流高度应与头部一致。48小时后根据引流液性质决定高度。若量多、色浅，应适当抬高引流瓶；若引流物呈血性、色深，引流瓶应低于创腔。告知家属切勿擅自调节。

2. 确保引流管通畅，勿折叠、扭曲、压迫管道。

3. 妥善固定引流管，确保引流管固定牢固，引流管长度应适宜，确保病人头部有适当活动空间；告知病人及家属引流管的重要性，避免意外拔出引流管；若引流管不慎被拔出，应立即通知主管医生，切勿自行安置。

4. 观察与记录。

（1）观察引流液的颜色、性状、量。手术当天引流液呈暗红色，以后逐渐变浅、变清。若24小时后仍有鲜血流出，应通知医生给予止血措施，必要时再次手术止血。

（2）观察引流管处伤口敷料情况。

（3）严密观察病人生命体征及颅内压。

难点4　颅内出血的预防及护理

解析： 颅内出血是脑叶肿瘤外科手术治疗之后较为常见的一种并发症，具有极高的致残率、致死率。因此，颅内出血的预防和护理与病人的预后密切相关。

对策：

1. 严密观察病人是否有剧烈头痛、喷射性呕吐、意识障碍逐渐加深、一侧瞳孔逐渐散大、对侧肢体瘫痪进行性加重等颅内压增高的表现。

2. 密切观察是否有引流液颜色呈鲜红色、量多等表现。

3. 密切监测颅内压，如病人出现躁动，积极查找躁动原因，排除颅外因素和颅内血肿、颅内压增高引起的躁动，才能给予镇静治疗。

4. 既往无高血压史的病人，若突然出现血压升高，脉搏、呼吸减慢等症状，切忌盲目使用降压药，应待复查CT排除颅内出血，再遵医嘱对症给药。

难点5　健康教育

解析： 脑叶肿瘤术后病人由于手术创伤大，并发症较多，其精神状况及肢体活动能力尚未完全恢复。医护人员应根据病人具体情况提出针对性的健康宣教，使病人早日回归正常生活与工作。

对策：

1. 疾病预防。

（1）休息与活动：适当休息，坚持锻炼（如散步、太极拳等），劳逸结合。

（2）心理指导：鼓励病人保持积极、乐观的心态，积极自理个人生活。

（3）合理饮食：多摄入高热量、高蛋白、富含纤维素和维生素、低脂肪、低胆固醇饮食，少食动物脂肪、腌制品，限制烟酒、浓茶、咖啡、辛辣等刺激性食物。

2. 康复：神经功能缺损或肢体活动障碍者，进行辅助治疗（高压氧、针灸、理疗、按摩等），加强肢体功能锻炼与看护，避免意外伤害。

3. 疾病知识。

（1）用药指导：遵医嘱按时按量服药，不可突然停药、改药及增减药量，尤其是抗癫痫、抗感染、脱水剂、激素治疗，以免加重病情。

（2）及时就诊：原有症状加重，如头痛、头晕、恶心、呕吐、抽搐、不明原因持续高热、肢体乏力、麻木、视力下降等，应及时就医。

（3）按时复诊：术后 3~6 个月门诊复查 CT 或 MRI。

【知识拓展】

神经胶质瘤对认知功能的影响

不同部位的神经胶质瘤对认知功能有不同的影响，局部症状和体征反映肿瘤对特定结构的影响，如额叶神经胶质瘤主要表现为记忆力、注意力、理解力的减退，颞叶神经胶质瘤常导致智力下降和记忆障碍，语言区神经胶质瘤则出现失语症等认知功能障碍。

大量研究表明：位于额叶、额颞叶、颞叶的认知功能损害都较重，并且肿瘤越大，认知功能损害越大。低级别神经胶质瘤生长缓慢，由于大脑的代偿和功能重建机制，病人仅表现为与病变部位有关的、较轻的认知功能障碍。而高级别神经胶质瘤进展迅速，肿瘤呈侵袭性生长，早期即可出现整体的认知水平下降，在执行功能和场景记忆上的受损范围比低级别神经胶质瘤更广。另外，神经胶质瘤可能引起神经递质的改变和慢性神经纤维的退变，导致远隔皮质功能区的神经功能联系中断，进而影响认知功能。

以上说明，神经胶质瘤的具体位置、肿瘤体积、是否侵袭性生长对认知功能有不同的影响。

来源：杨坤，刘永，胡新华，等. 脑胶质瘤病人认知功能障碍的研究 [J]. 临床神经病学杂志，2014，27（6）：416-418.

（刘闻捷　李莉　陈茂君）

第二节　丘脑肿瘤的护理

【概述】

丘脑为脑深部神经核团,位于脑深部近中线部位,周围毗邻内囊、下丘脑、基底核等重要结构。丘脑肿瘤约占颅内肿瘤的 1%,以中青年病人为主,男性略多于女性。其病因尚未完全清楚,可能与遗传因素、电离辐射与非电离辐射、职业暴露、饮食、不良生活习惯(吸烟及饮酒等)、脑外伤史、病毒感染史等有关。

丘脑是除嗅觉以外全身各种感觉传至相应大脑皮质的中继站,也是一个复杂的感觉器官,与许多感觉经验相关的情绪感觉有关。丘脑肿瘤一般隐匿性起病,首发症状为头痛,以后逐渐出现颅内压增高症状及局灶症状。局灶症状有丘脑综合征、丘脑性三偏症状(偏瘫、同向性偏盲、偏身感觉障碍)、精神症状、共济失调、不自主运动、内分泌症状等。

丘脑肿瘤的治疗以外科手术治疗为主,辅以放射治疗、化学药物治疗。

【护理难点及对策】

(一)术前护理难点及对策

难点 1　颅内压增高的观察及护理

解析:由于丘脑肿瘤压迫侧脑室室间孔、三脑室导水管从而阻塞脑脊液循环通路,多数病人早期即可出现颅内压增高的症状。做好颅内压的观察及护理,对确保病人安全接受手术有重要意义。

对策:

1. 密切观察病人有无颅内压增高及脑疝症状。

(1)密切观察病人意识、瞳孔的变化,有无头痛、呕吐、视盘水肿"三主征"以及血压升高、脉搏减慢、脉压增大等库欣反应出现。

(2)正确识别颅内高压症状,必要时复查 CT。

(3)有条件者行颅内压监护。

2. 降低颅内压,减轻脑水肿。

(1)遵医嘱行脱水治疗,密切观察并准确记录尿量。

(2)遵医嘱行激素治疗,注意观察应激性溃疡、感染等用药后不良反应。

(3)亚低温治疗者严格掌握适应证及禁忌证,密切监测体温及其他生命体征,降温及复温应循序渐进,预防寒战、冻伤、出血、感染等并发症。

(4)巴比妥治疗若发现颅内压有回升,应增补剂量,可按照 2.0~3.5mg/kg 计算。

(5)遵医嘱行辅助过度通气等治疗,适当调节参数,定时进行血气分析。过度通气不超过 24 小时。

3. 防止颅内压突然增高。

（1）嘱病人充分休息，保持情绪稳定，防止躁动。对病人予以心理护理，避免因情绪波动等因素引起颅内压增高。

（2）保持呼吸道通畅，避免剧烈咳嗽。

（3）预防高热，对于中枢性高热病人，亚低温治疗疗效较好。

（4）预防和控制癫痫发作。

（5）防止便秘，禁用高压灌肠。

难点 2　安全护理

解析：丘脑肿瘤病人常合并有丘脑性三偏症状（偏瘫、同向性偏盲、偏身感觉障碍）、精神症状、共济失调等临床表现。做好病人的安全护理尤为重要。

对策：

1. 对病人行生活自理能力、压力性损伤、跌倒/坠床危险因素评估，特别是有精神症状、偏瘫、偏盲、偏身感觉障碍、共济失调等表现的病人。对评估结果为高危的病人，应对病人及家属行健康宣教并签字，采取预防压力性损伤、跌倒/坠床等的护理措施。

2. 密切观察病人的精神、情绪变化，饮食和睡眠情况，意识和思维状况，及时了解病人的心理和病情变化，确保病人安全。

3. 尊重病人，耐心倾听病人的诉说，给予恰当的解释和诱导，做好病人家属的健康教育。

4. 留陪护一人，防止病人走失和自伤，必要时约束四肢。

5. 保持床单平整无渣屑，防止异物刺伤和烫伤。

（二）术后护理难点及对策

临床病例

病人，男，43 岁，因"头痛伴恶心 14 天"，CT 示"左侧基底节、丘脑占位"（图 12－2）入院。在全麻下行"左侧基底节、丘脑占位切除术"。术后第 1 天病人呈嗜睡状，呼之能应，情绪稳定，配合治疗，失语，右上肢可缓慢活动，右下肢肌张力较高无法活动，左侧肢体活动正常，呼吸规则，伤口敷料干燥无渗血，皮下引流管引流出血性液体，留置导尿管引流出淡黄色清亮小便，进食流质（易消化饮食），无呛咳。遵医嘱予以生理盐水 50mL＋德巴金 400mg 以 5mL/h 静脉泵入，暂未见癫痫发作。

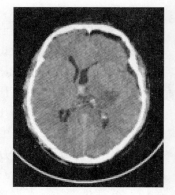

图 12－2　丘脑肿瘤

难点 1　体位与活动

解析：术后病人因脑组织水肿，常伴有颅内压增高，适当的体位有助于维持颅内压在正常范围，确保足够的脑灌注量，保证脑组织有足够的血液供应。长期卧床易增加压疮、肺部感染等的风险，应逐步指导病人进行康复锻炼。

对策：

1. 全麻清醒前，病人取平卧位。

2. 全麻清醒后手术当天，病人取低半卧位或斜坡卧位，床头抬高 15°～30°。

3. 手术 1～3 天后，病人以半卧位为主，适当增加床上运动。

4. 术后 3 天，病人以半卧位为主，可在搀扶下在屋内适当活动。

5. 活动能力应当根据病人个体情况，循序渐进，对于年老或体弱的病人，应当相应推后活动进度。

6. 有意识、运动、感觉、排泄等方面障碍者，选择相应康复训练措施。

难点 2　术后颅内出血的观察和处理

解析：颅内出血是丘脑肿瘤术后最严重的并发症，如发现和处理不及时可导致脑疝，从而危及病人生命。因此，术后颅内出血的观察和处理尤为重要。

对策：

1. 密切观察病人的呼吸、瞳孔、意识，若发现呼吸深慢或不规则伴意识障碍进行性加重，一侧瞳孔逐渐增大，对光反射迟钝或消失，表明有继发性颅内血肿形成，应及早进行处理。

2. 密切观察是否有引流液颜色呈鲜红色、量多等表现。

3. 密切监测颅内压，若有头痛、呕吐等颅内高压症状且进行性加重，应及时通知医生处理。

4. 既往无高血压史的病人，若突然出现血压升高，脉搏、呼吸减慢等症状，切忌盲目使用降压药，应待复查 CT 排除颅内出血后，再遵医嘱对症给药。

难点 3　丘脑功能受损的观察和护理

解析：丘脑是除嗅觉以外全身各种感觉传至相应大脑皮质的中继站，也是一个复杂的感觉器官，与许多感觉经验相关的情绪感觉有关。应密切观察病人有无丘脑受损的临床表现，判断其功能受损情况，给予针对性护理。

对策：

1. 感觉与运功功能的观察。观察病人有无偏瘫、偏身感觉障碍、偏盲、共济失调等。对于感觉与运动功能受损病人，应做好其安全护理，予以双侧床挡保护，防止跌倒/坠床和烫伤。

2. 精神症状。观察病人有无情绪多变、精神呆滞、嗜睡、语无伦次，甚至偏执、抑郁等。对于有精神症状的病人，应密切观察其精神、情绪变化，饮食和睡眠情况，意识和思维状况等，及时了解病人的心理和病情变化，留陪护一人，防止病人走失和自伤，必要时约束四肢。

3. 内分泌紊乱。观察病人有无内分泌失调症状，如肥胖、嗜睡、尿崩症等，监测病人的激素水平及水电解质平衡，及时遵医嘱给予针对性处理。

难点 4　准确记录出入量，注意水电解质平衡

解析：丘脑肿瘤术后病人易发生尿崩症，出现多尿、多饮、口渴，每日尿量大于 4000mL，尿比重低于 1.005，进而导致水电解质紊乱。因此，应准确记录术后病人 24

小时出入量，密切监测水电解质平衡，确保病人安全。

对策：

1. 密切观察病人神志、瞳孔、生命体征、精神状态、皮肤弹性、电解质情况，及时发现低钠低钾、高钠高钾等电解质紊乱并通知医生及时处理，遵医嘱抽血化验电解质。

2. 严密观察尿量、尿色、尿比重。准确记录 24 小时出入量，特别注意记录每小时尿量，测量尿量时应使用硬性容器。

3. 严密观察有无脱水指征并遵医嘱补液，禁止摄入含糖高的食物、药物，以免使血糖升高，产生渗透性利尿，使尿量增加。

4. 遵医嘱给予神经垂体激素治疗时，准确记录出入液量，根据尿量的增减和血清电解质水平调节用药剂量。

5. 尿量增多期间，须注意补钾，每 1000mL 尿量补充 1g 氯化钾。

【知识拓展】

丘脑在痛觉感知和调控中的作用

在大脑皮质发达的动物中，丘脑是最重要的感觉信息传导接替站。来自全身各种感觉的传入信息（除嗅觉外），均在丘脑更换神经元，最终投射到大脑皮质的不同区域。早在一个多世纪前，丘脑就被认为是感知各种感觉，尤其是痛觉的重要部位。

电生理研究显示，丘脑腹后外侧核（ventral posterolateral nucleus, VPL）神经元具有固定的感受野，对不同强度伤害性刺激具有编码功能，并能对来自躯体的非伤害性和伤害性机械性刺激产生反应，而源自内脏的伤害性刺激（如腹腔注射缓激肽以及子宫扩张等）也被证明可引起部分 VPL 神经元兴奋。外周伤害性刺激还可引起丘脑其他核团的兴奋，如髓板内核群、中央下核、后部核群以及腹内侧核。

在病理性痛中，丘脑核团内神经元的功能状态不是一成不变的。中风或脊髓损伤后伴有慢性痛的病人，其丘脑神经元功能会发生可塑性变化。而在截肢病人，其丘脑代表截肢区域的核团的功能仍旧存在，而刺激这部分丘脑可出现幻肢痛。动物研究进一步证实，外周神经损伤或后肢炎性痛大鼠的腹侧基底核，包括腹后外侧核和腹后内侧核，神经元的兴奋阈值均显著降低。而脊髓损伤痛大鼠也出现类似现象，即丘脑核团神经元自发放电显著增多。

来源：雷静尤，浩军. 丘脑：痛觉内源性调控作用的"启动子"[J]. 中国疼痛医学杂志，2015，21（6）：401-403.

（刘闻捷　李莉　陈茂君）

第三节　松果体区肿瘤的护理

【概述】

松果体区位于颅腔正中，前部为第三脑室后壁，后部为小脑幕切迹游离缘、大脑镰和小脑幕结合处，上部达胼胝体压部，下部为中脑四叠体和中脑导水管。松果体区肿瘤主要是指源于第三脑室后部和松果体的肿瘤，以松果体生殖细胞瘤最为多见，占50%以上；其次为胶质瘤和畸胎瘤，好发于儿童及青少年，男性多于女性。松果体生殖细胞瘤、室管膜瘤、松果体细胞瘤易发生转移，最常见的转移方式为经脑脊液沿整个脑室系统播散。松果体肿瘤的病因尚未完全清楚，目前认为可能与遗传因素、电离辐射与非电离辐射、职业暴露、饮食、不良生活习惯（如吸烟等）、脑外伤史、病毒感染史等有关。

松果体区肿瘤的临床表现很大程度取决于瘤灶大小及对周围神经结构的侵入程度。颅内压增高常为其首发症状，其他临床表现有神经系统症状、下丘脑垂体低功能表现（如尿崩症、多食、嗜睡、肥胖及行为异常等）、内分泌系统紊乱症状（如性早熟、性征发育迟缓或停滞、褪黑素的分泌和调节异常等）、锥体束征、癫痫、脊髓和马尾神经损害等。

松果体区肿瘤的治疗包括外科手术治疗、放射治疗、化学药物治疗，其中首选手术直接切除肿瘤。

【护理难点及对策】

（一）术前护理难点及对策

难点1　识别松果体及其邻近组织受损的临床表现

解析： 松果体区肿瘤毗邻结构复杂，肿瘤性质多样，临床症状严重。掌握松果体及其邻近组织受损的表现，对及时、准确的术前护理评估，必要的、针对性的术前健康教育，确保手术的安全性有重要意义。

对策：

1. 颅内压增高。肿瘤突入第三脑室后部梗阻导水管上口，有时使整个导水管受压变扁而狭窄甚至闭塞，发生梗阻性脑积水而使颅内压增高。在病变早期常表现为头痛、呕吐及视盘水肿，其他尚有视力减退、外展神经麻痹等症状，少数有继发性视神经萎缩。

2. 神经系统压迫症状。

（1）四叠体受压综合征：是松果体区肿瘤的主要体征之一。肿瘤压迫或累及中脑四叠体上丘和顶盖前区，可引起眼球上下运动障碍及瞳孔对光反射障碍，表现为上视不能、瞳孔散大或大小不等。

（2）听力障碍：肿瘤生长较大时，可压迫中脑四叠体下丘及内侧膝状体，产生耳鸣及听力减退。

（3）小脑体征：肿瘤向后下发展可压迫小脑上蚓部和小脑上脚，或影响中脑的皮质脑桥束，出现躯干性共济失调及水平眼球震颤等。

（4）下丘脑损害表现：由肿瘤直接侵犯第三脑室底或肿瘤细胞沿脑脊液播散种植到下丘脑所致。主要表现为尿崩症（视上核受损），少数病人亦可出现嗜睡、肥胖、发育迟缓或停顿等。

3. 内分泌紊乱症状。主要为性征发育紊乱，多数表现为性早熟，少数亦有性征发育迟缓或停滞。正常松果体细胞可分泌褪黑素，其可抑制腺垂体的功能，特别是降低腺垂体内促性腺激素的含量并减少该激素分泌，使性征发育与全身的发育相协调。

4. 其他症状。松果体区肿瘤病人可因颅内压增高及中脑受压而出现单侧或双侧锥体束征。部分病人可出现癫痫发作。若肿瘤发生出血，即可引起松果体区肿瘤卒中，病人可发生意识障碍。松果体区的生殖细胞瘤、松果体细胞瘤和松果体母细胞瘤，可发生细胞脱落并沿脑脊液循环播散种植到椎管内。

难点 2 安全护理

解析：松果体区肿瘤病人常有视力障碍、听力障碍、共济失调等临床表现。做好病人的安全护理尤为重要。

对策：

1. 对病人行生活自理能力、压力性损伤、跌倒/坠床危险因素评估，特别是有视力障碍、共济失调等表现的病人。

2. 对评估结果为高危的病人，应对病人及家属行健康宣教并签字，采取预防压力性损伤、跌倒/坠床等的护理措施。

3. 对有视力障碍、运动障碍者，预防跌倒：

（1）病房布局合理，物品摆放整齐。

（2）病房地面干燥、清洁，防止病人滑倒及摔伤。

（3）予以床挡保护，防止病人坠床。

（4）外出活动或检查应有专人陪伴。

（5）避免半开房门，防止视野缺损病人撞到房门。

难点 3 颅内压增高的观察及护理

解析：松果体区肿瘤位于中线部位，易堵塞中脑导水管，形成梗阻性脑积水致颅内压增高，因而颅内高压是松果体区肿瘤最常见的临床表现，病人可能在短期内出现进行性头痛、呕吐、意识改变甚至呼吸停止，危及生命。因此，松果体区肿瘤病人颅内高压的观察及护理至关重要。

对策：

1. 密切观察病人有无颅内压增高及脑疝症状。

（1）密切观察病人意识、瞳孔的变化，有无头痛、呕吐、视乳头水肿"三主征"以及血压升高、脉搏减慢、脉压增大等库欣反应出现。

（2）正确判断颅内高压的症状，必要时复查 CT。

（3）有条件者行颅内压监护。

2. 降低颅内压，减轻脑水肿。

（1）遵医嘱行脱水治疗，密切观察并准备记录尿量。

（2）遵医嘱行激素治疗，注意观察应激性溃疡、感染等用药后不良反应。

（3）亚低温治疗者严格掌握适应证及禁忌证，密切监测体温及其他生命体征，降温及复温应循序渐进，预防寒战、冻伤、出血、感染等并发症。

（4）巴比妥治疗若发现颅内压有回升，应增补剂量，可按照 2~3.5mg/kg 计算。

（5）遵医嘱行辅助过度通气等治疗，适当调节参数，定时进行血气分析。过度通气不超过 24 小时。

3. 防止颅内压突然增高。

（1）嘱病人充分休息，保持情绪稳定，防止躁动。对病人予以心理护理，避免因情绪波动等因素引起颅内压增高。

（2）保持呼吸道通畅，避免剧烈咳嗽。

（3）预防高热，对中枢性高热病人采取亚低温治疗疗效较好。

（4）预防和控制癫痫发作。

（5）防止便秘，禁用高压灌肠。

难点 4　心理护理

解析： 由于松果体区肿瘤病人内分泌紊乱、颅内神经功能紊乱及功能障碍，严重损害了病人的生长发育、生育功能及劳动能力等，给病人造成了巨大的心理压力，可能使其出现不同程度的焦虑、抑郁等负面情绪，进而影响治疗效果。因此，医务人员应重视对病人的心理状态的评估，及时有效地对其进行心理干预，使其积极配合治疗及护理。

对策：

1. 评估病人心理状况，及时识别心理问题，对病人进行针对性干预。

2. 向病人及其家属解释手术的目的和方法，给予关心、安慰和心理支持，缓解病人的焦虑、抑郁及恐惧情绪，使其树立战胜疾病的信心，积极配合手术。

3. 与病人建立相互信任关系，鼓励病人表达自身感受，指导病人放松训练。

（二）术后护理难点及对策

临床病例

病人，男，18 岁，因"头痛约 2 个月"，头颅增强 MRI 示"松果体区域占位并梗阻性脑积水"（图 12-3）入院。在全麻下行"松果体区占位切除术"。术后第 1 天，病人神志清醒，左瞳 2mm，对光反射灵敏，右瞳 2mm，对光反射灵敏，情绪稳定，精神差，四肢活动可，视物模糊，伤口敷料

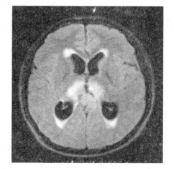

图 12-3　松果体肿瘤

干燥无渗血渗液，创腔引流瓶引流出淡血性液体，留置导尿管引流出淡黄色清亮小便。遵医嘱予以生理盐水 50mL+德巴金 400mg 以 5mL/h 静脉泵入，暂未见癫痫发作。

难点 1　体位与活动

解析： 术后病人因脑组织水肿，常伴有颅内压增高，适当的体位有助于维持颅内压在正常范围，确保足够的脑灌注量，保证脑组织有足够的血液供应。长期卧床易增加压疮、肺部感染等的风险，应逐步指导病人进行康复锻炼。

对策：

1. 全麻清醒前，病人可取平卧位。

2. 全麻清醒后手术当天，病人取低半卧位或斜坡卧位，床头抬高 15°～30°。

3. 术后 1～3 天，病人以半卧位为主，适当增加床上运动。

4. 术后 3 天后，病人以半卧位为主，可在搀扶下在屋内适当活动。

5. 活动能力应当根据病人个体化情况，循序渐进，对于年老或体弱的病人，应当相应推后活动进度。

6. 有意识、运动、感觉、排泄等方面障碍者，按相应康复训练采取措施。

难点 2　术后颅内出血的观察和处理

解析： 由于手术中大量脑脊液丢失，术后颅内压较低，加之松果体区生殖细胞瘤富含血管，术后病人极易发生颅内出血。颅内出血是松果体区肿瘤切除术后最严重的并发症，如发现和处理不及时可导致脑疝，从而危及病人生命。因此，术后颅内出血的观察和处理尤为重要。

对策：

1. 密切观察病人的呼吸、瞳孔、意识，若发现呼吸深慢或不规则伴意识障碍进行性加重，一侧瞳孔逐渐增大，对光反射迟钝或消失，表明有继发性颅内血肿形成，应及早进行处理。

2. 密切观察是否有引流液颜色呈鲜红色、量多等情况。

3. 密切监测颅内压，若有头痛、呕吐等颅内高压症状进行性加重，应及时通知医生。

4. 既往无高血压史的病人，若突然出现血压升高，脉搏、呼吸减慢等症状，切忌盲目使用降压药，应待复查 CT 排除颅内出血，再遵医嘱对症给药。

难点 3　准确记录 24 小时出入量，注意水电解质平衡

解析： 松果体区肿瘤术后病人易出现尿崩症和水电解质紊乱，包括多饮、多尿、高钠血症、低钠血症等。因此，应准确记录术后病人 24 小时出入量，密切监测水电解质平衡，确保病人安全。

对策：

1. 密切观察病人神志、瞳孔、生命体征、精神状态、皮肤弹性、电解质情况，及时发现低钠低钾、高钠高钾等电解质紊乱情况并通知医生及时处理，遵医嘱抽血化验电解质。

2. 严密观察尿量、尿色、尿比重。准确记录 24 小时出入量，特别注意记录每小时尿量，测量尿量时应使用硬性容器。

3. 严密观察有无脱水指征，并遵医嘱补液，禁止摄入含糖高的食物、药物，以免

使血糖升高，产生渗透性利尿，使尿量增加。

4. 遵医嘱给予神经垂体激素治疗时，准确记录出入液量，根据尿量的增减和血清电解质水平调节用药剂量。

5. 尿量增多期间，须注意补钾，每 1000mL 尿量补充 1g 氯化钾。

【知识拓展】

褪黑素的临床应用

褪黑素（melatonin，MT）是松果体（pineal gland，PG）分泌的一种吲哚类神经内分泌激素，具有广泛的生理作用。PG 位于间脑顶部，缰连合与后连合之间，四叠体上方的凹陷内。成人 PG 为卵圆形小体，灰红色，长 5～8mm，宽 3～5mm，重约 200mg，形似松果，故命名为松果体，属内分泌腺。该腺体一般在 7 岁以后逐渐退化，并有钙盐沉积，临床上常用来作为脑部 CT 扫描或 X 片定位的标志。目前，对 PG 的了解十分有限，只知道它分泌多种吲哚类和肽类激素，其中 MT 是其分泌的一种非常重要的吲哚类激素，在生物钟、生殖系统、免疫系统、消化系统、中枢神经系统、抗氧化以及抗肿瘤方面具有广泛的生物学效应，已应用于催眠、抗癌、抗心脑血管疾病、抗衰老等领域。目前，MT 及其制品已广泛应用于临床，在治疗相关疾病方面疗效显著。随着科技发展，人们对 PG 及 MT 的研究将更加深入，进一步发挥其在提高生活质量和临床疗效方面的重要作用。

来源：张天宝，侯鹏高. 褪黑素生理活性及其作用机制的研究进展［J］. 齐齐哈尔医学院学报，2015（11）：1671－1673.

（刘闻捷　李莉　陈茂君）

第四节　侧脑室内肿瘤的护理

【概述】

侧脑室位于大脑半球深部，位于额叶、顶叶、枕叶及颞叶内，左右各一，形状不规则，分为前角（额角）、下角（颞角）、后角（枕角）、体部和三角区 5 个部分，内含脑脊液。侧脑室内肿瘤是指来源于侧脑室壁、脉络膜组织及异位组织的肿瘤，好发于侧脑室三角区及颞角，以星形细胞瘤最为常见，其次为脑膜瘤及少枝胶质细胞瘤。侧脑室内肿瘤发病率低，占颅内肿瘤总数的 0.81%～1.6%，以儿童及青少年多见。肿瘤的病因尚未完全清楚，目前认为可能与遗传因素、电离辐射与非电离辐射、职业暴露、饮食、不良生活习惯（如吸烟等）、脑外伤史、病毒感染史等有关。

侧脑室内肿瘤的临床表现取决于肿瘤的大小和部位，当肿瘤阻塞了脑脊液循环通路或当肿瘤压迫其周围脑组织时出现相应的症状和体征，其主要临床表现有颅内压增高、库欣反应、意识障碍、局灶症状、视盘水肿、癫痫发作等。颅内压增高所致的间歇性头痛常为其首发症状。

侧脑室内肿瘤以手术治疗为主，辅以放射治疗和化学药物治疗。

【护理难点及对策】

（一）术前护理难点及对策

难点1 颅内压增高的观察及护理

解析： 绝大多数侧脑室内肿瘤病人的首发症状为颅内压增高所致间歇性头痛。密切监测病人的生命体征，降低其颅内压，对确保病人安全接受手术有重要意义。

对策：

1. 密切观察病人有无颅内压增高及脑疝症状。

（1）密切观察病人意识、瞳孔的变化，有无头痛、呕吐、视盘水肿"三主征"以及血压升高、脉搏减慢、脉压增大等库欣反应出现。

（2）正确识别颅内高压的症状，必要时复查CT。

（3）有条件者行颅内压监护。

2. 降低颅内压，减轻脑水肿。

（1）遵医嘱行脱水治疗，密切观察并准备记录尿量。

（2）遵医嘱行激素治疗，注意观察应激性溃疡、感染等用药后不良反应。

（3）抬高床头 $15°\sim30°$，有利于颅内静脉回流，减轻脑水肿。

3. 防止颅内压突然增高。

（1）嘱病人充分休息，保持情绪稳定，防止躁动。对病人予以心理护理，避免因情绪波动等因素引起颅内压增高。

（2）保持呼吸道通畅，避免剧烈咳嗽。

（3）预防和控制癫痫发作。

（4）病人头部、身体避免过度活动，以免造成侧脑室内肿瘤移动阻塞室间孔引起颅内压增高。

（5）防止便秘，禁用高压灌肠。

难点2 头位和体位护理

解析： 部分肿瘤在侧脑室内具有一定的活动度，当头部活动到某一位置时，肿瘤可突然阻塞室间孔而发生急性梗阻性脑积水。病人表现为突发剧烈头痛、呕吐，甚至昏迷、呼吸暂停，因而病人的头痛症状与其头位和体位密切相关。做好病人的头位和体位护理，有助于缓解病人的颅内压增高症状。

对策：

1. 指导病人取平卧位或患侧卧位以减轻疼痛。

2. 告知病人头部、身体避免过度活动，以免造成侧脑室内肿瘤移动阻塞室间孔引起剧烈头痛。

3. 当病人头部活动到某一位置引起剧烈头痛时，指导病人改变体位以解除梗阻，缓解头痛。

（二）术后护理难点及对策

临床病例

病人，男，38 岁，因"头痛伴记忆力减退 2 个月"，MRI 示"右侧脑室占位"（图 12-4）入院。在全麻下行"右侧脑室内占位切除术"。术后第 1 天，病人神志清楚，左瞳 3mm，对光反射灵敏，右瞳 3mm，对光反射灵敏，对答切题，呼吸规则，情绪稳定，病人肢体活动可，视物模糊，伤口敷料清洁干燥，留置导尿管引流出淡黄色清亮小便。

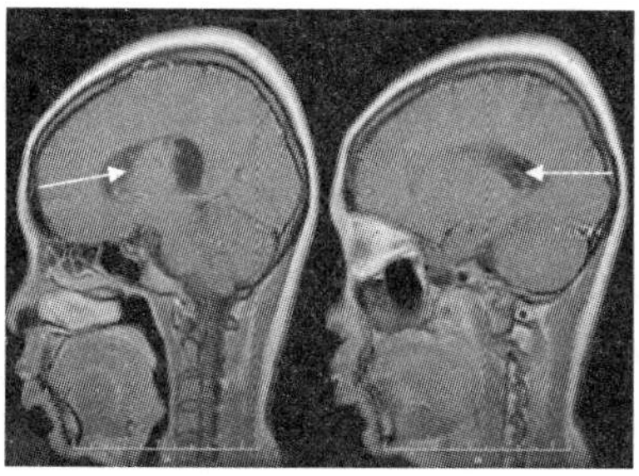

图 12-4　侧脑室内肿瘤

难点 1　体位与活动

解析： 术后病人因脑组织水肿，常伴有颅内压增高，适当的体位有助于维持颅内压在正常范围，确保足够的脑灌注量，保证脑组织有足够的血液供应。长期卧床易增加压疮、肺部感染等的风险，应逐步指导病人进行康复锻炼。

对策：

1. 全麻清醒前，病人取平卧位。

2. 全麻清醒后手术当天，病人取低半卧位或斜坡卧位，床头抬高 15°～30°，多卧向患侧，有利于手术创面脱落的一些组织碎片、小血凝块等固形物从引流管流出，减少其参与脑脊液循环，导致蛛网膜颗粒阻塞，预防交通性脑积水的形成。

3. 术后 1～3 天，病人以半卧位为主，多卧向患侧，适当增加床上运动。

4. 术后 3 天后，病人以半卧位为主，可在搀扶下在屋内适当活动。

难点 2　脑室（创腔）引流管护理

解析： 侧脑室内肿瘤切除后，常需要于侧脑室内（创腔内）放置引流管，以便引流出血性脑脊液及手术创面的一些组织碎片、小血凝块等固形物，减轻脑膜刺激症状和预防脑积水等并发症。保证脑室（创腔）引流管通畅，密切观察引流液的颜色、性状、量等对评估颅内出血、切口渗血渗液、伤口愈合情况以及有无手术部位感染有重要意义。

对策：

1. 早期脑室（创腔）引流管高度应高于侧脑室 7～10cm，以维持正常的颅内压。引流瓶的高度在术后早期或引流液血性成分较重时可稍放低。若术前病人脑积水严重，脑室扩大明显，或年龄较大有脑萎缩，引流瓶不宜过低，以免造成颅内压过低。在术后 2～3 天引流液已基本清亮或引流液较多时，则可逐步提高引流瓶的高度，但最高不超过 15cm。

2. 保持脑室（创腔）引流管通畅。脑室（创腔）引流管不可受压、折叠、扭曲、成角。若脑室（创腔）引流管内不断有脑脊液流出，管内的液面随病人呼吸、脉搏等上下波动，表明脑室（创腔）引流管通畅。若脑室（创腔）引流管无脑脊液流出，应查明原因，可能的原因有：

（1）颅内压低于 5mmHg，证实的方法是将引流瓶降低再观察有无脑脊液流出。

（2）脑室（创腔）引流管放入脑室过深或过长，在脑室内盘区成角，可请医生对照 X 线片，将脑室（创腔）引流管缓慢向外抽出至有脑脊液流出，再重新固定。

（3）管口吸附于脑室壁，可将脑室（创腔）引流管轻轻旋转，使管口离开脑室壁。

（4）若怀疑脑室（创腔）引流管被小凝血块或挫碎的脑组织阻塞，可在严格消毒管口后，用无菌注射器轻轻向外抽吸，切不可注入 0.9% 氯化钠溶液冲洗，以免管内阻塞物被冲至脑室系统狭窄处，日后引起脑脊液循环受阻。

（5）经上述处理后仍无脑脊液流出，必要时更换脑室（创腔）引流管。

3. 妥善固定脑室（创腔）引流管。

（1）确保脑室（创腔）引流管固定牢固。

（2）脑室（创腔）引流管长度应适宜，确保病人头部有适当活动空间，活动及翻身时避免牵拉脑室（创腔）引流管。

（3）告知病人及家属脑室（创腔）引流管的重要性，避免意外拔出脑室（创腔）引流管。

（4）欠合作者应给予适当约束，防止意外拔管。

（5）若脑室（创腔）引流管不慎被拔出，应立即通知主管医生，切勿自行安置。

4. 观察引流速度、颜色、性状、量。

（1）术后早期尤其应注意控制引流速度，若引流过快、过多，可使颅内压骤然降低，导致意外发生。

（2）正常脑脊液无色透明，无沉淀。术后 1～2 天脑脊液可呈血性，以后转为橙黄色。若脑脊液中有大量血液或血色逐渐加深，常提示脑室内出血。一旦脑室内大量出血，需紧急手术止血。

5. 观察脑室（创腔）引流管处伤口敷料情况，渗湿应及时更换。

6. 搬运病人时一定要夹闭引流管道，防止引流液返流引起颅内感染。

7. 定时更换引流瓶，严格遵守无菌操作原则：应先夹闭脑室（创腔）引流管，以免引流液逆流入脑室，注意保持整个引流装置无菌，必要时做脑脊液常规检查或细菌培养。

8. 拔管。

（1）脑室引流时间一般不宜超过 7 天，时间过长有可能发生颅内感染。

（2）拔管前应试行夹闭脑室（创腔）引流管观察 24 小时，观察有无颅内压增高的征象、有无脑脊液漏。若病人出现头痛、呕吐等颅内压增高的症状，应立即告知医生。

（3）拔管后，观察有无颅内压增高的征象，并观察局部敷料情况。

【知识拓展】

侧脑室三角区的构成及其附属结构

侧脑室三角区的顶壁由胼胝体的体部、压部及它们向外下发出的纤维束即毯部构成。外侧壁由尾状核体部、尾部及毯部的纤维向下部延续构成。前壁的内侧部由穹窿脚构成，围绕丘脑枕。外侧部由丘脑枕的后表面构成，位于穹窿脚的外侧。内侧壁上有两个上下排列的水平隆起，上方的隆起由胼胝体压部发出的另一纤维束即大钳形成，称胼胝体隆起或胼胝体球，下方的隆起由枕叶距状沟皮质内陷形成，称禽距。底壁为侧副三角，由颞叶底面的侧副沟皮质向上内陷形成。

侧脑室的脉络丛呈"C"形，自 Monro 孔与穹窿平行走行，至三角区时扩大形成簇状的脉络球，然后弯曲向下继续走行至颞角。脉络膜裂位于丘脑与穹窿之间，此"C"形裂隙自 Monro 孔经侧脑室体部、三角区和颞角止于颞角末端的下脉络点。其中，脉络膜裂途经三角区的部分称为脉络膜裂房部，前界为丘脑枕，后界为穹窿脚，为脉络球的附着部位。

来源：陈礼刚. 神经外科手册［M］. 北京：人民卫生出版社，2011.

（刘闻捷　李莉　陈茂君）

第五节　第三脑室肿瘤的护理

【概述】

第三脑室位于两侧丘脑之间，为一个前后较长的纵行裂隙，由顶部、侧壁、前壁、底部及后壁组成。第三脑室顶部有脉络丛和大脑内静脉，两侧壁为背侧丘脑和下丘脑内侧面，前壁有穹隆柱、前连合和终板，底部为视交叉、漏斗、灰结节、乳头体及丘脑下部，后壁有松果体和其下方的后连合。第三脑室肿瘤指原发于第三脑室内或由第三脑室外突入第三脑室内生长的肿瘤。第三脑室前、中部肿瘤以颅咽管瘤、各类胶质瘤和胶样囊肿多见；后部肿瘤多来自松果体区，以生殖细胞瘤多见。第三脑室肿瘤发病占颅内肿瘤的 $0.5\%\sim3.0\%$，多见于成人，无性别差异。第三脑室肿瘤的病因尚未完全清楚，目前认为可能与遗传因素、电离辐射与非电离辐射、职业暴露、饮食、不良生活习惯（如吸烟等）、脑外伤史、病毒感染史等有关。

第三脑室腔隙狭小，当肿瘤压迫阻塞脑脊液循环通路而产生颅内压增高时，表现为剧烈头痛、恶心呕吐；当呈活瓣状的肿瘤在脑室内移动使阻塞缓解，脑脊液循环通路恢复时，头痛便减轻或停止。病人的头痛与头位和体位密切相关，常表现强迫性头位及强迫性体位，多数病人在仰卧时头痛加重，俯卧时减轻。当肿瘤侵犯第三脑室邻近脑组织时则发生相应的局灶症状。其他临床表现有眼底改变、侵入性肿瘤原发部位临床表现等。

第三脑室肿瘤的主要治疗方式有外科手术治疗、脑脊液分流术加化学药物治疗等。

【护理难点及对策】

（一）术前护理难点及对策

难点 1　颅内压增高的观察及护理

解析： 颅内压增高为第三脑室肿瘤病人的常见症状。密切监测病人的生命体征，降低其颅内压，对确保病人安全接受手术有重要意义。

对策：

1. 密切观察病人有无颅内压增高及脑疝症状。

（1）密切观察病人意识、瞳孔的变化，有无头痛、呕吐、视盘水肿"三主征"以及血压升高、脉搏减慢、脉压增大等库欣反应出现。

（2）正确识别颅内压增高的临床表现，必要时复查 CT。

（3）有条件者行颅内压监护。

2. 降低颅内压，减轻脑水肿。

（1）遵医嘱行脱水治疗，密切观察并准备记录尿量。

（2）遵医嘱行激素治疗，注意观察应激性溃疡、感染等用药后不良反应。

（3）抬高床头 15°～30°，有利于颅内静脉回流，减轻脑水肿。

3. 防止颅内压突然增高。

（1）嘱病人充分休息，保持情绪稳定，防止躁动。对病人予以心理护理，避免因情绪波动等因素引起颅内压增高。

（2）保持呼吸道通畅，避免剧烈咳嗽。

（3）预防高热，对中枢性高热病人采取亚低温治疗疗效较好。

（4）预防和控制癫痫发作。

（5）防止便秘，禁用高压灌肠。

难点 2　头位和体位护理

解析： 由于第三脑室腔隙狭小，当病人体位改变时可致使肿瘤压迫阻塞脑脊液循环通路而产生颅内压增高，因而病人的头痛症状与其头位和体位密切相关。做好病人的头位和体位护理，有助于缓解病人的颅内压增高症状。

对策：

1. 指导病人取侧卧位或侧俯卧位以减轻疼痛。

2. 告知病人避免头部、身体过度活动，以免造成第三脑室内肿瘤移动阻塞室间孔或导水管引起剧烈头痛。

3. 当病人头部活动到某一位置引起剧烈头痛时，指导病人改变体位以解除梗阻，缓解头痛。

（二）术后护理难点及对策

临床病例

病人，男，30 岁，因"间歇性头痛 1^+ 年"，MRI 示"第三脑室占位"（图 12-5）入院。在全麻下行"第三脑室内占位切除术"。术后第 1 天，病人神志清楚，呼吸规则，情绪稳定，左瞳 3mm，对光反射灵敏，右瞳 3mm，对光反射灵敏，对答切题，伤口敷料清洁干燥，留置导尿管引流出淡黄色清亮小便。

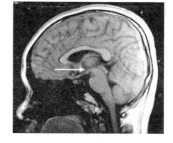

图 12-5　第三脑室肿瘤

难点 1　体位与活动

解析： 术后病人因脑组织水肿，常伴有颅内压增高，适当的体位有助于维持颅内压在正常范围，确保足够的脑灌注量，保证脑组织有足够的血液供应。长期卧床易增加压疮、肺部感染等的风险，应逐步指导病人进行康复锻炼。

对策：

1. 全麻清醒前，病人取平卧位。

2. 全麻清醒后手术当天，病人取低半卧位或斜坡卧位，床头抬高 15°～30°。

3. 术后 1～3 天，病人以半卧位为主，适当增加床上运动。

4. 术后 3 天后，病人以半卧位为主，可在搀扶下在屋内适当活动。

难点 2　脑室（创腔）引流管护理

解析： 脑室肿瘤手术止血较脑表面困难，出血流入脑室及蛛网膜下腔，影响蛛网膜颗粒吸收脑脊液，易发生交通性脑积水。因此，术后对血性脑脊液应充分引流。保证脑室（创腔）引流管的通畅，密切观察引流液的颜色、性状、量等对评估颅内出血、切口渗血渗液、伤口愈合情况以及有无手术部位感染有重要意义。

对策：

1. 定时检查管道是否通畅，避免折叠、扭曲、压迫及牵拉脑室（创腔）引流管。

2. 妥善固定脑室（创腔）引流管，脑室（创腔）引流管的长度应适宜，确保病人头部有适当的活动空间；告知病人及家属脑室（创腔）引流管的重要性及注意事项，翻身等操作应确保脑室（创腔）引流管安置妥当，预防意外拔管；若脑室（创腔）引流管被不慎拔出，切勿自行安置，应立即通知医生积极处理。

3. 脑室（创腔）引流管应高于第三脑室 7～10cm，以维持正常颅内压。

4. 观察与记录。

（1）观察并记录引流液性状、颜色及量。术后早期可引流出淡红色液体，并且逐渐变清，如引流出液体颜色变深、量增多，或引流血性液体时间延长，则应考虑颅内出血，及时报告医生，配合处理。

（2）观察伤口敷料有无渗出。

（3）观察病人生命体征，判断病人有无颅内压异常，根据实际情况及时调整引流瓶高度。

5. 改变病人体位时应及时调整引流袋高度，外出检查时应夹闭脑室（创腔）引流管，以防引流液倒流引起颅内感染，或引流过度导致桥静脉断裂引起颅内出血，返回病房后应检查脑室（创腔）引流管位置，开放脑室（创腔）引流管并观察脑室（创腔）引流管是否通畅。

6. 脑室（创腔）引流管拔管前应夹闭 24～48 小时，注意观察有无头痛、呕吐等颅内压异常现象。拔管后注意观察病情变化及伤口处有无脑脊液漏。

难点 3　尿崩症的预防及护理

解析：第三脑室底操作时，刺激丘脑下部或损伤垂体柄者可导致尿崩，出现多尿，多为暂时性。多尿及尿崩易导致病人水电解质紊乱，甚至危及病人生命。因此，做好尿崩症的预防及护理尤为重要。

对策：

1. 密切观察病人神志、瞳孔、生命体征、精神状态、皮肤弹性、电解质情况，及时发现低钠低钾、高钠高钾等电解质紊乱情况，并通知医生及时处理，遵医嘱抽血化验电解质。

2. 严密观察尿量、尿色、尿比重。准确记录 24 小时出入量，特别注意记录每小时尿量，测量尿量时应使用硬性容器。

3. 严密观察有无脱水指征并遵医嘱补液，禁止摄入含糖高的食物、药物，以免使血糖升高，产生渗透性利尿，使尿量增加。

4. 遵医嘱给予神经垂体激素治疗时，准确记录出入液量，根据尿量的增减和血清电解质水平调节用药剂量。

5. 尿量增多期间，须注意补钾，每 1000mL 尿量补充 1g 氯化钾。

难点 4　中枢性高热的观察及护理

解析：由于术中冲洗液对脑室壁，特别是第三脑室底产生刺激，第三脑室肿瘤术后病人易发生中枢性发热。应注意识别中枢性发热与感染性发热，给予及时、有效的处理，确保病人安全。

对策：

1. 中枢性发热一般于术后短时间内出现，体温高于 39℃，常有意识障碍、瞳孔缩小、脉搏增快、血压下降、呼吸急促等自主神经紊乱表现。应严密观察病人的热型、持续时间、意识、瞳孔及生命体征。

2. 做好物理降温，多采用温水或乙醇擦浴，去除被褥，放置冰块于腋下、腹股沟及腘窝等大血管流经处，有条件者可应用冰枕、冰毯等进行物理降温。注意保护颈部及胸腹部，避免冻伤。

3. 及时行亚低温治疗，降温过程中，应加强皮肤的护理，防止压疮及皮肤冻伤。

4. 遵医嘱给予药物退烧治疗，常用的药物有柴胡、复方氨林巴比妥、激素类药物（如地塞米松、琥珀氢化可的松）等。

5. 加强营养支持，注意水电解质平衡。

难点 5　硬膜下出血和积液的观察及护理

解析： 由于术前病人的双侧脑室及第三脑室扩大，脑积水明显，脑实质较薄，术后脑脊液得以通畅，脑脊液压力改变，颅内压突然下降，大脑皮质塌陷，导致硬膜下出血和积液形成。应掌握硬膜下出血和积液的临床表现，及时识别并处理。

对策：

1. 硬膜下出血及积液多发生于脑皮质较薄、积水严重、术中脑室镜内冲洗液灌注不足的小儿，对此类病人应密切观察。

2. 术后应密切观察患儿病情，若出现持续哭闹、拒食、呕吐以及抽搐等现象，应立即通知医生，必要时行急诊 CT，以确诊病情变化。

3. 术后少量出血及积液，若无症状，可待其自行吸收；如出血及积液量多，临床可见前囟张力增高、搏动消失或术后数日内前囟重新隆起，应遵医嘱予以相应治疗。

【知识拓展】

脑脊液的产生及循环

脑脊液为无色透明的液体，充满整个脑室系统及蛛网膜下腔，有防震、保护、支持、营养和转运代谢产物、调节颅内压等功能。

脑脊液主要由脑室内的脉络丛产生，平均每分钟可产 0.35mL，每日 400～700mL。两侧脑室脉络丛产生的脑脊液经室间孔流入第三脑室，与第三脑室脉络丛产生的脑脊液汇合，经中脑导水管进入第四脑室，并与第四脑室脉络丛产生的脑脊液汇合。经正中孔至小脑延髓池，经两外侧孔到达桥小脑角池，从而流到蛛网膜下腔内。脑脊液主要通过蛛网膜颗粒和蛛网膜绒毛被导入硬脑膜静脉窦内。另有少量脑脊液进入脑、脑脊神经周围的淋巴管内。脑脊液在脑蛛网膜下腔内的流动较为迅速，而在脊髓周围的蛛网膜下腔内的流动较为缓慢，脑脊液每日大约循环 3 次。

来源：游潮，黄思庆. 颅脑损伤 [M]. 北京：人民卫生出版社，2014.

（刘闻捷　李莉　陈茂君）

第六节　颅咽管瘤的护理

【概述】

颅咽管瘤是由原始口腔外胚层所形成的颅咽管残余的上皮细胞发展起来的一种常见的胚胎残余组织肿瘤，沿颅咽管径生长，好发于鞍上及第四脑室内，也可发生于鞍内，为颅内最常见的先天性肿瘤，在鞍区肿瘤中占第二位。颅咽管瘤多为良性，其组织学类型以成釉质型为主，多有钙化及囊变，其次为鳞状乳头型，梭形细胞型较罕见。颅咽管瘤发病年龄呈双峰样，好发于 5～15 岁和 45～60 岁，70% 发生于 15 岁以下的儿童和少年。目前关于颅咽管瘤的病因及发病机制尚不完全清楚，比较认可的学说有胚胎残余学说、成熟细胞化生学说、双元学说等。

颅咽管瘤多为良性肿瘤，其生长缓慢，初期症状可不明显，主要临床表现可分为肿瘤占位效应引起的颅内压增高症状及肿瘤局部压迫引起的视力障碍、内分泌障碍及精神症状等。其中，儿童以内分泌紊乱、生长发育迟缓、进行性视力下降和颅内压增高为主，成人以视力下降为主。

颅咽管瘤的治疗方法有外科手术治疗、立体放射治疗、腔内放射治疗、腔内化学药物治疗、激素替代治疗等，其中外科手术治疗为首选治疗方法。尽管颅咽管瘤多为良性肿瘤，但其生物学行为常表现为侵袭性，加之病变位置较深、切除困难、肿瘤钙化等诸多因素影响，复发率较高，治疗效果欠佳，总体预后不良。

【护理难点及对策】

（一）术前护理难点及对策

难点1　安全护理

解析： 颅咽管瘤病人常有视力障碍、内分泌障碍、精神症状等。保证病人安全对确保病人顺利接受手术有重要意义。

对策：

1. 对病人行生活自理能力、压力性损伤、跌倒/坠床危险因素评估，特别是有精神症状、视力障碍等表现的病人。

2. 对评估结果为高危的病人，应对病人及家属行健康宣教并签字，采取预防压力性损伤、跌倒/坠床等的护理措施。

3. 对有视力视野障碍者，预防跌倒。

（1）病房布局合理，物品摆放整齐。

（2）病房地面应干燥清洁，防止病人滑倒及摔伤。

（3）双侧予以床挡保护，防止病人坠床。

（4）外出活动或检查应有专人陪伴。

（5）避免半开房门，防止视野缺损病人撞到房门。

4. 对有精神症状病人。

（1）应密切观察病人，防止走失、自伤或伤及他人。

（2）合理使用约束带约束肢体，注意松紧适度。

（3）移开病人周围的危险物品，保证病人和他人的安全。

（二）术后护理难点及对策

临床病例

病人，男，21岁，因"双眼视力减退1⁺月"，MRI示"颅咽管占位"（图12-6）入院。在全麻下行"颅咽管内占位切除术"。术后第1天，病人神志清楚，呼吸规则，情绪稳定，左瞳2mm，对光反射灵敏，右瞳2mm，对光反射灵敏，对答切题，视力下降，伤口敷料清洁干燥，留置导尿管引流出淡黄色清亮小便。

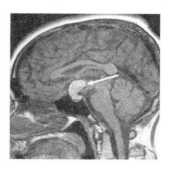

图 12-6　颅咽管瘤

难点 1　体位与活动

解析： 术后病人因脑组织水肿，常伴有颅内压增高，适当的体位有助于维持颅内压在正常范围，确保足够的脑灌注量，保证脑组织有足够的血液供应。长期卧床易增加压疮、肺部感染等的风险，应逐步指导病人进行康复锻炼。

对策：

1. 全麻清醒前，病人取平卧位；较大肿瘤术后，瘤腔保持高位；婴幼儿术后，伤口应保持高位；每 2 小时翻身 1 次，注意头、颈、脊柱保持在一条直线，侧卧时应选健侧卧位。

2. 全麻清醒后手术当天，病人取低半卧位或斜坡卧位，床头抬高 15°～30°，避免颈部屈曲，影响颅内静脉回流。

3. 引流管拔出前，病人以半卧位为主，适当增加床上运动。

4. 引流管拔出后，病人可适当下床活动，注意循序渐进，逐渐增加活动的范围、时间和强度。不可突然离床活动，以免发生意外。

难点 2　引流管护理

解析： 根据病人术中情况安置引流管，保证引流管通畅，密切观察引流液的颜色、性状、量等，对评估颅内出血、切口渗血渗液、伤口愈合情况以及有无手术部位感染有重要意义。

对策：

1. 早期皮下引流或创腔引流高度应与头部一致。48 小时后根据引流液性质决定高度：若量多、色浅，应适当抬高引流瓶；若引流物呈血性、色深，引流瓶应低于创腔。

2. 确保引流管通畅，勿折叠、扭曲、压迫管道。

3. 确保引流管固定牢固；引流管长度应适宜，确保病人头部有适当活动空间；告知病人及家属引流管的重要性，避免意外拔出引流管；若引流管不慎被拔出，应立即通知主管医生，切勿自行安置。

4. 观察与记录。

（1）观察引流液的颜色、性状、量：手术当天引流液呈暗红色，以后逐渐变浅、变清。若 24 小时后仍有鲜血流出，应通知医生给予止血措施，必要时再次手术止血。

（2）观察引流管处伤口敷料情况。

（3）严密观察病人生命体征及颅内压。

难点 3　颅内高压的观察及护理

解析：术后病人颅内压增高，可引起一系列的生理紊乱及病理改变，甚至发生脑疝，最终导致病人死亡，是颅脑术后病人十分危险的并发症之一。密切观察病人有无颅内压增高、及时识别并处理，可改善病人预后，挽救病人生命。

对策：

1. 密切观察病人的瞳孔、意识、生命体征。

2. 抬高床头 $15°\sim30°$，以利于颅内静脉回流。

3. 病人头痛时应观察头痛的性质、部位，慎用止痛药，遵医嘱给予 20％甘露醇 125mL 或 250mL 快速静脉输入，或静脉推入利尿剂如呋塞米等，观察用药后缓解情况。

4. 病人呕吐时，应观察呕吐的性质、呕吐物的颜色及量，遵医嘱给予止吐药，病人呕吐时头偏向一侧，防止呕吐物堵塞呼吸道引起窒息，保持呼吸道通畅。

5. 必要时行头颅 CT 检查，排除颅内出血引起的颅内高压。

难点 4　并发症的观察及护理

解析：颅咽管瘤病人术后常发生视力视野障碍、尿崩症、电解质紊乱等，严重时甚至危及病人生命。因此，掌握颅咽管瘤病人术后常见并发症的临床表现，及时识别并给予干预措施，对确保病人术后生命安全具有重要意义。

对策：

1. 视力视野障碍。

（1）评估病人术后视力视野情况并与术前进行比较：若较术前下降，常为手术损害所致；若发生突然性变化，应警惕颅内出血的可能，及时通知医生进行相关处理。

（2）注意安全，预防跌倒：①予以床挡保护，防止坠床；②病房布局合理，物品摆放整齐，无障碍物；③切勿半开门，防止视野缺损病人撞到房门；④保持病房地面干燥清洁，防止病人滑倒；⑤外出活动或检查时要有专人陪伴。

2. 尿崩症。

（1）术后均留置导尿管，按留置导尿管常规护理，密切观察病人神志、瞳孔、生命体征。

（2）严密观察尿量、尿色、尿比重。准确记录 24 小时出入量，特别注意记录每小时尿量，测量尿量时应使用硬性容器。

（3）严密观察有无脱水指征并遵医嘱补液。禁止摄入含糖高的食物、药物，以免使血糖升高，产生渗透性利尿，使尿量增加。

（4）抗利尿剂的使用：遵医嘱予以肌肉注射垂体后叶素或垂体后叶粉等，并观察用药效果。

（5）遵医嘱抽血化验电解质。

3. 电解质紊乱。

（1）电解质紊乱多继发于水代谢紊乱，其中血钠异常最为常见。应密切观察病人有无低钠或高钠的症状，如淡漠、疲乏、厌食、恶心、呕吐、烦渴、意识不清甚至昏迷等，并遵医嘱复查电解质，根据化验结果随时调整补充液体。

（2）禁止长期应用甘露醇等脱水剂。

（3）低钠病人可遵医嘱静脉输注 10％氯化钠注射液，并嘱病人多进食含钠高的食物或饮盐开水。

（4）高钠病人禁止长期静滴含钠液体，限制病人钠盐摄入量，补足液体。

4．上消化道出血。

（1）严密观察病人生命体征变化，遵医嘱予以禁食及胃肠减压。

（2）观察排泄物及呕吐物的颜色、量、性质；留置胃管者，应观察抽吸胃液的颜色。

（3）遵医嘱静脉输入西咪替丁、奥美拉唑、巴曲酶等；用冰盐水加去甲肾上腺素或凝血酶口服或者管喂，可直接收缩胃黏膜血管起到止血作用。

（4）消化道出血停止后，给予温凉流质。

5．垂体功能低下。

（1）密切观察病人精神状况，若发现病人有乏力、倦怠、精神萎靡等异常情况，应及时报告医生，配合医生进行处理。

（2）根据激素水平，遵医嘱应用激素替代疗法。

（3）出现皮质危象者遵医嘱静脉输注氢化可的松 100mg，定时观察用药效果，一般 2～3 天即可纠正。

6．体温失调。

（1）严密观察术后发热病人的热型及持续时间，注意区别中枢性高热与肺部、泌尿系统感染所致高热。

（2）对于感染性高热，应及时采取物理降温，必要时遵医嘱给予退烧药。

（3）中枢性高热往往不易控制，物理降温效果差，应给予亚低温治疗。

（4）降温过程中，应加强皮肤的护理，防止皮肤冻伤。

7．癫痫。

（1）嘱病人遵医嘱坚持服抗癫痫药，不可自行停药或减量，以免发生不良后果。

（2）严密观察病情变化，及早发现癫痫发作的先兆症状，积极配合医生抢救。

（3）对癫痫发作者：①注意安全，防止外伤；②保持呼吸道通畅，给予吸氧，防止误吸和窒息，必要时垫牙垫，防止舌咬伤；③遵医嘱立即静推或肌注安定或苯巴比妥。

【知识拓展】

颅咽管的发生学

大约在胚胎第 4 周，由上皮细胞分界的原口内陷开始出现，此种向上的发生与从下丘脑来源的神经上皮的向下发生相遇。向上的细胞迁移构成拉克囊，与腺垂体的发生发展有关，而神经上皮向下生长则构成胚胎神经垂体的前体。拉克囊与原始口腔相连的部分逐渐变细形成一管腔，即颅咽管，或称垂体管。在正常情况下，该管于胚胎 7～8 周时逐渐退化消失，拉克囊在第 8 周后由简单的上皮组织迅速增殖形成垂体的腺体部，包括腺垂体和结节部，漏斗形成垂体的神经部即神经垂体。垂体腺、拉克囊和颅咽管产生相似的蛋白产物。HCG 和 P－糖蛋白都被证实可由以上三种结构产生。

来源：陈礼刚. 神经外科手册 [M]. 北京：人民卫生出版社，2011.

（刘闻捷　李莉　陈茂君）

第七节　垂体瘤的护理

【概述】

垂体瘤（pituitary adenoma）是最常见的鞍区肿瘤，起源于腺垂体，其发病率仅次于胶质瘤和脑膜瘤，居颅内原发肿瘤第三位。其发病可能与遗传、下丘脑异常生理调节、垂体癌基因的激活或抑癌基因的丧失、环境等因素有关。垂体瘤分类繁多，临床上其发生率依次为泌乳素腺瘤（PRL 腺瘤）、无内分泌功能细胞腺瘤、生长激素腺瘤（GH 腺瘤）、泌乳素－生长激素腺瘤（PRL－GH 腺瘤）、促肾上腺皮质激素腺瘤（ACTH 腺瘤）、促性腺激素细胞腺瘤（Gn 腺瘤）、多激素腺瘤和促甲状腺激素细胞腺瘤（TSH 腺瘤）等，绝大多数为微腺瘤。主要临床表现为肿瘤压迫周围组织导致功能障碍和内分泌障碍，压迫症状主要有头痛、视觉障碍、精神症状、癫痫、嗅觉障碍、交叉性麻痹、昏迷、梗阻性脑积水、偏瘫、偏身感觉障碍等，内分泌障碍主要表现为垂体激素增高或降低导致外周靶腺功能改变和相应器官生长发育异常。

泌乳素腺瘤的首选治疗方法是药物治疗。对于大型无功能垂体瘤、功能性垂体瘤药物治疗无效或药物不耐受及垂体卒中，手术治疗是其首选治疗方法，辅以药物治疗和放射治疗。手术治疗主要包括经蝶入路和经颅入路两种方式，在显微镜或内窥镜下经蝶入路是最常见的手术方式。

【护理难点及对策】

（一）术前护理难点及对策

难点 1　术前护理评估及健康教育

解析：垂体瘤病人常有视力视野功能受损，及时、准确的术前护理评估，必要的、针对性的术前健康教育，对确保手术的安全性有重要意义。

对策：

1. 对病人行生活自理能力、压力性损伤、跌倒/坠床危险因素评估，特别是有视力视野功能缺损的病人。

2. 对评估结果为高危的病人，应对病人及家属行健康宣教并签字，采取预防压力性损伤、跌倒/坠床等的护理措施。

3. 对有视力视野障碍者，预防跌倒。

（1）病房布局合理，物品摆放整齐。

（2）病房地面应干燥清洁，防止病人滑倒及摔伤。

（3）予以床挡保护，防止病人坠床。

（4）外出活动或检查应有专人陪伴。

（5）避免半开房门，防止视野缺损病人撞到房门。

难点 2　经鼻－蝶入路特殊术前准备

解析：经鼻－蝶入路为垂体瘤最常见的手术方式，与经颅入路相比，其既可彻底切除肿瘤，又能明显降低术中对脑组织、脑神经和血管的损伤，具有创伤小、并发症少、死亡率低的优点。经鼻－蝶入路病人，因鼻腔与颅内直接相通，易导致颅内感染；同时，术后鼻部需用纱布填塞止血，影响病人呼吸，可能导致病人的不适。

对策：

1. 加强口腔和鼻腔的护理。术前 3 天开始，每天用氯霉素或麻黄碱滴鼻液滴鼻，多贝尔液漱口。滴药时取平卧仰头位。术前一天剪鼻毛，清洁鼻腔，预防感染。

2. 指导病人张口呼吸训练，避免术后因呼吸方式不同而使病人产生烦躁不安、睡眠中被窒息感憋醒、口腔干燥等生理心理反应。

（二）术后护理难点及对策

临床病例

病人，女，42 岁，因"月经不调一年，左眼视力下降 4^{+} 月"入院，MRI 示：鞍区占位（图 12－7）。在全麻下行"经蝶垂体占位性病变切除术"。术后第 1 天，病人神志清楚，双瞳等大约 3mm，对光反射灵敏，左眼视力缺损，鼻腔内纱条封堵，张口呼吸平稳，留置导尿管引流出淡黄色清亮小便。

难点 1　鼻腔护理

解析：经鼻－蝶入路鼻腔直接与颅内相通，术中易损伤病人鼻黏膜，撕破鞍上池蛛网膜囊，术后极易发生感染及脑脊液鼻漏。因此，应做好鼻腔的护理。

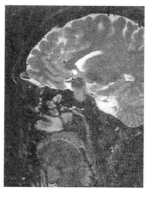

图 12－7　垂体瘤

对策：

1. 保持鼻腔纱条清洁，及时更换。

2. 妥善固定鼻腔内纱条，防止滑入气道引起窒息。

3. 一般于术后 3~5 天拔出鼻腔内纱条，拔出前可用液状石蜡润滑，拔出后应观察有无脑脊液鼻漏。

4. 禁止从鼻腔内插管、吸痰等。

难点 2　体位与活动

解析：术后病人因脑组织水肿，常伴有颅内压增高，适当的体位有助于维持颅内压在正常范围，确保足够的脑灌注量，保证脑组织有足够的血液供应。长期卧床易增加压疮、肺部感染等的风险，应逐步指导病人康复锻炼。

对策：

1. 对于经颅入路病人。

（1）全麻清醒前，病人取平卧位；较大肿瘤术后，瘤腔保持高位；婴幼儿术后，伤口应保持高位；每 2 小时翻身 1 次，注意头、颈、脊柱保持在一条直线，侧卧时应选健侧卧位。

（2）全麻清醒后手术当天，病人取低半卧位或斜坡卧位，床头抬高 15°～30°，避免颈部屈曲，影响颅内静脉回流。

（3）引流管拔出前，病人以半卧位为主，适当增加床上运动。

（4）引流管拔出后，病人可适当下床活动，注意循序渐进，逐渐增加活动的范围、时间和强度。

2. 对于经蝶入路病人。

（1）麻醉清醒前，病人取平卧位。

（2）麻醉清醒后，病人取半卧位，促进术后硬脑膜粘连愈合，防止脑脊液逆流引起感染。

难点 3　引流管护理

解析： 根据病人术中情况安置引流管，保证引流管通畅，密切观察引流液的颜色、性状、量等，对评估颅内出血、切口渗血渗液、伤口愈合情况以及有无手术部位感染有重要意义。

对策：

1. 早期皮下引流或创腔引流高度应与头部一致。48 小时后根据引流液性质决定高度：若量多、色浅，应适当抬高引流瓶；若引流物呈血性、色深，引流瓶应低于创腔。

2. 确保引流管通畅，勿折叠、扭曲、压迫管道。

3. 确保引流管固定牢固；引流管长度应适宜，确保病人头部有适当活动空间；告知病人及家属引流管的重要性，避免意外拔出引流管；若引流管不慎被拔出，应立即通知主管医生，切勿自行安置。

4. 观察与记录。

（1）观察引流液的颜色、性状、量：手术当天引流液呈暗红色，以后逐渐变浅、变清。若 24 小时后仍有鲜血流出，应通知医生给予止血措施，必要时再次手术止血。

（2）观察引流管处伤口敷料情况。

（3）严密观察病人生命体征及颅内压。

难点 4　颅内高压的观察及护理

解析： 术后病人颅内压增高，可引起一系列的生理紊乱及病理改变，甚至发生脑疝，最终导致病人死亡，是颅脑术后病人十分危险的并发症之一。密切观察病人有无颅内压增高，及时识别并处理，可改善病人预后，挽救病人生命。

对策：

1. 密切观察病人的瞳孔、意识、生命体征、是否有头痛及呕吐。

2. 抬高床头 $15°\sim30°$，以利于颅内静脉回流。

3. 病人头痛时应观察头痛的性质、部位，慎用止痛药，遵医嘱给予 20% 甘露醇 125mL 或 250mL 快速静脉输入，或静脉推入利尿剂如呋塞米等，观察用药后缓解情况。

4. 病人呕吐时应观察呕吐的性质、呕吐物的颜色及量，遵医嘱给予止吐药。病人呕吐时头偏向一侧，防止呕吐物堵塞呼吸道引起窒息，必要时给予吸引、气管插管或气管切开，保持呼吸道通畅。

5. 必要时行头颅 CT 检查。

难点 5　出入量管理

解析： 由于术中牵拉或损伤垂体后叶、垂体柄或下丘脑引起抗利尿激素（ADH）部分或严重缺乏，使肾小管吸收水的功能发生障碍，导致尿崩症，严重者发生水电解质紊乱。

对策：

1. 严密观察尿量、尿色、尿比重，准确记录每小时尿量、24 小时出入量。

2. 定期复查尿比重、电解质、血糖等，防止电解质紊乱、中枢性尿崩症等。

3. 遵医嘱使用抗利尿剂垂体后叶素或鞣酸加压素肌内注射，观察用药后反应。

4. 尿崩症病人，禁止摄入含糖量高的食物及药物，以免使血糖升高，致使渗透性利尿，导致尿量增加。鼓励低钠病人进食含钠高的食物，高钠病人多饮白开水。

难点 6　出院指导

解析： 垂体瘤的治疗除需切除和控制肿瘤的发展，还需将激素维持至正常水平，坚持治疗及定期随访对疾病的发展及转归极为重要。因此，医护人员应重视对病人的出院指导，确保病人定期随访。此外，因经鼻－蝶入路病人有脑脊液鼻漏的风险，应指导病人避免颅内压增高的因素。

对策：

1. 告知病人及家属随访的重要性及必要性，指导病人定期门诊复查。

（1）术后激素水平持续 6 个月正常为自愈。

（2）出院后第 6 周复查内分泌指标。

（3）出院 3~4 个月复查 MRI、视力视野，病情达到治愈标准后每年复查一次。

2. 避免屏气用力，如咳嗽、擤鼻等，以免脑脊液鼻漏。若鼻腔有清亮液体流出，应及时到医院就诊。

【知识拓展】

垂体卒中

垂体卒中，即垂体瘤卒中，是指在垂体瘤生长过程中，突发瘤内出血或坏死致瘤体突然膨大引起的并发症，多急性起病，故称为卒中。1%~2% 垂体瘤病人出现这一并发症，一般见于大腺瘤。目前，垂体卒中已被视为一种独立的综合征，具有典型的临床表现，主要表现为突然的头痛、视力视野障碍、眼肌麻痹、脑膜刺激征等。轻者于数日后自行缓解，重者可迅速出现严重的神经系统症状，昏迷甚至死亡。微小腺瘤卒中临床症状不显著，称为亚临床垂体卒中。垂体卒中的确切原因尚不清楚，目前认为可能与局部缺血、异常血管形成、紧靠垂体上动脉受压、肿瘤类型及诱发因素等有关。

来源：陈礼刚. 神经外科手册 [M]. 北京：人民卫生出版社，2011.

（刘闻捷　李莉　陈茂君）

第十三章　幕下肿瘤的护理

第一节　第四脑室肿瘤的护理

【概述】

第四脑室位于脑桥与延髓的背侧、小脑的腹侧，底部呈菱形，又称菱形窝，窝的上部分为脑桥背侧，下部是延髓的敞开部，两侧方有小脑上、中、下三对脚，顶部由前髓帆、小脑和后髓帆构成。第四脑室上通中脑导水管，下连脊髓中央管，下后方的正中孔与小脑延髓池相通，两侧方的外侧孔与桥小脑角池相连。第四脑室肿瘤病理学上以室管膜瘤、室管膜下室管膜瘤和脉络丛乳突状瘤为多见，临床上还包括从邻近组织生长突入第四脑室内的肿瘤，如髓母细胞瘤、星形细胞瘤和血管母细胞瘤等，占颅内肿瘤的2%~9%。肿瘤位于脑室内，起始于第四脑室的底部，可侵入小脑半球和小脑蚓部。随着肿瘤体积的变大和位置的偏移，肿瘤可堵塞第四脑室正中孔，造成梗阻性脑积水。其主要临床表现如下：

1. 颅内压增高症状：当肿瘤充满第四脑室引起脑脊液循环障碍时，病人即产生颅内压增高症状，主要表现为头痛、呕吐和视盘水肿，其中以呕吐最为多见。

2. 脑干症状：当肿瘤压迫或向第四脑室底部浸润生长时，可出现脑桥或延髓诸神经核受累症状，表现为头晕、声嘶、呛咳、呃逆、复视、肢体力弱等。

3. 小脑症状：主要表现为躯干性共济失调，原发于小脑半球者可表现出小脑性语言，水平眼震为眼肌共济失调的表现。

第四脑室肿瘤的主要治疗方法有手术治疗、化学治疗、放射治疗等，其中手术治疗为首选方法。

【护理难点及对策】

（一）术前护理难点及对策

难点 1　病情观察及护理

解析：第四脑室肿瘤病人因为肿瘤压迫脑脊液循环通道而出现脑积水症状，病人常表现为头痛、呕吐。当压迫小脑时，病人可出现共济失调等症状。当压迫脑干时，病人呼吸状态可被影响。因此，应做好病人的病情观察。

对策：

1. 严密观察病情变化，观察病人神志、瞳孔及生命体征的改变，评估其头痛及呕吐相关症状严重程度。若出现头痛、呕吐，应立即通知医生给予及时处理。

2. 病人咳嗽无力时，应鼓励病人深呼吸，及时吸出口、鼻腔分泌物，必要时行气管切开。

3. 病人眩晕走路不稳时，应注意病人安全，预防跌倒。

4. 告知病人及家属避免突然改变体位，防止突发颅内压增高。

（二）术后护理难点及对策

临床病例

病人，男，34 岁，因"头痛、呕吐 10 天伴加重 3 天"、CT 示"第四脑室巨大占位"入院（图 13－1）。在全麻下行"第四脑室巨大占位切除术＋脑室减压术"。术后病人神志清楚，双侧瞳孔等大等圆，约 3mm，对光反射灵敏，一根脑室引流管固定通畅，引流出淡黄色清亮引流液。

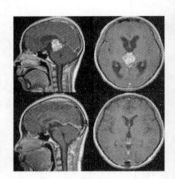

图 13－1　第四脑室肿瘤

难点 1　术后病人病情的观察与护理

解析： 由于第四脑室肿瘤靠近脑干，术后水肿可压迫脑干，导致呼吸暂停等严重后果。因此，应及时对病人病情进行评估，密切观察其生命体征。

对策：

1. 持续心电监护及低流量吸氧，严密监测病人的意识、瞳孔、生命体征及神经系统体征。

2. 保持呼吸道通畅，密切观察病人的呼吸状态及血氧饱和度。

3. 评估病人的吞咽功能，术后麻醉清醒后，饮水不呛咳，就可以饮水，2 小时后可进食。术后第 1 天起从半流质逐渐过渡到普通饮食，指导病人进食高蛋白、高维生素、高热量及纤维素丰富的事物。若病人吞咽功能异常，应遵医嘱安置保留胃管，给予鼻饲流质饮食。

4. 全麻清醒前，病人可取平卧位，注意预防胃内容物误吸引起窒息；全麻清醒后，抬高床头 15°～30°，以利于颅内静脉回流，减轻脑水肿。

5. 观察伤口有无渗血渗液，若发现伤口敷料有渗出，应及时通知医生进行处理。

难点 2　引流管的护理

解析： 脑室内肿瘤手术止血较脑表面困难，出血流入脑室及蛛网膜下腔，影响蛛网膜颗粒吸收脑脊液，易发生交通性脑积水。因此，术后应对血性脑脊液充分引流，保持引流管通畅，密切观察管道引流情况，若发现异常及时通知医生。

对策：

1. 定时检查管道是否通畅，避免折叠、扭曲、压迫及牵拉引流管。

2. 妥善固定引流管，引流管的长度应适宜，确保病人头部有适当的活动空间。告知病人及家属引流管的重要性及注意事项，进行翻身等操作时应确保引流管安置妥当，预防意外拔管。若引流管不慎被拔出，切勿自行安置，应立即通知医生积极处理。

3. 引流管应高于侧脑室 7～10cm，以维持正常颅内压。

4. 观察与记录：

（1）观察并记录引流液的性状、颜色及量。术后早期可引流出淡红色液体，并且逐渐变清，如引流出液体颜色变深、量增多，或者引流血性液体时间延长，则应考虑颅内出血，及时报告医生，配合处理。

（2）观察伤口敷料有无渗出。

（3）观察病人的生命体征，判断病人有无颅内压异常，根据实际情况及时调整引流瓶高度。

5. 改变病人体位时应及时调整引流袋高度。送病人外出检查时应夹闭引流管，以防引流液倒流引起颅内感染，或引流过度导致桥静脉断裂引起颅内出血。返回病房后应检查引流管位置，开放引流管并观察引流管是否通畅。

6. 引流管拔管前应夹闭 24～48 小时，注意观察有无头痛、呕吐等颅内压异常现象。拔管后注意观察病情变化及伤口处有无脑脊液渗漏。

难点 3　术后颅内出血的预防与护理

解析：手术会对肿瘤周围脑组织造成一定创伤，此外术后血压的波动及颅内压的改变都可能导致病人发生颅内出血。颅内出血是术后严重的并发症之一，致残率及死亡率极高。因此，术后采取有效的护理措施预防病人出现颅内出血至关重要。

对策：

1. 严密观察病人的生命体征、瞳孔、意识状态、呼吸状态、神经系统病症。

2. 保持病人情绪稳定，术前有高血压史的病人合理使用降压药，使其血压控制在理想范围。

3. 严格记录出入量，尤其是脑室引流量。若引流液突然增多（1 小时引流液大于 200mL）或颜色由澄清变为血性，应立即告知医生，拟行急诊 CT 或床旁 CT 检查。

难点 4　急性脑水肿的观察及护理

解析：由于手术中长时间牵拉脑组织，术后 48～72 小时易发生急性脑水肿，引起颅内压急剧上升而导致脑疝，危及病人的生命。术后应采取有效的护理措施降低病人的颅内压，避免脑疝的发生，使病人安全度过术后水肿期。

对策：

1. 除严密观察病人的生命体征、瞳孔、意识状态外，还应注意病人有无头痛、呕吐等颅内压增高的表现。

2. 避免因情绪波动引起颅内压增高，保持呼吸道通畅，避免剧烈咳嗽，防治便秘。

3. 全麻清醒后抬高床头 15°～30°，避免颈部扭曲引起颅内静脉回流不畅，增加颅内压。

4. 遵医嘱合理使用脱水剂，保持静脉通道通畅。

5. 适当限制病人盐和水的摄入，保持水电解质平衡。

难点5　急性脑积水的观察与护理

解析: 术中脑组织过度牵拉等原因引发的术后急性脑肿胀可压迫中脑导水管,导致第四脑室闭塞而引起急性脑积水,术后3~5天最容易发生。病人表现为精神差、意识障碍进行性加重、颅内压明显增高等,甚至出现脑疝。

对策:

1. 观察病人有无颅内压增高的表现。

2. 未安置引流管的病人若发生急性脑积水,应尽早行脑室引流术引流脑积水,缓解颅内压的增高。

3. 已安置引流管的病人应保持引流管固定通畅,密切观察引流液的颜色、量及性状,根据病人病情调整引流袋高度。

难点6　后组颅神经受损症状的观察与护理

解析: 肿瘤的压迫及手术中的牵拉易导致病人面神经、后组颅神经受损,从而出现面瘫、吞咽困难、声音嘶哑、饮水呛咳等后组颅神经损伤症状。应及时评估病人是否有颅神经损伤,并采取有效的护理措施,避免病人出现误吸、角膜溃疡等严重并发症,促进病人康复。

对策:

1. 观察病人是否出现后组颅神经受损的临床表现,并及时记录,通知医生。

2. 给予病人及家属健康指导,缓解该症状带来的负面情绪。

3. 针对吞咽困难、饮水呛咳、不能正常进食的病人,遵医嘱安置保留胃管,予以鼻饲流质饮食,防止误吸,给予病人充分的营养支持。

4. 对面神经损伤导致的眼睑闭合不全的病人,应给予角膜保护,避免发生暴露性角膜炎。

5. 对声音嘶哑的病人,指导病人使用有效的沟通方式进行表达。

【知识拓展】

最昂贵的植入物感染

脑室-腹腔(V-P)分流术是当前治疗脑积水的有效方法之一,但是分流术导致的一些并发症常常需要手术处理,其中分流管相关感染是脑室-腹腔分流术最常见和最严重的并发症。分流管相关感染是指与分流管植入相关的任何感染,其中最具有危险性的是脑脊液感染和脑室脑炎。分流管相关感染常引起脑室-腹腔分流装置功能障碍,可导致脑室系统疤痕形成及脑室扩张,使得病人脑积水的处理更加复杂,可导致智力降低和增加癫痫发作风险,也有案例报道分流管相关感染可导致病人出现精神症状。此外,治疗分流管相关感染的费用昂贵。在美国,治疗脑脊液分流管感染的平均费用高达 $50000,这使之成为最昂贵的植入物感染。据研究显示,脑室-腹腔分流管感染发生率为11%,其中首次置管感染率为8.9%,更换分流管再次感染率为15.0%~17.2%。关于其病原菌,大多数研究支持病原菌来源于病人本身皮肤寄生菌群的假设,但也有可能来自手术医生或分流管本身、血行传播和穿孔，多重病原菌多来自肠道穿孔。目前对于该感染的标准治疗流程为：病人住院治疗，手术拔出已感染的分流管，同时进行脑室外引流，静脉给予抗生素治疗，随后植入一个新的分流管，一般需要7~21天。但是，术后再次感染较常见。美国一项耐甲氧西林金黄色葡萄球菌（MRSA）治疗指南要求，对于分流管相关感染病人，要求拔出感染的分流管，全身使用抗生素直到脑脊液细菌培养阴性再植入新的分流管。

来源：史焕昌，杨卫山. 脑室—腹腔分流管感染因素及治疗方法的研究进展［J］. 中华神经医学杂志，2014，13（8）：858-860.

（孙强　刘闻捷　崔文耀）

第二节　小脑肿瘤的护理

【概述】

小脑位于颅后窝，由两侧的小脑半球和中间的小脑蚓部组成，覆盖于菱形窝之上，形成第四脑室的顶部，并借小脑上脚、中脚及下脚分别与中脑、脑桥及延髓相连。小脑肿瘤包括小脑半球和小脑蚓部的肿瘤，约占颅内肿瘤的10%，可发生于任何年龄段。小脑肿瘤根据其病理特点可分为转移瘤、星形细胞瘤、髓母细胞瘤、血管母细胞瘤、室管膜瘤、脑膜瘤等。其中星形细胞瘤、髓母细胞瘤、室管膜瘤常见于儿童，而转移瘤、血管母细胞瘤、脑膜瘤常见于成人。小脑肿瘤的主要临床表现如下：

1. 颅内压增高：小脑肿瘤早期即可影响脑脊液循环，致使颅内压增高，表现为间歇性、进行性加重的头痛、频繁的喷射性呕吐等。

2. 枕骨大孔疝：因后颅窝容积较小，颅内压力过高时可导致枕骨大孔疝。

3. 共济运动障碍：小脑半球肿瘤引起的共济运动障碍表现为患侧肢体的共济失调，各组肌肉运动时不能协调，如指鼻试验、轮替试验、跟膝胫试验阳性。小脑蚓部肿瘤引起的共济运动障碍主要表现为躯干性平衡障碍，如坐立不稳、鸭行步态、闭目难立征阳性等。

4. 肌张力改变：常表现为患侧肌张力减弱，腱反射也随之减弱或消失。

5. 外展神经麻痹：肿瘤压迫附近结构，病人出现面部麻木、角膜反射减低或丧失。晚期出现肢体力弱及锥体束损害体征。

针对小脑肿瘤，目前以手术治疗为主。针对恶性肿瘤，辅以放射治疗、化学治疗。

【护理难点及对策】

（一）术前护理难点及对策

难点1　术前护理评估及健康教育

解析：病人入院后，及时评估病人有无颅内压增高等神经系统病症，以便及时了解病情，发现护理问题，根据具体问题进行有针对性的指导，保证治疗得以顺利有效进行。

对策：

1. 对病人行生活自理能力和压力性损伤、跌倒/坠床危险因素评估，特别是对于有视力视野功能受损的病人，更应进行评估。

2. 对评估结果为高危的病人，应对病人及其家属行健康宣教，确保病人及其家属签字，采取预防压力性损伤、跌倒/坠床等的护理措施。

3. 对共济失调者，预防跌倒：

（1）病房布局合理，物品摆放整齐。

（2）病房地面应干燥清洁，防止病人滑倒及摔伤。

（3）予以床挡保护，防止病人坠床。

（4）病人外出活动或检查时应有专人陪伴。

难点2　枕骨大孔疝的识别和护理

解析：因后颅窝容积较小，对颅内高压的代偿能力也小，易导致枕骨大孔疝。脑疝是颅内高压最危险的并发症，是一种极严重的危象，早期救治是防止其产生严重后果的重要手段。脑疝确诊后应立即采取紧急降低颅内压的措施，为手术争取时间。

对策：

1. 枕骨大孔疝的识别：由于后颅窝容积较小，对颅内高压的代偿能力也小，病人病情变化较快。

（1）病人常有进行性颅内压增高的临床表现，如剧烈头痛、频繁呕吐、颈项强直或强迫头位。

（2）因受压部位常位于延髓，生命体征紊乱出现较早，意识障碍出现较晚，病人早期可突发呼吸骤停而死亡。

2. 枕骨大孔疝的急救和护理：

（1）立即静脉快速输入或静脉推入脱水剂。

（2）安置保留尿管，密切观察尿量及脱水效果。

（3）保持呼吸道通畅，吸氧，准备好气管插管、气管切开用物或呼吸机。

（4）密切观察病情变化，15～30分钟观察一次。

（5）紧急做好术前检查、术前准备。部位性质明确者，应立即进行手术切除病变。

（6）积极准备脑室穿刺用具。脑积水者，立即行脑室穿刺外引流术。

（二）术后护理难点及对策

临床病例

病人，女，16岁，因"间断头痛3年，加重，伴间断呕吐3⁺月"、CT示"双侧小脑占位"（图13－2）入院。于全麻下行"双侧小脑半球占位切除术＋颅内减压术"。术后病人神志清楚，精神差，双侧瞳孔等大等圆，约2.5mm，对光反射灵敏，饮水呛咳，吞咽困难，安置胃管鼻饲给予流质

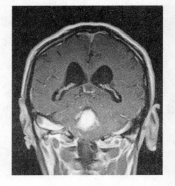

图13－2　小脑肿瘤

饮食，伤口敷料清洁干燥，保留尿管固定通畅，引流出淡黄色清亮小便。

难点1　术后健康教育及指导

解析： 小脑肿瘤手术难度大，术后容易发生并发症，且一般较严重。护理人员应对病人进行全面评估与观察，向病人及其家属讲解术后的注意事项，确保病人顺利度过术后危险时段。

对策：

1. 体位与活动：全麻未醒前，可取平卧位，注意防止呕吐物误入气道引起窒息；全麻清醒后，抬高床头 15°～30°，保持头、颈、肩处于同一水平线，防止颈部过度扭曲，有利于改善颅内静脉回流、减轻脑水肿。鼓励病人床上进行适量活动，切勿过度用力和大幅度活动。翻身时动作应缓慢，避免突然改变体位，引起脑干移位，采用轴线翻身，翻身后注意观察呼吸情况。

2. 术后饮食：术后麻醉清醒后，饮水不呛咳，则可以饮水，2 小时后可进食，逐步从流质、半流质饮食过渡到普通饮食。呕吐或呛咳严重病人应控制饮食，必要时安置保留胃管，给予鼻饲流质饮食。

3. 伤口及各管道的观察及护理。

4. 做好基础护理，如口腔护理、尿管护理、定时翻身、清洁皮肤等。

难点2　引流管的护理

解析： 小脑肿瘤术后病人因肿瘤位置位于后颅窝深部，术中牵拉会导致周围组织渗血。为了引流创腔内积血、减轻对周围脑组织的压迫、观察术后出血情况，病人术后常需安置创腔引流管。管道的观察与护理直接影响病人病情的发展。

对策：

1. 保持引流管固定通畅：

(1) 注意引流管固定胶布的正确粘贴，确保固定牢固。

(2) 引流管长度应适宜，确保病人头部有足够的活动空间。

(3) 进行翻身或搬运等操作时必须确保引流管安置妥善，进行二次固定。

(4) 定时检查，保持管道通畅。

(5) 勿折叠、扭曲、压迫引流管。

(6) 告知病人及陪护人员引流管的重要性，预防非计划拔管。

(7) 若引流管不慎脱出，切勿自行安置，应立即通知医生处理。

2. 预防感染发生：

(1) 搬动病人时，应先夹闭引流管，防止引流液逆流造成感染。

(2) 根据病情严格控制引流瓶高度和引流速度，引流液超过瓶体一半时，应及时倾倒，以防因液面过高导致逆流感染。

(3) 定期更换引流装置，保持引流管与伤口周围皮肤清洁，预防感染。

(4) 观察伤口敷料是否清洁干燥、有无渗血渗液，若发现异常应及时通知医生处理。

3. 观察并记录：

（1）密切观察引流液性状、颜色及量，并做好记录。

（2）正常情况下手术当天引流液为暗红色，24 小时引流液小于 300mL，24 小时后引流液颜色逐渐变浅、变清。

（3）若术后 24 小时后仍有新鲜血液流出或术后 24 小时引流液大于 300mL，应及时告知医生，遵医嘱给予止血等治疗，行 CT 检查出血情况，必要时再次行手术止血。

难点 3　颅内出血的观察与护理

解析： 小脑肿瘤手术的创伤较大，术后 24 小时内是术后出血的高峰期。因此，应密切关注病人术后颅内出血的情况，及时通知医生进行处理。

对策：

1. 严密观察病人意识、瞳孔、生命体征的变化，若出现呼吸节律不齐、呼吸过慢、血压增高等表现，应立即通知医生处理。

2. 注意观察引流液的颜色、性状、量等，若引流液颜色短期内加深、引流量持续增多，应立即通知医生处理。

3. 一旦怀疑有颅内出血，应立即通知医生进行处理，必要时行急诊 CT 检查。

难点 4　小脑缄默症的护理

解析： 小脑蚓部手术病人易出现小脑缄默症，病人通常术后神志清楚，24～48 小时后突然表现为不能交流与进食，伴有情绪不稳和小脑共济失调等，通常其意识水平和理解认知能力不受影响。

对策：

1. 密切观察，判断病人是否有小脑缄默症的表现。

2. 针对病人语言、智力及行为等特点，给予个性化的护理方案。

3. 给予病人心理护理和语言功能训练。

4. 指导病人家属培训。

5. 针对不能进食的病人，遵医嘱安置保留胃管进行鼻饲流质饮食，必要时给予外周静脉营养支持。

【知识拓展】

小脑缄默症

缄默症在医学上解释为"语言功能的沉默阶段和器官功能丧失"，这是神经内外科经常遇见的疾病。小脑缄默症（cerebellar mutism）是构音障碍的最严重状态，是以不语为主要特点的语言缺陷（器质性或功能性）、口咽运动障碍和精神改变为主的一组临床症状。后颅窝肿瘤手术，尤其是小儿的后颅窝手术常可以并发小脑缄默症，多见于 2～11 岁的患儿。典型症状为手术清醒后患儿言语正常，18～72 小时后逐渐变得表情冷漠、无反应，但意识水平不受影响，语言理解正常。对这种症状的认识有助于我们及时发现和诊断小脑缄默症。

　　来源：戎宏涛，岳树源，惠旭辉. 小脑性缄默症［J］. 中华神经外科杂志，2015，31（1）：101-103.

（孙强　刘闻捷　崔文耀）

第三节　脑干肿瘤的护理

【概述】

　　脑干位于间脑与脊髓之间，包括中脑、脑桥和延髓三部分。人体多数脑神经核均集中于脑干，第三至第十二对脑神经均自脑干发出。脑干管理头颈部及内脏活动。脑干肿瘤占颅内肿瘤的 1.4%～2.4%，可发生在任何年龄段，但儿童与青少年较成年人常见，发病原因尚不明确。其主要临床表现如下：

　　1. 一般症状：病人早期可有头痛，但颅内压增高的症状一般不太明显，可有性格及行为的变化。

　　2. 定位症状：病人早期可出现患侧颅神经损害症状，随着肿瘤的发展，肿瘤累及脑干腹侧的锥体束时，则出现交叉性麻痹，即患侧颅神经瘫痪及对侧肢体的运动和感觉障碍。肿瘤在脑干的不同位置可导致病人出现特有的定位症状。

　　（1）中脑肿瘤：主要出现动眼神经和滑车神经麻痹。

　　（2）脑桥肿瘤：首先出现外展神经、面神经和三叉神经瘫痪。

　　（3）延髓肿瘤：主要出现后组颅神经瘫痪。

　　3. 小脑症状：肿瘤浸润小脑后病人可出现共济失调、眼球震颤等。

　　4. 颅内高压：肿瘤阻塞中脑导水管，导致脑脊液循环通路受阻，引起幕上脑积水及颅内高压。

　　主要治疗方法有手术治疗、放射治疗及化学治疗，其中手术治疗为首选治疗方法。

【护理难点及对策】

（一）术前护理难点及对策

难点1　病情观察及护理

　　解析：脑干包括脑桥、中脑、延髓，在狭小的空间内包含颅神经核团、神经传导束、网状系统等结构，主管呼吸、心跳等活动。脑干肿瘤病人可出现呼吸功能障碍、吞咽功能障碍等临床表现，而手术前面临的最大危险是颅内压增高所导致的脑疝，其可危及病人生命。因此，术前的病情观察及护理尤为重要。

　　对策：

　　1. 观察病人的瞳孔、意识、生命体征等的变化，密切观察有无颅内压增高、脑疝的表现，注意避免可引起颅内压增高的因素。

2. 若肿瘤位于中脑，应注意观察病人的意识变化、有无颅内压增高的症状、有无复视等，同时应观察病人的吞咽反射情况，防止误吸，有肌无力者应注意观察肢体活动。

3. 若肿瘤位于延髓，病人呼吸随时有停止的危险，应严密观察呼吸的变化。同时，应注意观察有无后组颅神经损害的表现，如进食呛咳、声音嘶哑等症状，必要时遵医嘱安置胃管鼻饲给予流质饮食，防止误吸，保证营养供应，提高其对手术的耐受力。

（二）术后护理难点及对策

临床病例

病人，男，54 岁，因"反复性头痛伴呕吐 3^+ 年、呼之不应 1 小时"急诊入院，急诊 CT 示脑干占位（图 13－3）。病人在全麻下行"脑干占位切除术＋颅内压探头植入术"，术毕返回病房，呈浅昏迷状，带回气管插管辅助呼吸，双侧瞳孔等大等圆，约 4mm，对光反射灵敏，立即给予呼吸机辅助呼吸，带机顺应，氧饱和度为 98%，持续颅内压监测，颅内压为 11mmHg。

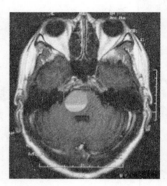

图 13－3 脑干肿瘤

难点 1 体位与活动

解析： 由于脑干肿瘤位置特殊，其周围颅神经丰富，且脑干损伤可引起呼吸抑制等，并发症多且严重，常危及病人生命安全。术后应向病人及其家属进行健康教育，使病人保持正确的体位，避免剧烈活动导致再次损伤。

对策：

1. 全麻未醒时可取平卧位，注意防止胃内容物吸入气道引起窒息。

2. 全麻清醒后手术当日床头抬高 15°～30°，枕下垫一软枕，保持头、枕、肩在一条水平线上，防止脑干移位造成呼吸骤停。

3. 术后 1～5 天的对策。

（1）抬高床头 15°～30°，以利于颅内静脉回流、减轻脑水肿，支持床上活动，活动应循序渐进，促进神经及肢体功能恢复。

（2）对肢体活动障碍的病人应定时协助翻身拍背，保护受压皮肤。

（3）切勿剧烈活动，防止颅内出血或引流管脱落，必要时给予镇静镇痛药物及保护性约束。

难点 2 瞳孔的观察

解析： 由于术后继发性脑干周围视神经损伤，脑干损伤病人的瞳孔的临床表现多样，临床上应重视对其瞳孔的观察，及时做出准确判断，以免耽误病情。

对策：

1. 中脑损伤时，初期两侧瞳孔不等大，后期伤侧瞳孔散大，对光反射消失，眼球向下外倾斜。当两侧损伤时，两侧瞳孔散大，眼球固定。

2. 脑桥损伤时，两瞳孔极度缩小，对光反射消失，两侧眼球内斜、同向偏斜或两侧眼球分离等。

3. 医护人员应密切观察病人瞳孔变化，做好相关记录，发现异常立即通知医生进行处理。

难点3　引流管的护理

解析：脑干肿瘤切除后，部分病人需在创腔安置引流管，其作用是充分引流创腔渗血、积血，防止对脑干造成过大压力，同时又可达到防止颅内感染和降低颅内压的目的。

对策：

1. 保持引流管固定通畅，防止折叠、扭曲、压迫引流管。每日倾倒引流液，并做好记录。根据引流液的量及病人的病情调整引流管位置。做好病人及其家属的健康宣教，防止意外拔管。

2. 预防感染，搬动病人应先夹闭引流管，安置好病人后及时打开。根据病情严格控制引流瓶高度及引流速度，防止引流液逆行污染。医护人员应按照无菌操作原则更换引流装置，保持伤口部位清洁干燥，以防感染。

3. 观察并记录引流液的性状、颜色及量，正常情况下手术当天引流液为暗红色，之后颜色逐渐变浅、变清。若每日引流量过多（>300mL）或持续有新鲜血液引出，应及时告知医生，给予止血药物支持，必要时可再次手术。

难点4　并发症的观察与护理

解析：中脑、脑桥及延髓术后的病人，由于瘤体位于大脑中枢，周围神经丰富，手术造成脑干功能损伤、脑干水肿或术后脑干复位过快等可引起脑干功能障碍，病人可因呼吸障碍、胃肠道出血或呼吸道感染等并发症而死亡。护理人员必须加强病人的护理，预防并发症的发生。

对策：

1. 对于颅内血肿：严密监测病人的意识、瞳孔、生命体征及肢体活动情况。观察伤口有无渗血渗液。有引流管的病人注意观察引流管的位置，引流液的性状、颜色及量。若发现异常应立即通知医生，遵医嘱给予药物支持，必要时行CT检查。

2. 对于呼吸功能障碍：护理过程中重点观察呼吸频率、节律及深浅度，持续鼻导管吸氧3升/分，监测氧饱和度变化，必要时行血气分析，注意病人皮肤、黏膜颜色，有无发绀、口唇青紫等，加强翻身拍背，鼓励咳嗽咳痰，保持呼吸道通畅，必要时给予气管插管、呼吸机辅助呼吸。

3. 对于消化道出血：多见于术后3~5天，观察病人进食情况，动态询问是否有腹胀腹痛情况。观察呕吐物及大便的颜色及性状，保留标本及时送检。预防性使用胃黏膜保护药。

4. 对于高热：术后部分病人可能出现高热，首先应判断是中枢性高热还是感染性高热，针对不同发热原因采取相应处理措施。中枢性高热者体温常骤然升高，主要是由脑干的体温调节中枢受损引起，多为超高热，解热药物效果不佳，可去除被盖，将冰块置于腋下、腹股沟及腘窝等大血管流经处行物理降温，或用酒精擦浴、亚低温治疗等；若体温热型不规则，持续时间不等，体温正常后又出现发热，则应考虑颅内感染或伤口感染，在物理降温的同时选用敏感抗生素治疗，同时可使用激素药物（如地塞米松、琥珀氢化可的松等）治疗。

【知识拓展】

黄荧光辅助引导技术在颅内肿瘤术中的初步应用

黄荧光辅助引导技术指使用装有 YELLOW 560nm 滤光片的 PENTERO 900 荧光显微镜切除肿瘤的技术。该技术根据术中肿瘤的荧光染色情况判断肿瘤边界，结合超声技术进行肿瘤切除。

其手术方法如下：在手术室病人生命体征平稳后行荧光素钠皮试，皮试结果显示为阴性后在手术开始时将 5mL 荧光素钠用生理盐水稀释成浓度为 20％的荧光素钠液，按照 5~10mg/kg 的剂量静脉滴注。使用装有 YELLOW 560nm 滤光片的 PENTERO 900 荧光显微镜，在剪开硬膜后切换荧光模式，当达到肿瘤实质部位可见肿瘤呈黄绿色光，而周边正常颜色为淡绿色，如有出血转回普通光模式，切除荧光染色的肿瘤后再转回普通光模式，常规关颅及术后治疗，术后病人无需避光。

颅内肿瘤最大范围的切除将给病人带来益处，如何得以实现，除了术者的经验，辅助技术的应用不可或缺。近年来术中 MRI、术中 B 超逐步开展，但均不能实现真正的实时引导，操作起来仍有不便之处。黄荧光辅助引导技术是一种新型技术，荧光素钠是一种在眼科使用较广泛的荧光造影剂，其显影机制是药物通过受损的血-脑屏障进入脑组织，在特殊荧光激发下显影，可以使医生更加准确地判断肿瘤的位置及其边界，技术优势更加明显。

来源：李健，郝淑煜，侯宗刚，等. 黄荧光辅助引导技术在颅内恶性肿瘤手术中的初步应用[J]. 中华神经外科杂志，2015，31（12）：1219-1221.

（孙强　刘闻捷　崔文耀）

第四节　桥小脑角区肿瘤的护理

【概述】

桥小脑角区位于后颅底的前外侧，上界位于天幕，下界由脑桥延髓外侧膜与小脑延髓池相隔，位于前庭蜗神经与舌咽神经之间。此区的重要性在于集中了听神经、面神经、三叉神经及岩静脉、小脑前上动脉等，若发生肿瘤，会逐渐损害上述结构而使病人产生桥小脑角区综合征。桥小脑角区肿瘤多为良性，以听神经瘤最为常见，约占该区肿瘤的 76％，其次是脑膜瘤和表皮囊肿。

桥小脑角区肿瘤最常见症状为肿瘤压迫前庭神经的耳蜗造成缓慢进展的单侧感觉性

听力丧失，主要临床表现有耳鸣或发作性眩晕、同侧角膜反射减退或消失、小脑症状（眼球水平震颤、肢体肌张力减弱、共济障碍）、后组颅神经麻痹、锥体束征（常为病变同侧肢体无力、反射亢进和病理性）、颅内高压症状、面瘫等。耳鸣多为首发症状，继而出现一侧听力进行性减退、失聪。

主要治疗方式有手术治疗和放射治疗。桥小脑角区肿瘤手术被认为是神经外科三大高难度手术之一，虽然目前手术致残率和致死率已下降至较低水平，但难以避免术后严重并发症的发生。开展该区针对性护理是提高手术成功率的重要保证。桥小脑角区肿瘤病人的病情变化快、危险大，可在意识障碍前出现呼吸障碍，甚至呼吸停止。若不能及时发现病情变化并处理，会丧失治疗时机，造成病人死亡。

【护理难点及对策】

（一）术前护理难点及对策

难点1　病情观察及护理

解析： 桥小脑角区肿瘤病人常有听力障碍、眩晕等。做好病人的病情观察，对确保手术的安全性有重要意义。

对策：

1. 观察病人有无头晕、眩晕及平衡障碍。嘱病人尽量卧床休息，不单独外出，病房设置简洁，保持地面干燥，避免大幅度摆动头部。

2. 观察病人有无耳鸣及听力下降。保持环境安静，与病人交谈时应尽量站在病人健侧，关心病人，主动、耐心地与其进行交流。

3. 观察病人有无颅内压增高，密切监测病人的瞳孔、意识、生命体征，若有变化应立即通知医生。合理使用脱水剂，避免出现剧烈咳嗽、便秘等使颅内压增高的因素。

难点2　安全护理

解析： 桥小脑角区肿瘤病人常伴有眩晕。预防病人跌倒对确保病人安全接受手术有重要意义。

对策：

1. 观察病人有无头晕、眩晕及平衡障碍，对病人行生活自理能力和压力性损伤、跌倒/坠床危险因素评估，特别是对于有视力视野功能受损的病人，更应进行。

2. 对评估结果为高危的病人，应对病人及其家属行健康宣教，确保病人及其家属签字，采取预防压力性损伤、跌倒/坠床等的护理措施。

3. 对有头晕、眩晕及平衡障碍者，预防跌倒：

（1）病房布局合理，物品摆放整齐。

（2）病房地面应干燥清洁，防止病人滑倒及摔伤。

（3）予以床挡保护，防止病人坠床。

（4）避免大幅度摆动头部，病人外出活动或检查应有专人陪伴。

（二）术后护理难点及对策

临床病例

病人，女，48 岁，因"听力下降 10+ 天、饮水呛咳 3+ 天"、MRI 示"右侧桥小脑角占位"入院，诊断为听神经瘤（图 13-4）。在全麻下行"右侧桥小脑角占位切除术"。术后 2 天，病人吞咽困难，饮水呛咳，咳嗽反射减弱，听力无变化，右眼睑闭合不全，生命体征正常，伤口敷料干燥，创腔引流出淡血性液体，保留尿管引出淡黄色小便。

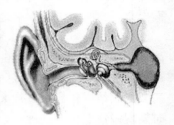

图 13-4　听神经瘤

难点 1　体位与活动

解析： 桥小脑角区肿瘤位置特殊，其周围颅神经丰富，且脑干损伤可引起呼吸抑制等，并发症多且严重，常危及病人生命安全。因此，术后应保持正确的体位，避免剧烈活动导致再次损伤。

对策：

1. 全麻未醒时可取平卧位，注意防止胃内容物误吸入气道引起窒息。

2. 全麻清醒后手术当日床头抬高 15°～30°，枕下垫一软枕，保持头、枕、肩在一条水平线上，防止颈部屈曲、脑干移位，引起呼吸骤停。

3. 术后 1～5 天的对策。

（1）抬高床头 15°～30°，以利于颅内静脉回流、减轻脑水肿，支持床上活动，活动应循序渐进，促进神经及肢体功能恢复。

（2）对肢体活动障碍病人应定时协助翻身拍背，保护受压皮肤。

（3）切勿剧烈活动，防止颅内出血或引流管脱落，必要时给予镇静镇痛药物及保护性约束。

难点 2　引流管的护理

解析： 根据病人术中情况安置引流管，保证引流管通畅，密切观察引流液的颜色、性状、量，对评估颅内出血、切口渗血渗液、伤口愈合情况及有无手术部位感染有重要意义。

对策：

1. 术后 24～48 小时引流瓶与创腔高度位置一致，手术 48 小时后可将引流瓶逐渐放低，以充分引流创腔内液体。

2. 保持引流管固定通畅，防止折叠、扭曲、压迫引流管。每日倾倒引流液，并做好记录。根据引流液的量及病人的病情调整引流管位置。做好病人及其家属的健康宣教，防止意外拔管。

3. 预防感染。搬动病人前应先夹闭引流管，安置好病人后及时打开。根据病情严格控制引流瓶高度及引流速度，防止引流液逆行污染。医护人员应按照无菌操作原则更换引流装置，保持伤口部位清洁干燥，以防感染。

4. 观察并记录：观察引流液的性状、颜色及量，正常情况下手术当天引流液为暗红色，以后逐渐颜色变浅、变清。若每日引流量过多（>300mL）或持续有新鲜血液引出，应及时告知医生，给予止血药物支持，必要时可再次手术。

难点3 防止误吸

解析： 后组颅神经包括舌咽神经、迷走神经、副神经、舌下神经。病人后组颅神经受损后会出现饮水呛咳、吞咽困难、声音嘶哑、咳嗽无力等，易引起误吸导致窒息和吸入性肺炎。

对策：

1. 保持呼吸道通畅，适时吸痰，加强翻身拍背，必要时行气管切开。

2. 观察病人咳嗽反射有无减弱或消失、声音有无嘶哑、进食有无呛咳。

3. 饮食对策。

（1）术后麻醉清醒后，饮水不呛咳，就可以饮水，2小时后可进食，若无呛咳再逐渐过渡到普通饮食。

（2）若吞咽困难、呛咳反应严重，给予鼻饲流质饮食，并注意观察胃液，以便及时发现应激性溃疡。

（3）若有轻微呛咳，进食时采取坐位或健侧卧位，选择不易误吸的糊状食物，嘱病人健侧牙齿咀嚼，以免吞咽困难。

（4）出现呛咳时，病人应腰、颈弯曲，身体前倾，下颌抵向前胸。病人平卧，头应偏向一侧，防止残渣侵入气管。

难点4 枕骨大孔疝的识别和护理

解析： 后颅窝容积较小，对颅内高压的代偿能力也小，易导致枕骨大孔疝。脑疝是颅内高压最危险的并发症，是一种极严重的危象，早期救治是防止其出现严重后果的重要手段。脑疝确诊后应立即采取紧急降低颅内压的措施，为手术争取时间。

对策：

1. 枕骨大孔疝的识别。由于颅后窝容积较小，对颅内高压的代偿能力也小，病人病情变化快。

（1）病人常有进行性颅内压增高的临床表现，如剧烈头痛、频繁呕吐、颈项强直或强迫头位。

（2）因受压部位常位于延髓，生命体征紊乱出现较早，意识障碍出现较晚，病人早期可突发呼吸骤停而死亡。

2. 枕骨大孔疝的急救和护理：

（1）立即静脉快速输入或静脉推入脱水剂。

（2）安置保留尿管，密切观察尿量及脱水效果。

（3）保持呼吸道通畅。吸氧，准备好气管插管、气管切开用物或呼吸机。

（4）密切观察病情变化，15~30分钟观察1次。

（5）紧急做好术前检查、术前准备。部位性质明确者，应立即手术切除病变。

（6）积极准备脑室穿刺用具。脑积水者，立即行脑室穿刺外引流术。

难点5　角膜炎的观察及护理

解析：桥小脑角区术后面神经损伤会引起眼睑闭合不全，发生暴露性角膜炎、角膜溃疡甚至角膜穿孔，临床表现为畏光、流泪、疼痛，重者有眼睑痉挛等刺激症状、球结膜水肿、角膜缘周围睫状前血管网扩张和充血。因此，有眼睑闭合不全时，应注意观察角膜的异常情况并及时处理。

对策：

1. 眼睑闭合不全者用眼罩保护患侧眼睛，严重者可用胶布将上下眼睑黏合在一起或接受睑缘缝合术。

2. 白天按时用氯霉素眼药水滴眼，睡前涂眼膏。

3. 指导病人注意保持眼部清洁，减少用眼，外出戴墨镜。

【知识拓展】

我国听神经瘤外科治疗的足迹

我国听神经瘤的外科治疗大致分为四个阶段。

一、探索起步阶段（1950—1970年）

我国听神经瘤外科治疗始于20世纪50年代，这一时期对听神经瘤的局部解剖结构、手术入路及技巧进行了较深入的研究，但受手术器械等因素的限制，肿瘤全切率不高，病死率高达12.4%～40.0%。

二、进步发展阶段（1971—1990年）

随着CT影像技术和神经电生理技术的应用，此阶段听神经瘤的诊断水平得到极大提高。显微器械的不断进步及显微镜的临床应用，使听神经瘤的全切率明显提高，最高达77.4%，面神经保留率最高达60.0%，病死率也明显降低（5.8%～21.8%）。

三、提高面神经解剖保留和立体定向放射治疗兴起阶段（1991—2000年）

在这一阶段，神经外科医生把力争听神经瘤全切除并保留面神经作为手术追求的目标。这一阶段听神经瘤全切率明显提高，最高达100%；病死率明显下降，最低为0。这一阶段立体定向放射治疗听神经瘤作为一种新的治疗方法为人们所接受。

四、成熟完善阶段（2001年以后）

2001年以后为我国听神经瘤外科治疗成熟完善阶段，术中神经电生理监测、神经内镜、术中超声造影成像和术中MRI等先进技术的应用，极大地提高了听神经瘤的全切率和面神经、听神经解剖保留率，病死率在许多机构为零。

来源：杨正明，李龄. 我国听神经瘤外科治疗的足迹 [J]. 中华神经外科杂志，2016，32（1）：80-82.

（刘闻捷　李莉　陈茂君）

第五节　岩骨斜坡区肿瘤的护理

【概述】

岩骨斜坡区指由蝶骨、颞骨和枕骨所围成的区域，这些骨构成了颅底的中、后颅窝。岩骨斜坡区肿瘤指位于岩骨嵴及斜坡区域的颅底肿瘤，常见的有脑膜瘤、神经鞘瘤、胆脂瘤、脊髓瘤、骨瘤等，多为良性肿瘤，病史较长，平均为 2.5～4.5 年，发病率低。

由于肿瘤紧靠后组脑神经、基底动脉及其分支、小脑半球、脑干等重要结构，其临床表现较为复杂，神经系统损害症状根据肿瘤的发生部位、生长方向不同而有所不同。

1. 头痛多见于枕顶部，偶有顶部疼痛的表现，多为首发症状。

2. 颅内压增高多不明显，因肿瘤生长缓慢，常在晚期并发阻塞性脑积水时才出现颅内压增高症状。

3. 多组脑神经损害症状：易受累神经为动眼神经、三叉神经、面神经、听神经及外展神经，常表现为上睑下垂、听力下降、面部麻木、三叉神经痛及复视等。

4. 小脑受损症状：步态蹒跚、共济失调和眼球水平震颤。

5. 椎动脉及基底动脉受累可有短暂性脑缺血发作。

6. 个别表现为海绵窦综合征和岩尖综合征：眼球后疼痛、外展神经麻痹。

岩骨斜坡区肿瘤的治疗以手术治疗为主，其他治疗包括放射治疗、化学治疗等。

【护理难点及对策】

（一）术前护理难点及对策

难点 1　健康宣教及行为训练

解析： 岩骨斜坡区肿瘤病人多为中老年人，除有不同程度的神经功能障碍外，往往合并其他基础疾病，如高血压、糖尿病等，对自身的病情缺乏正确的认识，且因肿瘤生长影响小脑，部分病人会出现小脑体征。

对策：

1. 评估病人健康状态，将术前血压、血糖控制在理想范围。

2. 嘱病人戒烟戒酒，进行床上大小便、有效咳嗽咳痰的行为训练。

3. 行跌倒/坠床危险因素评分，做好病人及家属的健康宣教，保持病房、走廊及卫生间干燥、整洁，设置醒目的防滑提示。

4. 病人卧床休息，不单独外出，要求住院期间留陪护一人。

5. 进食速度宜缓慢，防止呛咳或误吸。餐后漱口，防止口腔内异物残留。

（二）术后护理难点及对策

临床病例

病人，女，61岁，入院前 2$^+$ 年无明显诱因出现头痛，无恶心、呕吐、肢体活动障碍、肢体麻木、抽搐等，10$^+$ 天前，病人头痛加重，头痛时伴上肢抖动，行增强 MRI 示"右侧斜坡区占位"（图 13－5）。病人既往有高血压 II 级，间断服药治疗，住院期间曾晕倒一次，晕倒时意识清楚。在全麻下行"右侧斜坡区占位切除术"。术后病人神志清醒，双瞳等大等圆，对光反射灵敏，术后带回气管插管行呼吸机辅助通气，右侧脑脊液耳漏，遵医嘱予以抗感染、降低颅内压等治疗。

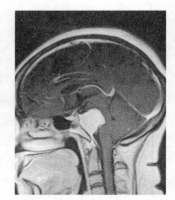

图 13－5 右侧斜坡区肿瘤

难点 1 脑脊液漏的观察与护理

解析： 岩骨斜坡区肿瘤常位于颅底部，脑脊液漏是颅底手术常见的并发症之一，表现为切口皮下积液、切口外漏及脑脊液耳漏。若脑脊液漏处理不得当，容易并发颅内感染，加重病情。

对策：

1. 嘱病人卧床休息，术后取患侧卧位并床头抬高 15°～30°，保持头、颈、躯干在一条水平线上，翻身和搬动病人时勿牵拉切口。

2. 严密观察伤口敷料及周围组织水肿情况。

3. 若发现皮下积液或切口外漏，应通知医生更换敷料，并加压包扎，必要时重新缝合；如发现脑脊液耳漏，在抬高床头的同时嘱病人尽量取漏侧卧位，避免逆流感染。

4. 对于脑脊液耳漏病人应在外耳道放置无菌干棉球，待棉球被脑脊液浸湿后及时更换并记录，记录 24 小时浸湿棉球数量，以估计漏液量。

5. 对于长期受压部位应垫软枕避免发生压力性损伤，枕上垫无菌巾并及时更换。

6. 注意监测病人体温变化，预防性使用抗生素，防止感染。

难点 2 人工气道的管理

解析： 由于手术部位邻近呼吸中枢，病人术后可能行气管插管或口、鼻咽通气管辅助呼吸，且由于术中气管插管时间较长，容易导致呼吸道黏膜损伤，发生黏膜水肿及出血。

对策：

1. 对于带机病人：

（1）根据病人病情正确调节呼吸机参数，适时吸痰，保持呼吸道通畅。

（2）遵医嘱充分镇静镇痛，保护性约束双上肢，防止非计划性拔管。

（3）定时给予病人口腔护理，防止口腔内感染的发生。

（4）定时更换呼吸机管道，正确掌握拔管时机，避免气道感染。

（5）必要时行气管切开。

2．对于口、鼻咽通气管辅助呼吸病人：

（1）定时经口、鼻咽通气管吸痰，保持通气管固定通畅。

（2）定时更换口、鼻咽通气管，保持清洁，防止气道感染。

（3）对病人及家属行健康宣教，告知其注意事项，给予病人心理安慰与支持。

3．对于拔管病人：

（1）遵医嘱给予持续低流量氧气吸入。

（2）密切关注病人呼吸状态，监测病人呼吸频率、深度，观察嘴唇黏膜颜色，主动询问病人呼吸情况。

（3）鼓励病人咳嗽咳痰，对于清理呼吸道低效的病人予以翻身拍背，必要时行雾化治疗，及时吸痰，保持呼吸道通畅，防止肺部感染。

难点3　颅神经损伤的症状及护理

解析：岩骨斜坡区肿瘤切除后，因周围颅神经丰富，容易造成周围神经的损伤。常见的有动眼神经及面神经损伤，病人表现为患侧眼睑下垂、眼球活动受限、瞳孔散大和对光反射消失；三叉神经损伤，病人表现为面部麻木、痛觉减退或消失、舌感觉异常，还可出现患侧下颌运动障碍，不能咀嚼及流涎等症状；后组颅神经损伤，病人常表现为吞咽困难、声音嘶哑、咳嗽反射消失等。

对策：

1．对于动眼神经及面神经损伤：严密观察病人神志、血压、脉搏、肢体活动等的变化。脑干损伤时，瞳孔变化多样且不规则，应正确判断。做好角膜护理，遵医嘱给予滴眼药水或涂抹眼药膏，戴眼罩，必要时行眼睑缝合术，防止感染。

2．对于三叉神经损伤：进食后加强口腔护理，餐后协助病人漱口，防止口腔内异物残留，预防口腔感染。教会病人健侧咀嚼食物。遵医嘱给予神经营养药物，避免口腔溃疡的发生。

3．后组颅神经损伤的对策。

（1）术后麻醉清醒后，饮水不呛咳，即可以饮水，2小时后可进食，根据病人具体情况给予流质、半流质饮食。

（2）嘱病人进食时应抬高床头，采取半坐位，进食速度宜缓慢，防止呛咳或误吸。

（3）吞咽困难、呛咳严重者应遵医嘱安置保留胃管，予以鼻饲肠道营养支持，按照鼻饲护理常规护理。

（4）必要时给予静脉营养支持。

【知识拓展】

打鼾容易得肿瘤？

一项研究报道，间歇性吸氧和睡眠片段化促进了肿瘤微环境的变化，可导致不利的免疫监视，从而加速肿瘤增殖及促进肿瘤的侵袭。另外，睡眠质量的减低代偿性地导致睡眠时间的延长，多项研究证实睡眠时间与肿瘤的产生有关。2013年美国哈佛大学医学院一项历时22年对973例结肠癌病人睡眠时间与结肠癌发生危险因素的研究结果表明，每天睡眠超过 7 小时伴有打鼾的病人结肠癌的患病率较每天睡眠时间短于 5 小时的病人显著增加，较长的睡眠时间伴有规律性打鼾可能与睡眠呼吸暂停和暴露于低氧环境有关。这也是反复缺氧和睡眠片段化刺激肿瘤增殖的一大证据。目前虽然尚不清楚更深的细节，但此类研究将会继续进行下去。

（孙强　刘闻捷　崔文耀）

第六节　枕骨大孔区肿瘤的护理

【概述】

枕骨大孔区指硬膜附着于斜坡下 1/3，即桥延沟以下至 $C_1 \sim C_2$ 段的区域，其后方是较宽大的枕大池和上脊髓的蛛网膜下腔，前方是基底池，两侧借蛛网膜下腔相连。该区域发生的肿瘤统称为枕骨大孔区肿瘤，以腹侧多见，占枕骨大孔区肿瘤的 68%～98%，根据解剖特点，该区域肿瘤有横跨颅腔和椎管两个部位生长的趋势。常见髓内肿瘤主要有星形细胞瘤和室管膜瘤，髓外硬膜下肿瘤以脑膜瘤和神经鞘瘤多见，硬膜外肿瘤以脊索瘤和转移瘤多见。髓外肿瘤以脑膜瘤发病率最高，神经鞘瘤和脊索瘤次之。枕骨大孔区肿瘤初始症状隐匿，无特异性，少数病人可长期无症状或随体位的变化而自动缓解，故容易误诊、延诊。主要临床表现如下：

1. 神经根组：表现为颈部和枕下部疼痛，也可出现头痛、头晕。神经根症状为枕骨大孔区肿瘤最常见的首发症状，当出现其他症状时，颈部疼痛往往已存在较长时间。

2. 延、颈髓组：肿瘤压迫延髓和上颈髓，表现为躯体感觉障碍、四肢无力、肌肉萎缩、肌张力增高、括约肌功能障碍、病理征阳性等。其中肢体感觉异常多从一侧上肢开始，逐渐累及其余肢体。少数病人可由于延髓受压出现呼吸抑制。

3. 后组脑神经组：舌咽神经及迷走神经是容易受损的后组脑神经，表现为吞咽困难、呛咳、声音嘶哑、咽反射减弱或消失等。副神经及舌下神经受累相对少见。

4. 小脑组：肿瘤向上生长压迫小脑，可出现步态不稳、共济失调、眼球震颤等症状。

5. 其他：若肿瘤巨大，向桥小脑角区伸展，可累及三叉神经、面神经、前庭蜗神经，出现眩晕、面部感觉减退等。当肿瘤压迫第四脑室造成梗阻性脑积水时，可出现头痛、恶心、呕吐、视盘水肿等颅内压增高的表现。

枕骨大孔区肿瘤的治疗首选外科手术治疗，必要时辅以放射治疗。应争取早发现、早诊断、早治疗。

【护理难点及对策】

（一）术前护理难点及对策

难点1　术前评估及健康教育

解析： 枕骨大孔区肿瘤病人可能有步态不稳、吞咽困难、呼吸困难等表现。做好病人的安全护理对确保其顺利接受手术有重要意义。

对策：

1. 观察病人意识、瞳孔、生命体征、肢体肌力的情况，四肢有无痉挛性瘫痪，枕颈区有无放射性疼痛，有无膈神经受损引起的呼吸困难或窒息感，有无枕大孔区症状或颅内压增高、后组脑神经损害或小脑性共济失调等症状，及时发现病情变化。

2. 对病人行生活自理能力和压力性损伤、跌倒/坠床危险因素评估。

3. 对评估结果为高危的病人，应向病人及其家属行健康宣教，确保病人及其家属签字，采取针对压力性损伤、跌倒/坠床等的护理措施。

4. 对有步态不稳者，预防跌倒：

（1）病房布局合理，物品摆放整齐。

（2）病房地面应干燥清洁，防止病人滑倒及摔伤。

（3）予以床挡保护，防止病人坠床。

（4）避免大幅度摆动头部，外出活动或检查应有专人陪伴。

5. 吞咽困难者，留置胃管行鼻饲流质饮食；咳嗽困难者及早行气管切开；密切观察因肿瘤压迫所致的颅内压增高症状及不适，以防脑疝发生。

（二）术后护理难点及对策

临床病例

病人，男，57岁，因"颈项部无诱因疼痛6+年，右侧肢体活动障碍10天"、增强MRI示"枕骨大孔区巨大占位"（图13-6）入院。在全麻下行"枕骨大孔区占位切除术"，术后第1天病人神志清醒，双瞳等大等圆，呼吸困难，予以呼吸机辅助通气，饮水呛咳，给予流质饮食，引流管引流出淡血性液体，尿管引流出淡黄色小便。

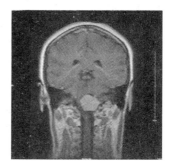

图13-6　枕骨大孔区肿瘤

难点1　后组脑神经受损的症状与护理

解析： 枕骨大孔区肿瘤位置特殊，术中易损伤后组脑神经及延颈髓、椎动脉及其穿支，导致术后出现饮水呛咳、声音嘶哑、呼吸困难等并发症。

对策：

1. 术后评估病人吞咽功能，给予病人流质或半流质饮食，对于不能经口进食的病人，可遵医嘱安置保留胃管，给予鼻饲流质饮食，防止误吸导致吸入性肺炎。必要时可给予外周静脉营养支持。

2. 密切观察病人的意识、瞳孔、呼吸状态，一旦发生进行性意识障碍或呼吸节律、深度的改变，应考虑脑水肿加重或颅内出血，立即通知医生进行处理，给予20％甘露醇250mL快速滴入，急诊CT检查，必要时行开颅手术。

3. 对于呼吸困难病人可根据病情使用机械通气，保证机体正常血氧饱和度。

难点2　脑脊液漏的护理

解析： 脑脊液外漏是枕骨大孔区肿瘤术后的另一常见并发症，其发生可能与椎动脉复合体的解剖、移位有关。脑脊液漏应做到早发现、早处理，避免发生颅内感染。

对策：

1. 指导病人采取患侧卧位，维持特定体位直至停止漏液，告知病人及家属不可自行堵塞漏液口。

2. 病人使用软枕，在枕上垫无菌巾并及时更换，脑脊液耳鼻漏者定时用生理盐水擦洗漏液通道，乙醇消毒防止逆行感染。

3. 脑脊液耳鼻漏者在漏口处放置干燥无菌棉球，待棉球完全浸湿后予以更换并做好记录。

4. 指导病人不可用力咳嗽、打喷嚏及排便。

5. 脑脊液鼻漏病人禁止鼻饲、鼻内滴药、鼻腔吸痰等经鼻操作。

难点3　术后中枢性高热

解析： 人体体温由产热和散热两个过程调节，其中散热活动由交感神经支配，延髓损害后周围交感神经完全失去了与脑的联系，全身失去了交感神经的支配，使血管处于麻痹性扩张状态，汗腺也麻痹不能泌汗，体热淤积，不能散热，故出现中枢性高热。

对策：

1. 病人出现中枢性高热，体温持续大于38.5℃，家属担心病情变化。医护人员应做好健康教育，告知家属其产生的原因，缓解家属的焦虑情绪。

2. 动态监测体温变化，做好物理降温，多采用温水或乙醇擦浴，去除被褥，放置冰块于腋下、腹股沟及腘窝等大血管流经处，有条件者可应用冰枕、冰毯等进行物理降温。

3. 进行亚低温治疗时应加强皮肤护理，防止压疮、冻伤。

4. 遵医嘱给予药物退烧治疗，常用的药物有柴胡、复方氨林巴比妥、激素类药物（如地塞米松、琥珀氢化可的松等）。

5. 加强营养支持，注意水电解质平衡。

难点4　呼吸机的调节及使用

解析： 枕骨大孔区肿瘤靠近延髓呼吸中枢，术后病人易发生呼吸障碍，需行呼吸机辅助呼吸。因此，应掌握呼吸机的调节及使用，改善病人的气体交换，增加其舒适性，加速自主呼吸的恢复。

对策：

1. 呼吸机模式选择。呼吸机的常用模式有以下几种。

（1）持续正压通气（CPAP）：用面罩将持续的正压气流送入气道，适用于睡眠呼吸暂停综合征等。

（2）双水平正压通气（BIPAP）下的自主/时间安全控制模式（S/T）：为呼吸机常用模式。S模式具有支持性，即Spont，在病人有自主呼吸的时候使用；T模式可控制呼吸周期的时间，在病人没有自主呼吸能力时，需要一个时间性的强制模式来控制压力大小的输出；S/T就是在病人有不同压力需求时，可以自动切换的一种工作模式。

（3）定压控制通气（PCV）：压力控制呼吸时，在设置吸气时间里呼吸机维持一个恒定吸气压力，呼吸机送出的潮气量由临床设置的吸气压水平、吸气时间和频率来决定。

2. 呼吸机参数调节。

（1）吸气压力（IPAP）：初始6～8cmH$_2$O，逐渐增加至10～20cmH$_2$O，至病人能够耐受的最高压力，使潮气量达到8～10mL/kg，最终达到满意的通气和氧合水平。

（2）呼气压力（EPAP）：初始3～5cmH$_2$O，一般小于7cmH$_2$O。小于4cmH$_2$O，CO$_2$可能重吸收；大于7cmH$_2$O，可能过度通气。

（3）潮气量：8～15mL/kg，根据临床及血气分析结果适当调整。

（4）呼吸频率：新生儿40～50次/分，婴儿30～40次/分，年长儿20～30次/分，成人16～20次/分。

（5）呼吸比：一般1∶（1.5～2.0）。

（6）流速（Flow）：至少为每分钟通气量的两倍，一般为4～10升/分。

（7）吸入氧浓度（FiO$_2$）：长时间吸氧浓度一般不超过50%～60%。

3. 呼吸机报警原因及处理。切忌不查找报警原因，直接消除或重置报警。

（1）高压报警：常见原因包括设备原因和病人原因。设备原因有异物堵塞或气囊脱落堵塞、管路内积水过多、通气回路受压等；病人原因有呼吸道分泌物过多、气道痉挛、人机对抗等。其处理措施包括：吸引分泌物，去除异物；及时倾倒呼吸机管路积水；检查调整管路，避免折叠、扭曲；根据个体差异适当调整报警上限；人机对抗的病人必要时遵医嘱使用药物对症处理。

（2）低压报警：其主要原因包括呼吸机回路漏气或管路脱落、接头衔接不紧、导管气囊破裂或充气不足。其处理措施包括检查并连接管路、导管气囊适量充气或更换气管导管。

（3）其他报警：① 气源报警。低氧流量，氧气供应压力不足。② 低分钟通气量报警。管路漏气，RR过低。③ 呼吸机故障报警。电源或系统故障。④ 其他。如病情变化等。

难点5　出院指导

解析： 肿瘤术后病人由于手术创伤大、并发症较多，病人精神尚差，自理能力下降。医护人员应根据病人具体情况行针对性的健康宣教，使病人早日回归正常生活。

对策：

1. 向病人及家属解释病情，告知病人肢体功能完全恢复尚需一定时间，嘱病人继续卧硬板床，起床活动应戴颈托（出院后根据病情戴颈托3～6个月），颈部勿用力过猛，防止颈部外伤和承受压力。

2. 继续加强病人偏瘫肢体功能恢复，教会其家属帮助病人做肢体的主动或被动运动和肌肉按摩，增强病人痊愈的信心。

3. 健康饮食。多饮水，多食蔬菜和水果，增强机体免疫力。

4. 告知病人定期复查，术后每 3 个月复查 1 次，半年后每半年复查 1 次，至少复查 5 年，若发现病情变化应及时就医。

【知识拓展】

洼田饮水试验

日本学者洼田俊夫提出的分级明确清楚、操作简单，有利于选择有治疗适应证的病人。但是该检查根据病人主观感觉，与临床和实验室检查结果可能不一致，并要求病人意识清楚，能够按照指令完成试验。

试验方法：

病人端坐，喝下 30mL 温开水，观察所需时间和呛咳情况。

1 级（优）：能顺利地 1 次将水咽下；

2 级（良）：分 2 次以上，能不呛咳地咽下；

3 级（中）：能 1 次咽下，但有呛咳；

4 级（可）：分 2 次以上咽下，但有呛咳；

5 级（差）：频繁呛咳，不能全部咽下。

正常：1 级，5 秒之内；

可疑：1 级，5 秒以上或 2 级；

异常：3～5 级。

疗效判断标准：

治愈：吞咽障碍消失，饮水试验评定 1 级；

有效：吞咽障碍明显改善，饮水试验评定 2 级；

无效：吞咽障碍改善不显著，饮水试验评定 3 级以上。

来源：任琳，郎黎薇，殷志雯. 增加吞咽功能筛查频次对减少桥小脑角肿瘤病人手术后吸入性肺炎的作用 [J]. 中华护理杂志，2014，49（3）：284－286.

（孙强　刘闻捷　崔文耀）

第七节　颈静脉孔区肿瘤的护理

【概述】

颈静脉孔区位置深在、范围狭小，其中穿行有重要的神经和血管。发生在颈静脉孔区的肿瘤并不多见，除颈静脉球瘤外，以施万细胞瘤和脑膜瘤为主。其他肿瘤还有骨源性肿瘤、表皮样囊肿、转移性肿瘤、脊索瘤、黏液瘤、神经肠源性囊肿、血管外皮瘤、浆细胞瘤等。颈静脉孔由颞骨岩部和枕骨组成，可分为两部分：较大的静脉部（乙状部）位于后外侧，容纳颈静脉球、Ⅹ及Ⅺ脑神经和脑膜后动脉；较小的神经部（岩部）位于前内侧，容纳Ⅸ脑神经和岩下窦。颈静脉孔位于外耳道后方，骨管向前下外开口，为颅后窝到颅外主要神经血管的通道，内有颈静脉球体、舌咽神经、迷走神经和副神经通过，该区肿瘤病变常累及周围，以面神经、听神经功能障碍为首发表现。颅神经受损的临床表现如下：

1. 舌咽神经：表现为同侧软腭、咽部感觉障碍，舌后 1/3 味觉和感觉丧失。

2. 迷走神经：声带和软腭麻痹，出现吞咽困难、声音嘶哑，咽喉壁感觉丧失。

3. 副神经：病侧胸锁乳突肌和斜方肌麻痹和萎缩，表现为不能向对侧转颈，不能耸肩。

4. 舌下神经：舌肌麻痹、萎缩。

颈静脉孔区不同肿瘤的临床表现如下：

1. 施万细胞瘤是指起源于Ⅸ、Ⅹ、Ⅺ脑神经的神经鞘瘤，属良性肿瘤，占颅内肿瘤的 0.17%～0.72%。它起病缓慢，常被忽略，从首发症状出现到就诊常经过数年时间。不一定有典型的颈静脉孔综合征出现，往往以Ⅶ、Ⅷ脑神经麻痹最常见，其次为舌肌萎缩和后组脑神经障碍。报道也以听力障碍和面瘫最为多见。

2. 颈静脉球瘤是起源于颈静脉球外膜附近副神经节的副神经节瘤，很少见，约占头颅肿瘤的 0.6%，多见于中年人，女性多于男性，病程长短不一，肿瘤单发，3%～5% 的患者可合并全身其他部位的副神经节瘤。部分病例有家族性遗传倾向。它多单发，少数可双侧同时发生。

（1）进行性单侧听力下降，伴耳鸣。传导性或神经性耳聋，肿瘤血供丰富，可出现搏动性耳鸣。

（2）面瘫：面神经受累提示肿瘤侵及桥小脑角、内听道、中耳、乳突、面神经管或茎乳孔等。

（3）眩晕：肿瘤累及迷路或直接压迫前庭神经，可出现眼震，水平性眼震多见。

（4）颈静脉孔区综合征：后组脑神经麻痹，多见于巨大肿瘤。

（5）后破裂髁综合征：Ⅸ、Ⅹ、Ⅻ脑神经同时受累，出现舌肌萎缩和伸舌偏向病侧。

（6）Horner 综合征：大型颈静脉球瘤可向前生长并包绕颈动脉、产生 Horner 综合征，提示病变累及咽旁间隙内的颈交感干或颈内动脉周围的颈内动脉交感丛。

除上述脑神经症状外，还可因脑脊液循环受阻、脑积水，出现颅内高压症状，行走不稳、共济失调等小脑症状，锥体束征阳性。肿瘤向外生长，可于颈部扪及肿块。

3. 脑膜瘤起源于颈静脉孔附近的蛛网膜细胞，肿瘤可包裹附近的神经、血管等结构，并向颞骨、颈部和后颅窝延伸。临床表现类似于施万细胞瘤和颈静脉球瘤，以颅内高压多见。它生长缓慢，起病隐匿。

4. 软骨瘤属于良性肿瘤，发生于软骨内骨化的骨骼，主要见于四肢骨和颅底骨。

软骨肉瘤属于恶性软骨肿瘤，可由软骨瘤恶变而来，也可直接由间质细胞发展而来。软骨瘤较为少见。软骨肉瘤更罕见。临床表现因肿瘤生长速度和侵犯结构不同而异，缺乏特征性表现。

【护理难点及对策】

(一) 术前护理难点及对策

难点1 术前评估及健康教育

解析： 颈静脉孔区肿瘤病人肿瘤向颅内生长，患者出现头痛、头晕、呕吐的颅内高压症状及听力和肌力下降、步态不稳等脑神经受损症状，可能有步态不稳、吞咽困难、呼吸困难等表现。做好病人的安全护理对确保其顺利接受手术有重要意义。

对策：

1．观察病人的意识、瞳孔、生命体征，有无后组脑神经损害或小脑性共济失调等，及时发现病情变化。

2．对病人进行洼田饮水试验，评定吞咽障碍程度。对吞咽困难者，在护士指导下，选择柔软、入口易变形、不易滞留黏膜的食物。食物温度适宜。采用坐位、头稍前屈的进食体位，放慢进食速度。

3．对病人行生活自理能力和压力性损伤、跌倒/坠床危险因素评估。

4．对评估结果为高危的病人，应对病人及其家属行健康宣教，确保病人及其家属签字，采取针对压力性损伤、跌倒/坠床等的护理措施。

5．对有步态不稳者，预防跌倒：

（1）病房布局合理，物品摆放整齐。

（2）病房地面应干燥清洁，防止病人滑倒及摔伤。

（3）予以床挡保护，防止病人坠床。

（4）病人外出活动或检查应有专人陪伴。

6．术前戒烟戒酒，练习咳嗽咳痰，预防呼吸道感染。

(二) 术后护理难点及对策

临床病例

病人，男，32岁，因"左耳听力下降伴耳鸣 6$^+$月"、MRI 示"左侧颈静脉孔区占位"（图13－7）入院。在全麻下行"左侧颈静脉孔区颅内外沟通占位切除术"。术后第1天，病人呈嗜睡状，左瞳 3mm，对光反射灵敏，右瞳 3mm，对光反射灵敏，呼吸规则，肢体活动可，伤口敷料清洁干燥，无渗血渗液，留置尿管引流出淡黄色清亮小便。

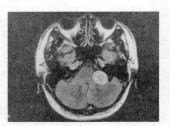

图13－7 颈静脉孔区肿瘤

难点 1　后组脑神经受损的症状与护理

解析： 颈静脉孔区肿瘤位置特殊，术中易损伤后组脑神经，导致术后出现饮水呛咳、声音嘶哑等并发症。

对策：

1. 术后评估病人吞咽功能，防止误吸导致吸入性肺炎。必要时可给予外周静脉营养支持。

（1）术后清醒后 2 小时若饮水无不适，逐步从流质、半流质饮食过渡到普通饮食，分次少量缓慢进食流质，若无呛咳再逐渐过渡到普通饮食。

（2）若吞咽困难、呛咳反应严重，给予鼻饲流质饮食，并注意观察胃液，以便及时发现应激性溃疡。

（3）若有轻微呛咳，进食时采取坐位或健侧卧位，选择不易误吸的糊状食物，嘱病人健侧牙齿咀嚼、吞咽。

（4）出现呛咳时，病人应腰、颈弯曲，身体前倾，下颌抵向前胸。病人平卧时，头应偏向一侧，防止残渣侵入气管。

2. 密切观察病人的意识、瞳孔、呼吸状态，保持呼吸道通畅，适时吸痰。对咳嗽反射差、无法排痰患者给予翻身拍背，每日行雾化吸入 2~3 次，按需行口、鼻腔吸痰。根据病情必要时行气管切开。

3. 对呼吸困难病人可根据病情使用机械通气，保证机体正常血氧饱和度。

难点 2　脑脊液漏的护理

解析： 脑脊液耳漏是颈静脉孔区肿瘤术后的常见并发症，其发生可能与颈静脉孔区的解剖有关。脑脊液漏应做到早发现、早处理，避免发生颅内感染。

对策：

1. 指导病人绝对卧床，采取患侧卧位，抬高床头 30°~60°，使脑组织移向颅底而封闭漏口，减少脑脊液的流出。

2. 对于脑脊液耳漏者，在漏口处轻轻放置干燥无菌棉球，待棉球完全浸湿后予以更换，观察并记录脑脊液的外漏量、性状、颜色。

3. 病人使用软枕，在枕上垫无菌巾并及时更换，关注病人的体温及脑脊液化验结果，预防颅内感染。

4. 做好病人及家属的健康宣教，禁止用手掏、堵塞耳道，预防感冒，尽量避免用力咳嗽、打喷嚏及排便等。

难点 3　面神经损伤的护理

解析： 面神经损伤是颈静脉孔区肿瘤术后的另一常见并发症，因肿瘤周围颅神经丰富，容易造成周围神经的损伤。常见的面神经损伤表现为患侧眼睑无法闭合或闭合不全，进食时会流口水、掉食，且有不同程度的味觉减退。

对策：

1. 病人出现眼睑闭合不全或无法闭合时，要加强眼部护理，严重者可用胶布将上下眼睑黏合在一起或接受睑缘缝合术。

2. 白天用氯霉素眼药水滴眼，戴眼罩，夜间用红霉素眼膏涂眼，以湿盐水纱布覆盖眼睑。

3. 指导病人注意保持眼部清洁，减少用眼，外出戴墨镜。

4. 每日病人进食后做好口腔护理，保持口腔清洁，增加病人的舒适感。

难点 4　出院指导

解析：肿瘤病人病程长、病情重，术后病理类型多，并发症较多，且神经功能恢复是一个长期的过程。病人精神尚差，自理能力下降。医护人员应根据病人具体情况行针对性的健康宣教，使病人早日回归正常生活。

对策：

1. 向病人及家属解释病情，告知病人肢体肌力完全恢复尚需一定时间，教会家属帮助病人每日进行肢体的主动或被动运动和肌肉按摩，增强病人痊愈的信心。

2. 对于吞咽功能有障碍的患者，应告知家属，病人进食时应抬高床头，采取半坐位，进食速度宜缓慢，防止呛咳或误吸。给予病人流质或半流质饮食，最好是糊状食物。教会病人做吞咽功能康复训练，促进吞咽功能的恢复。

（1）舌肌咀嚼肌运动训练：为增强口唇闭锁功能，可让病人面对镜子练习紧闭口唇。不能主动闭合者应先帮助其进行被动闭唇，然后逐步过渡到主动闭唇、抗阻闭唇，锻炼肌力。在病人未出现吞咽反射的情况下，先进行舌肌和咀嚼肌按摩，再嘱病人张口，进行伸舌运动，并把嘴唇推开，将舌尽力向外伸出，先舔下唇及左右口角，然后将舌缩回，转舔上唇及硬腭部，然后将舌缩回。病人不能进行主动运动时，护士或家属可用湿纱布包住病人舌头，然后用食指和拇指捏住舌头，引导其进行各个方向的运动。闭口，做上下牙齿相互叩击及咀嚼动作 10 次，同时用压舌板在舌上施以压、滑动等刺激，或用舌抵抗压舌板练习抗阻运动，可改善舌的运动功能。这些训练对加强舌咽肌群的力量、预防误吸有积极作用。

（2）闭锁声门训练：让病人按住墙壁、桌子大声喊"啊"或憋气，采用两手在胸前交叉用力推压等动作训练闭锁声门。

（3）颈部屈肌的肌力强化及颈部放松训练：前后左右放松颈部，或重复做颈部左右旋转及提肩、沉肩等运动。

（4）改善吞咽反射训练：寒冷刺激能有效提高软腭和咽部的敏感性，使吞咽功能得到强化。用冷冻过的湿棉棒刺激软腭、腭弓、咽后壁及舌后部，连续 5～10 次后嘱病人做吞咽动作或让病人咽下小冰块。若病人已经开始经口进食，进食前以冷刺激进行口腔清洁，既能提高对食物的敏感度，又能通过刺激提高对咽部的注意力，从而减少误吞咽，起到预防吸入性肺炎的作用。

（5）声门上吞咽训练：也称模拟吞咽训练。指导病人由鼻腔深吸一口气，然后屏气吞咽唾液，最后呼气咳嗽。让病人做点头样吞咽动作，先将颈部后屈，使会厌谷变小，继之颈部尽量前屈，形似点头，同时做吞咽动作。

（6）针灸治疗：针灸治疗能改善病人吞咽功能，减少误吸，促进舌和咀嚼肌运动，提高吞咽反射的灵活性。

3. 多饮水，多食蔬菜和水果，增强机体免疫力。

4. 告知病人定期复查，术后每 3 个月复查 1 次，半年后每半年复查 1 次，至少复查 5 年，若发现病情变化应及时就医。

【知识拓展】

间隙经口至食管管饲法

间歇经口至食管管饲法即进食前将口腔营养管经口腔插入食管上段，用注食器将流质饮食、水和药物等注入，注食完毕随即拔出口腔营养管，呈间歇性。这既是一种进食代偿手段，可弥补传统留置胃管的缺陷，也是一种治疗吞咽障碍的方法。口腔营养管内装有能够探测 CO_2 浓度的传感器，进餐置管时设备本身可通过探测 CO_2 的浓度直接判断管道是否误入气道中（气管内 CO_2 浓度显著高于食管内 CO_2 浓度），便于医护人员安全置管。

采用间歇经口至食管管饲法的患者在进食完毕后可拔除口腔营养管，更有利于患者顺利进行其他吞咽治疗。从口腔插管进食，能有效避免因留置胃管而导致的食物反流，更加符合人体经口进食的生理特点，同时患者营养状况的有效改善有利于吞咽功能的恢复。吞咽障碍患者由于口腔及咽部吞咽肌群瘫痪或麻痹，咽反射减退或消失，喉上抬无力，在日常吞咽康复治疗及训练中，用柠檬冰刺激法来促进吞咽功能恢复是专有措施。间歇经口至食管管饲法经口腔插管与柠檬冰刺激法原理相同，通过反复拔插胃管不仅不会引起咽部不适及恶心、呕吐，而且可刺激口腔及咽喉部瘫痪或麻痹的舌肌、咽肌等吞咽肌群，促进这些肌肉收缩，使胃管向口腔后部移动，尝试使喉上举。因此该方法本身也是增加肌力的训练方法之一。间歇经口至食管管饲法注食后即拔出口腔营养管，不影响患者形象，能增加患者康复信心，使其能更积极有效地配合治疗及康复训练。

来源：董小方，刘延锦. 脑卒中吞咽障碍患者间隙经口至食管管饲体验的质性研究 [J]. 中华现代护理杂志，2017，23（26）：3367-3368.

（李莉　刘闻捷　陈茂君）

第五篇
脊髓疾病的护理

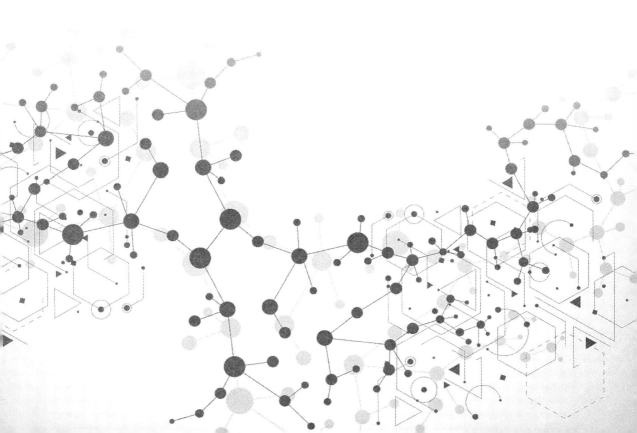

第十四章　椎管内肿瘤的护理

第一节　颈段脊髓肿瘤的护理

【概述】

椎管内肿瘤（intraspinal canal tumor）是发生于脊髓本身或椎管内与脊髓邻近的组织原发性或继发性肿瘤的总称，又称为脊髓肿瘤。临床上按其与脊髓和硬脊膜的关系分为髓内肿瘤、髓外硬脊膜内肿瘤和硬脊膜外肿瘤三大类。肿瘤可发生于脊椎的任何节段，发生于胸段者最多，约占半数，颈段约占 1/4，其余分布于腰髓段及马尾。椎管内肿瘤可发生于任何年龄，发病高峰年龄为 20～50 岁，肿瘤按发生来源可分为原发性肿瘤、继发性肿瘤和转移性肿瘤。

肿瘤位于不同的脊髓节段，可导致病人出现不同的症状和体征。颈段脊髓肿瘤如发生在颅颈交界区，其临床表现可分为颅内损害、骑跨损害、高位颈髓损害。当病变起源于颅内时，可以出现后组颅神经症状、脑干功能障碍，有时出现小脑症状。而骑跨性肿瘤的病人较少出现脑神经功能障碍，高位脊髓损害症状较为明显。

上颈段肿瘤早期可出现枕、颈部放射性疼痛，晚期出现顽固性颈部疼痛、肌肉萎缩、四肢痉挛性瘫痪、感觉消失。肿瘤刺激膈神经出现呃逆、呕吐，膈神经受损则出现呼吸困难、呼吸肌麻痹。

颈膨大肿瘤出现肩部和上肢放射性疼痛、上肢迟缓性瘫痪、下肢痉挛性瘫痪、病灶以下感觉障碍、自主神经功能障碍、伴 Horner 综合征，表现为病变侧瞳孔缩小、眼裂变小、眼球内陷，同侧面颊潮红无汗。

对于颈段脊髓肿瘤，目前唯一有效的治疗手段是手术切除。上颈段肿瘤的瘤体可经枕骨大孔向上延伸进入颅腔，因此术前应做好开颅的准备。治疗效果与脊髓受压的时间，肿瘤的部位、性质和脊髓受累程度有关。恶性肿瘤可行肿瘤大部切除并做外减压，术后辅以放射治疗及化学治疗。

【护理难点及对策】

(一) 术前护理难点及对策

难点 1　术前护理评估及健康教育

解析：颈段脊髓肿瘤病人常有疼痛、肢体运动及感觉功能受损情况。术前及时、准确的护理评估，必要的、针对性的术前健康教育对确保手术的安全性有重要意义。

对策：

1. 评估病人肢体活动及感觉障碍的程度，有无合并其他基础疾病等。

2. 根据病人现状做相应健康教育。

(1) 对有肢体功能障碍的病人：准确评估；病房布局合理，物品摆放整齐；病房地面应干燥清洁，防止病人滑倒及摔伤；禁止病人穿拖鞋行走；卧床时予以床挡保护，防止病人坠床；病人外出活动或检查要有专人陪伴。

(2) 对有感觉功能障碍的病人：禁止使用热水袋，泡脚水的水温应预先调节好，水温控制在 40℃左右；提高病人及家属对烫伤的重视程度。

(3) 对疼痛症状明显的病人：评估疼痛的程度，可适当变换体位，让病人舒适以缓解疼痛；必要时给予药物辅助止痛。

(4) 翻身训练：教会病人轴线翻身的方法。让病人平卧，一位护士站于病人所需卧位一侧，一手放于病人颈下，另一手放于病人外侧肩部，让病人双手分别放于护士颈后和一侧腋后。另一位护士站于病人背后，双手分别托着病人臀部及大腿，两人一起缓慢沿脊柱轴线用力，将病人缓缓放于侧卧位。

(5) 呼吸及咳嗽训练：指导病人做深呼吸，吸气时间长于呼气时间。嘱病人在深吸气后屏气，然后稍用力咳嗽，使气体或痰液冲出。

(6) 排尿训练：练习躺床上自然排尿。让病人躺下，臀下放置便盆，放松腹部及会阴部。不能排尿者，用温热毛巾敷下腹部或听流水声，温水冲洗会阴等。

(7) 对术后需要佩戴颈托的病人，选择大小合适的颈托，练习使用。

(8) 皮肤准备：术前 2 天，每日用洗发膏和氯己定清洁头颈部，重点揉搓枕骨粗隆至双肩水平的皮肤，减少术前皮肤定植细菌数量，预防手术部位感染。

(二) 术后护理难点及对策

临床病例

病人，女，44 岁，因"右下肢乏力 5 年，加重伴右上肢乏力感觉异常 1 年"入院。入院诊断为颈段脊髓肿瘤 (图 14-1)。在全麻下行"颈 1~2 椎管内占位切除术"。术后第 1 天，病人神志清楚，右侧肢体乏力未缓解，异常感觉有缓解，左侧肢体肌力、感觉无异常，皮下留置密闭式负压

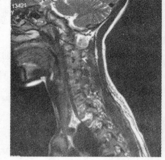

图 14-1　颈段脊髓肿瘤

引流瓶，引流出淡血性液体，留置尿管引流出淡黄色清亮小便。

难点1　体位与活动

解析：颈段脊髓肿瘤术后不恰当的体位可能引起脊髓扭曲、牵拉延髓，使病人发生出血甚至呼吸骤停。长期卧床易增加皮肤完整性受损、下肢深静脉血栓及肺部感染等的风险。正确的体位及适当的活动可以改善病人的预后。

对策：

1. 术后全麻未醒前取平卧位，搬动病人时要保持脊柱水平位，颈部制动，注意颈部不能过伸过屈，以免引起脊髓损伤。全麻清醒后可适当抬高床头。

2. 每2小时翻身1次，翻身时使用轴线翻身法使头、颈、脊柱保持一条轴线，避免颈椎旋转、屈伸。平卧位时不宜垫枕或毛巾，过高或过低可能导致颈部扭曲，发生强烈不适甚至疼痛，侧卧位时保持枕头与肩同高。

3. 术后2~3天可佩戴颈托，抬高床头至半卧位休息。

4. 术后4~7天佩戴颈托，慢慢翻身，适当进行肢体功能锻炼甚至下床活动。

难点2　呼吸功能障碍的观察及护理

解析：术后病人颈髓受压引起肋间肌、膈肌麻痹，导致病人呼吸功能障碍。尤其是颅颈交界区的肿瘤，肿瘤可累及延髓甚至脑干，导致病人出现后组颅神经受损的表现，从而影响病人的呼吸功能。

对策：

1. 准确评估病人的呼吸情况，判断有无呼吸困难，观察呼吸频率及呼吸幅度，监测血氧饱和度。评估病人有无后组颅神经受损引起的吞咽困难及咳嗽无力。

2. 保持呼吸道通畅，防止误吸。给予低流量吸氧，血氧饱和度低于95%时增大吸氧流量，血氧饱和度低于90%时除了增大吸氧流量还应给予吸痰，对痰液黏稠的病人给予雾化吸入。

3. 对严重呼吸困难者，必要时行气管插管或气管切开，给予呼吸机辅助呼吸。

4. 病情稳定后进行呼吸功能锻炼，使用呼吸机辅助呼吸的病人间断停用呼吸机，使血氧饱和度维持在95%以上，嘱咐病人进行深呼吸及咳嗽训练。

难点3　神经功能障碍肢体的观察和护理

解析：由于肿瘤牵拉及压迫，病人出现脊髓传导束受压症状，病人表现出肢体功能障碍，且在术后短时间内不会缓解。术后早期对功能障碍肢体进行护理干预可以改善病人预后，预防关节畸形、足下垂等。

对策：

1. 麻醉清醒后严密观察四肢感觉、肌力、肌张力等，并与术前进行对比，以便及时发现并发症。

2. 运动障碍的肢体翻身后将肢体置于功能位，注意卧位姿势不得压迫患肢，下肢瘫痪者防止关节畸形，足下垂者应穿"丁"字鞋，保持双足功能位；感觉麻木或感觉消失的肢体应预防烫伤。

3. 病情稳定后指导病人进行肢体功能锻炼，做到自主运动与被动运动相结合。

4. 对于长期卧床的病人，应指导病人进行主动或被动的踝关节屈伸，以预防下肢深静脉血栓的形成，必要时嘱其穿着弹力袜。

5. 每 2 小时轴线翻身一次，避免压力性损伤的发生。指导病人进食高蛋白、粗纤维的饮食，以避免活动减少引起的便秘。

难点 4　伤口及引流管护理

解析： 根据病人术中情况安置引流管，保证引流管通畅，密切观察引流液的颜色、性状、量等对评估术区出血、切口渗血渗液、伤口愈合情况有重要意义。

对策：

1. 早期皮下引流或创腔引流高度应与头部一致。48 小时后根据引流物性质决定高度：若量多、色浅，应适当抬高引流瓶；若引流物呈血性、色深，引流瓶应低于创腔。

2. 保持引流管通畅确，勿折叠、扭曲、压迫管道。

3. 确保引流管固定牢固。引流管长度应适宜，确保病人头部有适当活动空间；告知病人及其家属引流管的重要性，避免意外拔出引流管；若引流管不慎被拔出，应立即通知主管医生，切勿自行安装。

4. 观察与记录。

（1）观察引流液的颜色、性状、量：手术当天引流液呈暗红色，以后逐渐变浅、变清。若 24 小时后仍有鲜血流出，应通知医生给予止血措施，必要时再次手术止血。

（2）观察引流管处伤口敷料情况。

（3）引流管一般在术后 2~3 天拔除。拔除引流管后应密切观察敷料有无渗出，如有渗出应观察渗出液的性状和量。当渗出液呈无色透明状时可考虑有脑脊液漏，应立即通知医生更换敷料并缝合伤口，并动态监测体温，警惕感染的发生。

难点 5　高热的护理

解析： 肿瘤压迫颈髓或术中的牵拉，导致大部分交感神经失去作用，损伤平面以下无出汗功能，使体温调节的能力大大下降，病人出现高热。应及早识别并采取有效的护理措施，使病人平稳度过高热期。

1. 动态监测体温，及早发现。

2. 高热时撤除病人的厚被子或厚衣物。保持病室通风，鼓励病人多饮水。

3. 物理降温，冰袋冷敷或温水擦浴。

4. 加强营养，注意水电解质平衡。

难点 6　出院指导

解析： 术后病人颈椎的稳定性较差，病人需要长时间佩戴颈托。有肢体功能障碍的病人恢复也需要较长的时间。因此，医护人员应重视对病人的出院指导，确保对病人进行定期随访。

对策：

1. 指导病人适当活动，早期避免颈部过屈过伸的动作，讲解佩戴颈托的重要性。

2. 有肢体功能障碍的病人，指导进行自我功能锻炼，树立战胜疾病的信心。

3. 告知病人及其家属随访的必要性，指导病人定期门诊复查。

【知识拓展】

高位颈段脊髓电刺激促醒术

长期昏迷也称为植物状态。长期昏迷的病人被称作植物人。目前我国有超过 10 万的长期昏迷病人，传统的综合治疗方法使这类病人苏醒的概率很低，这给病人的家庭和社会带来沉重的经济负担和精神压力。作为神经调控疗法的脊髓电刺激促醒术，是一种促醒长期昏迷病人的里程碑式的崭新技术。据统计，目前该疗法可以使 1/3 以上的长期昏迷病人恢复意识，且创伤小、副反应轻，因而被称为微创疗法或绿色疗法。

该手术通过 X 线透视指引，精确地将刺激电极植入高位颈段椎管内，然后将刺激电极通过延伸导线与脉冲发生器相连，并将脉冲发生器植入病人胸前皮下，其手术创伤小，手术后病人反应良好。经过数天的刺激参数调整，病人的意识会随之改善，随着刺激时间的延长，病人的意识状态会有更进一步的好转。

（崔文耀　李莉　孙强）

第二节　胸段脊髓肿瘤的护理

【概述】

胸段脊髓肿瘤占到椎管内肿瘤的半数。胸段椎管腔隙较小，脊髓受压症状出现早，其中以胸背疼最为常见，表现为肋间神经痛和腹背部疼痛，有的出现束带样感，向腹部放射状疼痛，类似急腹症征象。感觉障碍平面一般位于第二胸椎以下，腹股沟以上。脊髓部分受累时，出现脊髓半切综合征，即病变同侧上运动神经元瘫痪和触觉、深感觉减退，病变对侧平面 2~3 个节段以下的痛温觉丧失。若脊髓横贯性损害，会出现双下肢痉挛性瘫痪，病变平面以下感觉障碍，自主神经功能紊乱。

胸段脊髓肿瘤的治疗同颈段脊髓肿瘤，仍以手术切除为主。

【护理难点及对策】

（一）术前护理难点及对策

难点 1　术前护理评估及健康教育

解析：胸段脊髓肿瘤病人大多胸背部疼痛明显、双下肢运动及感觉功能受损，以及肠蠕动差。术前及时、准确的护理评估，必要的、针对性的术前健康教育，对确保手术的安全性、缓解术后并发症有重要意义。

对策：

1. 评估病人胸腹部疼痛程度，有无感觉障碍，有无合并其他基础疾病。

2. 根据病人现状做相应健康教育。

（1）对有双下肢功能障碍的病人：准确评估；病房布局合理，物品摆放整齐；病房地面应干燥清洁，防止病人滑倒及摔伤；禁止病人穿拖鞋行走；卧床时予以床挡保护，防止病人坠床；病人外出活动或检查要有专人陪伴。

（2）对有感觉功能障碍的病人：禁止使用热水袋，泡脚水的水温应预先调节好，水温控制在40℃左右；提高病人及家属对烫伤的重视程度。

（3）对疼痛症状明显的病人：评估疼痛的程度，可适当变换体位，让病人舒适以便缓解疼痛；必要时需要药物辅助止痛。

（4）翻身训练，教会病人轴线翻身的方法。

（5）排尿训练。

（6）饮食指导：胸段脊髓肿瘤病人术后易产生腹胀、便秘等消化道症状。因此术前应指导病人进食高蛋白、高营养、易消化的食物，避免进食易产气的食物，如萝卜、洋葱等。多吃绿色蔬菜、水果，多饮水，以保持大便通畅。

（7）对术后需要佩戴胸腰骶支具的病人：术前讲解使用支具的目的，并演示正确使用方法，便于术后正确使用。佩戴的方法：病人先取侧卧位，将支具后半部置于躯干后面；再取平卧位，将支具前半部置于胸腹部，使支具前后边缘在腋中线重叠，用固定带系紧。取下的方法：病人先取平卧位，按与佩戴程序相反的顺序取下。

（8）皮肤准备：术前2天，每日用清洁剂和氯己定清洁病变中心上下5个椎体的皮肤，减少术前皮肤定植细菌数量，预防手术部位感染。

（二）术后护理难点及对策

临床病例

病人，女，58岁9个月，因"右下腹束缚感3+年"入院，CT示胸3～5椎管内占位（图14-2）。在全麻下行"胸3～5椎管内占位切除术"。术后第1天，病人神志清楚，双下肢肌力四级，感觉正常，右下腹束缚感有缓解，皮下留置密闭式负压引流瓶引流出淡血性液体，留置尿管引流出淡黄色清亮小便。

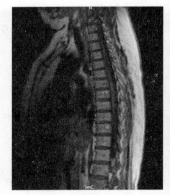

难点1　体位与活动

解析：胸段脊髓肿瘤术后不恰当的体位可能引起脊髓扭曲，导致椎体滑脱内固定失败，发生出血。长期卧床易增加皮肤完整性受损、下肢深静脉血栓及肺部感染等的风险。正确的体位及适当的活动可以改善病人的预后。

图14-2　胸段脊髓肿瘤

对策：

1. 术后全麻未醒前可取平卧位，搬动病人时要保持脊柱水平位，以免引起脊髓损伤。全麻清醒后可适当抬高床头。

2. 每2小时翻身1次，翻身时使用轴线翻身法使头、颈、脊柱保持一条轴线，避免脊髓旋转、屈伸。

3. 术后 3~5 天病情稳定者可佩戴胸腰骶支具协助坐起。

4. 术后 1 周左右可佩戴胸腰骶支具协助下床活动。

难点 2 胃肠道的护理

解析：由于手术牵拉或术中损伤迷走神经，术后病人易产生腹胀和便秘等消化道症状。术前有效的饮食指导、术后针对性的护理措施，可以预防和缓解消化道症状。

对策：

1. 如病情允许，病人应早期活动，进行床上四肢主动功能锻炼以及脐周自我按摩，即将左手放在脐部，右手放在左手上，顺时针方向由慢渐快进行按摩，并逐渐扩大按摩腹部的范围。

2. 指导病人进食高蛋白、粗纤维的饮食，以避免活动减少引起的便秘。

3. 对于腹胀的病人，应了解病人大小便情况，评估腹胀的原因，必要时行腹部彩超。

4. 若是便秘引起的腹胀应给予缓泻剂口服，必要时给予开塞露塞肛。

5. 若腹胀是因为胀气，早期可给予小茴香热敷，效果不明显者给予肛管排气，避免严重腹胀引起病人呼吸困难。

难点 3 神经功能障碍肢体的观察和护理

解析：由于肿瘤牵拉及压迫，病人表现出双下肢功能障碍，且在术后短时间内不会缓解。术后早期对功能障碍肢体进行护理干预可以改善病人预后，预防关节畸形、足下垂等。

对策：

1. 麻醉清醒后严密观察四肢感觉、运动、肌张力等，并与术前进行对比，以便及时发现并发症。

2. 运动障碍的肢体翻身后将肢体置于功能位，注意卧位姿势不得压迫患肢，下肢瘫痪者防止关节畸形，足下垂者应穿"丁"字鞋，保持双足功能位；感觉麻木或感觉消失的肢体预防烫伤和异物刺伤。

3. 病情稳定后指导病人进行肢体功能锻炼，做到自主运动与被动运动相结合。

4. 对于长期卧床的病人，应指导病人进行主动或被动的踝关节屈伸，以预防下肢深静脉血栓的形成，必要时嘱其穿着弹力袜。

5. 每 2 小时轴线翻身 1 次，避免压力性损伤的发生。

难点 4 伤口及引流管护理

解析：根据病人术中情况安置引流管，保证引流管通畅，密切观察引流液的颜色、性状、量等对评估术区出血、切口渗血渗液、伤口愈合情况有重要意义。

对策：

1. 早期皮下引流或创腔引流高度应与头部一致。48 小时后根据引流液性质决定高度：若量多、色浅，应适当抬高引流瓶；若引流物呈血性、色深，引流瓶应低于创腔。

2. 保持引流管通畅，勿折叠、扭曲、压迫管道。

3. 确保引流管固定牢固；引流管长度应适宜，确保病人头部有适当活动空间；告知病人及其家属引流管的重要性，避免意外拔出引流管；若引流管不慎被拔出，应立即通知主管医生，切勿自行安装。

4. 观察与记录。

（1）观察引流液的颜色、性状、量：手术当天引流液呈暗红色，以后逐渐变浅、变清。若24小时后仍有鲜血流出，应通知医生给予止血措施，必要时再次手术止血。

（2）观察引流管处伤口敷料情况。

（3）引流管一般在术后2~3天拔除。拔除引流管后应密切观察敷料有无渗出，如有渗出应观察渗出液的性状和量，当渗出液呈无色透明状时可考虑有脑脊液漏，应立即通知医生更换敷料并缝合伤口，并动态监测体温，警惕感染的发生。

难点5 出院指导

解析： 术后脊柱的稳定性还较差，部分病人需要长时间佩戴胸腰骶支具。有肢体功能障碍的病人恢复也需要较长的时间。因此，医护人员应重视对病人的出院指导，确保对病人进行定期随访。

对策：

1. 指导病人出院后不做上身下屈及左右过度扭曲的动作，半年内不提重物，禁止脊柱旋转运动。

2. 少取坐位，减少胸腰椎间盘承受的压力。避免做弯腰动作，取低物时需先蹲下再取。

3. 佩戴支具时活动相对被限制，一般在坐和站立活动时佩戴，此时只能从事一般活动，禁止剧烈活动或从事重体力劳动，卧床时可除去。

4. 告知病人及其家属随访的必要性，指导病人定期门诊复查。

【*知识拓展*】

电生理监测

应用神经电生理技术进行神经的功能定位与监测，可以减少术后神经功能障碍等并发症的发生。电生理监测包括体感诱发电位监测、运动诱发电位监测和肌电图监测。

体感诱发电位（somatosensory evoked potentials，SEP）监测能有效地评估脊髓后柱上行的感觉传导通路。SEP的预警标准为波幅下降超过50%和（或）潜伏期延长超过10%。手术操作造成脊髓的机械性损伤或缺血性损伤都会引起SEP的改变。其他因素也会引起同样的改变，包括术中血容量严重不足、血细胞压积明显下降、低体温及各种麻醉药物的应用。

运动诱发电位（motor evoked potentials，MEP）监测能有效监测从运动中枢到末梢肌肉的整个运动传导通路。MEP能有选择性地监测运动传导通路，较SEP警告提示平均早5分钟，而且MEP对脊髓局部缺血更敏感。当体温下降及灌注不足时MEP不会减弱。同时MEP能准确地反映脊柱肿瘤切除术中病人的运动功能状态。

肌电图（electromyography，EMG）能监测可能受到损伤的神经根的功能状态。如果手术操作牵拉压迫到神经根，神经根支配的相应肌肉就会出现刺激波，此时应警告术者手术操作可能对神经根的刺激过大，应通过轻柔操作或停止手术操作来避免病人术后出现相应的神经症状。

来源：邱勇，刘兴勇. 神经电生理监测在脊柱外科的应用现状［J］. 中国脊柱脊髓杂志，2015，25（7）：670-672.

（崔文耀　李莉　孙强）

第三节　腰骶段脊髓肿瘤的护理

【概述】

腰骶段脊髓肿瘤引起的感觉障碍一般在同侧肢体，如完全损害则出现双侧感觉障碍。根据肿瘤在腰骶段的不同位置，病人可出现不同的临床表现。腰上段肿瘤表现出髋关节屈曲及股内收动作不能，膝、踝、足趾痉挛性瘫痪；疼痛分布范围为腹股沟、臀外部、会阴或大腿内侧；下肢锥体束征阳性，膝反射亢进，提睾反射消失。腰下段肿瘤表现为根性疼痛分布于大腿前外侧或小腿外侧，感觉障碍限于下肢；膝关节、踝关节运动障碍；膝反射和踝反射消失，大小便失禁或潴留。

对于腰骶段脊髓肿瘤，应尽早行手术治疗。

【护理难点及对策】

（一）术前护理难点及对策

难点1　预防皮肤完整性受损

解析：病人常见的皮肤完整性受损包括压疮、烫伤等。导致皮肤完整性受损的原因很多，病人肢体活动、感觉障碍是主要原因。如果发生皮肤完整性受损，不仅给病人带来痛苦，而且影响疾病的治疗效果。因此，应做好皮肤护理，预防皮肤受损，促进病人早日康复。

对策：

1. 准确评估病人肢体活动、感觉障碍的程度，行压力性损伤高危因素评估。根据评估的结果采取必要的护理措施。

2. 根据病人现状做相应健康教育。

（1）对有肢体活动障碍的病人，预防压力性损伤。每2小时协助翻身一次，保持床单整洁、干燥，必要时给予翻身枕、气垫床。

（2）对有肢体感觉障碍的病人，预防烫伤。禁止使用热水袋，泡脚水的水温应预先调节好，水温控制在40℃左右。提高病人及家属对烫伤的重视程度。

（3）加强营养，指导病人进食含优质蛋白质的食物。

难点2　失禁护理

解析：腰骶段脊髓占位的病人常有大小便失禁。大小便刺激易导致病人会阴部出现红斑、湿疹、糜烂、溃疡，给病人带来不适与疼痛，甚至让病人感到尴尬，失去自尊。有效的护理措施可以避免病人发生失禁性皮炎。

对策：

1. 清洗皮肤的时候动作轻柔，不要用力摩擦皮肤，选择接近皮肤 pH 值的清洗剂。

（1）清洁皮肤采用一次性软布。

（2）清洗皮肤时不要用擦拭法，尽量采取冲洗或轻拍式清洁。

（3）水温不可过高。

2. 选择含有润肤剂的清洗液，患失禁性皮炎时不需要太多水分，润肤剂比保湿剂更加有效。

3. 使用皮肤保护剂，保护皮肤角质层不受到刺激性液体的侵蚀。

（二）术后护理难点及对策

临床病例

病人，女，17岁，因"腰部及双下肢疼痛不适3月、小便困难1月"入院，入院诊断为腰骶段脊髓肿瘤（图14-3）。在全麻下行"腰3～4椎管内占位切除术"。术后第1天，病人神志清楚，双下肢无活动障碍，疼痛未见缓解，诉麻木。皮下留置密闭式负压引流瓶引流出淡血性液体，留置尿管引流出淡黄色清亮小便。

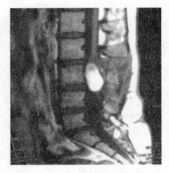

图14-3 腰骶段脊髓肿瘤

难点1 伤口的护理

解析：腰骶段脊髓肿瘤术后伤口接近肛周，易被大小便污染而导致术后伤口感染。术后采取有效的护理措施可以避免伤口被污染，从而促进病人早日康复。

对策：

1. 术后早期安置保留尿管，小便失禁的病人适当延长安置保留尿管的时间，可安置至伤口愈合，避免小便污染伤口。

2. 指导病人饮食清淡，以免油腻的饮食引起腹泻。

3. 密切观察伤口敷料有无污染及渗出。

4. 每次大便后应用温水清洗肛周，保持伤口周围皮肤清洁干燥。

难点2 康复护理

解析：腰骶段脊髓肿瘤病人常以下肢瘫痪及感觉障碍、括约肌功能障碍为主要临床表现。术后早期康复锻炼对病人的预后起着关键性的作用。

对策：

1. 加强功能锻炼，包括已瘫痪与未瘫痪的肌肉和关节活动，特别加强未瘫痪部分的主动运动。

2. 病情允许时进行早期床上活动、离床锻炼。在上肢的帮助和上身的带动下，借助辅助工具，下地练习站立和行走。

3. 防止关节畸形，每天可最大幅度地活动关节，注意充分伸直和外展，防止关节僵硬。

4. 训练膀胱功能，安置保留尿管的病人如无尿路感染的症状，应定时夹闭尿管，有助于建立反射性膀胱。

难点 3　出院指导

解析： 神经功能障碍病人在术后短期内不能恢复，病人出院时往往还存在肢体功能障碍及括约肌功能障碍等。因此，教会病人出院后的自我护理对提高病人的生活质量起着重要的作用。

对策：

1. 出院时给予病人心理疏导，让病人及家属树立康复的信心。
2. 告知病人定期复查。
3. 对于有尿潴留的病人，指导家属学会清洁尿管以防泌尿道感染。
4. 加强肢体功能锻炼及括约肌功能训练。
5. 开展延伸护理服务，定期随访，对病人出现的问题进行针对性的指导。

【知识拓展】

间歇性导尿术的应用

我国脊髓损伤病人的生活质量和生存寿命低于发达国家，其中泌尿系统并发症是导致此类病人晚期死亡的第 1 位原因。脊髓内排尿反射的低级中枢接受较高级排尿中枢及大脑皮质膀胱功能区的调节。同时，支配逼尿肌的副交感神经来自脊髓 $S_{2\sim4}$ 节段，而支配膀胱颈平滑肌和尿道内口括约肌的交感神经来自 T_{11} 至 $L_{1\sim2}$ 节段。正常情况下，膀胱最显著的特点是其本身通过规律的排空而具有防御感染的能力。脊髓损伤导致膀胱排空障碍，过度充盈膨胀，使黏膜充血、水肿，防御机制受损，造成尿路易受感染。其中最主要的原因是膀胱过度膨胀导致膀胱壁血流减少。

以往脊髓损伤后通常采用留置导尿的方式来解决病人不能自主排尿或尿潴留的问题。但留置导尿提供了病原菌直接进入泌尿道的通道，病原菌在泌尿道上皮细胞上大量繁殖，产生炎症和组织损伤。间歇性导尿术可避免因长期留置尿管而引发的尿道、会阴、膀胱并发症。间歇性导尿术不仅能通过周期性膀胱扩张刺激膀胱功能的恢复，还能避免长期留置尿管所致的心理负担。由于尿管在尿道内的留置时间极短，使随导尿管进入尿道的少量病原菌少了一个生存的"最佳场所"，并且可避免因膀胱高压逆行感染。因此间歇性导尿术对预防泌尿道感染起着重要的作用。

（崔文耀　李莉　孙强）

第十五章　脊髓损伤的护理

【概述】

脊髓损伤（injury of the spinal cord）是一种严重的致残性疾病，多数源于交通伤、坠落伤、暴力伤或运动伤。近几十年来，随着基础和临床研究的深入，人们对脊髓损伤有了新的认识。目前认为，大多数急性脊髓损伤为非离断性损伤，表现为挫裂伤、出血、水肿和微循环障碍。一方面，损伤程度与脊髓瞬间受力所致的原发性损伤程度有关，可产生脊髓震荡、不完全损伤、完全损伤和脊髓休克；另一方面，损伤程度与脊髓原发性损伤后产生的继发性损害有关，这些继发性损害在某种程度上是可以干预的。针对继发性损害因素进行治疗是目前研究的热点。

脊髓损伤根据损伤后硬脊膜是否破损分为闭合性损伤和开放性损伤，根据脊髓损伤的程度分为完全性损伤和不完全损伤；根据脊髓损伤的部位分为上颈段脊髓损伤、下颈段脊髓损伤、胸段脊髓损伤、腰胸段脊髓损伤和腰骶段脊髓损伤。

在结构上无论是否完全横断，脊髓损伤在急性期都可表现为伤后立即出现损伤水平以下运动、感觉和括约肌功能障碍。具体临床表现如下。

1. 脊髓震荡：暂时性的脊髓功能障碍，持续数分钟或数小时后恢复正常。

2. 脊髓休克：脊髓失去高级中枢控制，损伤水平以下感觉完全消失，肢体迟缓性瘫痪，大便失禁，尿潴留，生理反射消失。一般 1 天后开始恢复，完全度过休克期需 2~8 周。

3. 完全损伤：休克期过后，脊髓损伤水平呈下运动神经元损伤表现。而损伤水平以下为上运动神经元损伤表现，肌张力增高，腱反射亢进，无自主运动，出现病理反射、感觉完全消失和括约肌功能障碍。脊髓各节段完全性损伤的临床表现如下。

（1）上颈段脊髓损伤：四肢瘫痪，可出现呼吸困难、咳嗽无力，死亡率较高。

（2）下颈段脊髓损伤：双上肢表现为下运动神经元瘫痪，肌肉萎缩，腱反射低下，可有麻木，下肢呈痉挛性瘫痪。

（3）胸段脊髓损伤：有明确的感觉障碍平面，双下肢呈痉挛性瘫痪。

（4）胸腰段脊髓损伤：感觉障碍在腹股沟的上方和下方，双下肢呈痉挛性瘫痪，膀胱及肛门括约肌失控，大小便失禁。

（5）马尾神经损伤：第 3~5 腰椎损伤时，造成的马尾神经功能障碍大多为不完全性的，双下肢大腿呈迟缓性瘫痪，大小便失禁。

4. 不完全损伤：可在休克期过后，亦可在伤后立即表现为感觉、运动和括约肌功能的部分丧失，病理征可为阳性。

脊髓损伤病人的治疗包括急救、搬运及脊柱骨折、脱位的处理。治疗原则是尽早地去除对脊髓的压迫，恢复脊柱的稳定性。手术治疗包括切开复位和固定、椎板切除术、脊髓前方减压术；非手术治疗包括颅骨牵引、手法复位、姿势复位及颈胸支架等。

【护理难点及对策】

（一）术前护理难点及对策

难点 1　不同部位脊髓损伤的观察和护理要点

解析： 不同部位的脊髓损伤会出现不同的并发症。针对性地进行观察并及早发现，并进行对症处理，对病人的预后起着极其重要的作用。

对策：

1. 高颈脊髓损伤的护理。

（1）体温中枢失调，出现中枢性高热，体温可达 39～40℃。给予物理降温或冰毯降温。

（2）呼吸肌麻痹，呼吸道分泌物难以排出，咳嗽、咳痰反射消失，呼吸困难。应加强吸痰，雾化吸入，保持呼吸道通畅，预防肺部感染。

2. 胸段脊髓损伤的护理。注意观察有无血气胸。

3. 腰骶部脊髓损伤的护理。

（1）观察有无大小便失禁、尿潴留、便秘、腹胀等。对大小便失禁者要及时清理，保持肛周皮肤清洁干燥，预防失禁性皮炎。

（2）出现尿潴留应及时处理，刺激排尿不佳，应保留导尿或清洁间隙导尿。

（3）便秘者应保持大便通畅，必要时遵医嘱给予缓泻剂。腹胀病人给予腹部按摩刺激肠蠕动，必要时给予小茴香热敷。

难点 2　心理状态的护理评估及干预

解析： 脊髓损伤多为突发意外导致，伤后引起肢体活动及运动障碍，甚至瘫痪，给病人及家属带来极大的打击，病人往往表现出极度的恐惧及焦虑。因此，医务人员应重视对病人的心理状态进行评估，及时有效地对其进行心理干预，使其积极配合治疗及护理。

对策：

1. 评估病人心理状况，及时识别心理问题，对病人进行针对性干预。

2. 向病人及其家属介绍疾病相关知识，缓解病人的焦虑、抑郁及恐惧情绪，使其树立战胜疾病的信心。

3. 与病人建立相互信任的关系，鼓励病人表达自身感受，指导病人放松训练。

（二）术后护理难点及对策

临床病例

病人，男，17 岁，因"车祸致颈部疼痛伴双上肢感觉运动障碍 8 小时"和"颈脊髓损伤、脑干挫伤"（图15-1）入院。入院时神志清楚，呼吸规则，气道通畅，颈托制动。入院后在局麻下行颅骨牵引，给予安置保留尿管，引流出淡黄色清亮小便，每2小时轴线翻身1次。

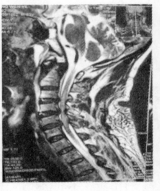

图15-1　脊髓损伤

难点1　颅骨牵引的护理

解析：颈椎因外力造成损伤，出现不稳定或移位，如颈椎骨折或骨折脱位伴有脊髓损伤，颈椎损伤复位后仍不稳定，需要行颅骨牵引。颅骨牵引可以维持脊柱的稳定性，防止神经损害加重。但是，不恰当的护理措施也可能给病人带来严重的后果。

对策：

1. 体位维持。

（1）保持头颈部与身体长轴成一条直线。

（2）平躺时颈部微后仰，以小枕头垫在后颈背部，使钢钉尽量悬空。

（3）指导及鼓励病人做主动性的肌肉和关节活动。

2. 维持牵引的有效性。

（1）牵引绳不可随意放松，也不可有其他外力作用，以免影响牵引效果。

（2）抬高床头20°左右以对抗牵引。

（3）告知病人和家属牵引期间应始终保持正确的位置，牵引方向与肢体长轴应成一条直线。

3. 预防压力性损伤。翻身时一定注意保持牵引绳、头颈部及躯干在同一条直线上，严禁躯干、颈部扭曲旋转。颈托固定松紧合适，有效避免颈部疼痛。侧卧时身体与床成30°~45°，头部枕头高度适宜，与单侧肩同高，给病人在胸腹部间放置一软枕，手及手臂置于枕上，可支起上臂，防止肩内收内旋，减轻胸部受压，两腿间夹软枕，双足踝受压处分别放置一水袋。

4. 预防牵引处伤口感染：穿刺处皮肤保持清洁干燥，每日用艾力克消毒。

难点2　术后并发症的预防及护理

解析：脊髓损伤病人往往需要长期卧床，加之常伴有肢体运动及感觉功能障碍，颈髓损伤的病人可能会出现呼吸衰竭，所以容易并发肺部感染、深静脉血栓、肌肉萎缩等并发症。早期给予有效的护理干预可以预防并发症的发生，促进病人早日康复。

对策：

1. 对于呼吸衰竭：急性颈髓损伤病人易发生呼吸衰竭，特点是呼吸频率大于30次/分，呼吸表浅，呈叹气或双吸气样呼吸，且痰多不能自行咳出。注意观察病人有无发绀、血氧饱和度低等缺氧表现。应配合医生尽早行气管切开，必要时给予呼吸机支持呼吸。

2. 对于深静脉血栓：在急性脊髓损伤中发生率较高，最为关键的预防措施是鼓励床上活动，加强下肢被动或主动活动。若已发生深静脉血栓，病人下肢红肿，应将患肢抬高，制动，以防栓子脱落，如无相关禁忌证，口服抗凝药物治疗。

3. 对于肺部感染：保持呼吸道通畅，定时翻身拍背，及时排除痰液，在病情允许的情况下，鼓励病人多活动。

4. 对于肌肉萎缩：进行肢体被动锻炼，防止肌肉萎缩，根据病情及早制订功能锻炼计划。

难点3　神经功能康复

解析：脊髓损伤有很大的恢复潜力，如果病人能得到及时、合理的康复治疗，相关功能可以最大限度地得以恢复。综合的康复治疗可改善脊髓损伤病人的功能状态，并帮助他们尽快重返社会。

对策：

1. 对于运动障碍病人，早期进行被动运动，运动时应注意以下几点。

（1）每个肢体活动5分钟，操作要轻柔、缓慢而有节奏。

（2）从近端到远端运动到每一个关节。

（3）每个关节均做全运动方向的、最大活动范围的运动。

（4）有痉挛者，应缓解痉挛后再做被动运动。

2. 排便障碍的对策。

（1）注意饮食，多摄取纤维成分多的蔬菜、水果。

（2）定时按摩腹部，每天在固定时间排便。

（3）排便困难者，使用开塞露、麻仁丸等药物。

3. 排尿障碍的对策。

（1）及时开展排尿训练，用手叩击膀胱。

（2）自我清洁间隙导尿。

（3）多饮水，防止泌尿系统感染。

难点4　出院指导

解析：神经功能障碍病人在术后短期内不能恢复，病人出院时往往还存在肢体功能障碍及括约肌功能障碍，甚至需要长期卧床或依靠轮椅。因此，教会病人出院后的自我护理对提高病人的生活质量起着重要的作用。

对策：

1. 出院时给予病人心理疏导，让病人及家属树立康复的信心。

2. 告知病人定期复查。

3. 对于有尿潴留的病人，指导家属学会清洁导尿以防泌尿道感染。

4. 指导卧床病人主动及被动锻炼的方法，防止肢体萎缩。

5. 开展延伸护理服务，定期随访，对病人出现的问题进行针对性的指导。

【知识拓展】

生物支架用于脊髓损伤治疗研究进展

对于脊髓损伤（SCI）病人，要改善其受损脊髓神经功能，需在SCI后期实现脊髓结构性重建、促进细胞再生及调控细胞外基质分布，从而使缺损神经元再生并恢复轴突传导功能。目前应用于治疗 SCI 的生物支架有许多种类，各有优缺点。

生物支架根据来源可分为天然材料生物支架和人工合成材料生物支架，根据形式可分为海绵生物支架、管状生物支架和薄膜生物支架等。聚甲基丙烯酸－β－羟丙酯（PHPMA）是一种亲水性多共聚体，不可降解，但生物相容性良好，被广泛作为药物载体。有研究报道，PHPMA 水凝胶支架具有神经诱导和神经传导作用，其机制可能为促进神经胶质细胞、血管内皮细胞和轴突再生。经精氨酸－甘氨酸－天冬氨酸修饰的 PHPMA 水凝胶支架已在临床上试用于 SCI 治疗，其在促进脊髓再生方面有一定疗效。

来源：邱满乐，连小峰，徐建广. 生物支架用于脊髓损伤治疗研究进展 ［J］. 国际骨科学杂志，2014，9（5）：319－321.

（崔文耀　李莉　孙强）

第十六章　脊髓血管病变的护理

【概述】

脊髓血管病变是脊髓内血管形态异常引起脊髓功能障碍的一组疾病，分为肿瘤型、动脉瘤型及动静脉畸形三类。平均发病年龄为 20 岁，约 50％病人于 16 岁前发病。可发生在脊髓任何节段，以颈段和圆锥最为常见。临床上较小的未出血病变可没有明显症状和体征，较大的血管病变压迫脊髓可出现相应节段脊髓功能障碍，常见腰痛、根性疼痛、感觉运动障碍、括约肌障碍等。血管病变出血形成血肿及脊髓水肿，同样可引起相应脊髓功能障碍，可同时出现蛛网膜下腔出血相应症状。蛛网膜下腔出血或髓内出血是本病的临床危象。

脊髓血管病变发病率低，但致残率较高，因脊髓内结构紧密，较小的血管损害亦可导致严重后果。

辅助检查：①MRI 是诊断该病有效而且创伤小的检查方法。②选择性血管造影（DSA）是确诊该病的主要手段，是脊髓病变分型的"金标准"。③CTA、MRA 对该病的评估不仅有价值，而且无创，可作为 DSA 检查前的筛查。

治疗可行介入或手术治疗，结合对症和支持治疗，有脊髓功能障碍者进行早期康复训练。

病人多伴有疼痛，因脊髓受压产生相应的症状。严密观察和护理，提高病人的生存率，术后持续进行身心康复和护理，才能最大限度地恢复和重建病人的残余功能。

【护理难点及对策】

（一）术前护理难点及对策

难点 1　病情观察及护理

解析： 由于病人多伴有疼痛，脊髓受压引起相应的症状，严重者甚至发展为截瘫，因此及时准确的病情观察和护理尤为重要。

对策：

1. 观察并记录病变局部及肢体活动情况。截瘫病人注意观察皮肤状况并加强基础护理。

2. 评估病人的疼痛部位、性质及伴随症状，必要时遵医嘱给予镇静止痛药物及支持治疗。保持病室安静整洁，防止声光刺激。

3. 严密观察意识、瞳孔、生命体征，对于肌无力的病人要观察肌无力危象，保持呼吸道通畅。

4. 对于尿便障碍的病人可安置保留尿管，口服缓泻剂，按摩腹部，必要时给予开塞露塞肛外用以减轻病人不适，以利于早日康复。

难点 2　术前护理评估及健康教育

解析：充分评估，做好术前准备，进行有针对性的术前健康教育，可提高病人对麻醉和手术的耐受能力，降低手术的危险性。

对策：

1. 评估病人的一般身体状况，了解有无既往史。为病人及家属讲解手术的目的、方法及注意事项，给予心理安慰，使其保证充分良好的睡眠，以最佳的身心状态迎接手术。

2. 术前皮肤准备：①对于胸腰段脊髓手术，超过病变上下各 5 个椎体。②对于腰骶段手术，病变腰椎以上 5 个椎体至坐骨结节处。其余照神经外科手术前常规准备。

3. 脊髓血管病变介入术前护理。

（1）评估病人心理状态，做好心理护理及术前健康宣教。

（2）术前 6 小时禁食，2 小时禁饮：术前 6 小时之前可吃稀饭、馒头等淀粉类固体或饮用牛奶，为病人手术补充能量，术前 2 小时之前可饮用不超过 400mL 的含糖清亮液体（不含茶、咖啡及酒精的饮料），如白开水、糖开水、不含渣的果汁或碳水化合物营养制剂等，增加病人舒适度，减少术前口渴、饥饿烦躁、低血糖等不良反应。

（3）术区备皮（双侧腹股沟、会阴部及大腿上 1/3 处），术晨更换清洁病员服，于左侧肢体建立静脉通道，以免影响医生术中操作。

（4）术前 1~2 天指导病人床上练习大小便，防止病人术后尿潴留。

（5）术前应记录病人肌力和双下肢足动脉搏动情况，作为术后观察对照，便于及早判断是否有并发症发生。

难点 3　脑、脊髓功能障碍的相关护理

解析：病变本身或病变导致血肿使脊髓受压，产生相应的症状，脊髓压迫严重者甚至可发展为截瘫。护理人员应做好生活护理，减轻病人的痛苦。

对策：

1. 对于肌力减退或截瘫病人，应保持肢体功能位，并给予肢体被动训练，防止肌肉萎缩。此外还应注意预防跌倒、坠床等意外。

2. 脊髓功能障碍者由于肠蠕动减慢，易出现腹胀、消化不良等症状。应减少进食量或不食产气过多的食物，如甜食、豆类食品等，食用含纤维素多的食物。给予脐周按摩，鼓励病人床上活动。必要时给予缓泻剂，或遵医嘱给予肛管排气或胃肠减压。

3. 做好大小便的护理。病人出现尿潴留时及时给予处理，先刺激排尿，效果不佳时给予导尿，并训练膀胱功能。如有大小便失禁要及时处理，并保护会阴及肛周皮肤清洁干燥、无破损。

难点 4　安全管理

解析：病人因肢体无力和感觉障碍，可能存在跌倒、坠床、受伤、烫伤、冻伤等风险，因此，加强安全管理十分重要。

对策：

1. 评估病人是否有跌倒、坠床、受伤的风险。对于高风险人群应悬挂标识，加强巡视，告知家属留陪护并签字，注意班班交接，防跌倒、坠床等意外的发生。

2. 对于有跌倒、坠床高危因素的病人应加用床挡，必要时给予约束带进行保护性约束，以保证病人安全，注意观察约束处皮肤及肢端循环情况并记录。

3. 保持病区、卫生间及开水房地面清洁干燥，潮湿的地面上放"小心地滑"警示牌，常用物品放置在触手可及的地方。

4. 选择合适、防滑的鞋子。使用地灯，保证夜间照明。清除障碍物，避免影响人车通行。

5. 长期卧床的病人在下床活动时应专人陪护，并向其告知循序渐进的活动原则，以免血压快速变化，造成一过性脑供血不足，引起晕厥等症状。

6. 对于有皮肤感觉障碍的病人，预防烫伤、冻伤等意外。避免使用热水袋，若需用热水袋应注意水温不超过 50℃ 且不可直接接触皮肤。

（二）术后护理难点及对策

临床病例

病人，男，44 岁，因"间断双下肢无力 26 年，加重伴感觉障碍 3^+ 月"入院。病人 26 年前无明显诱因出现双下肢无力，以左侧肢体明显，自觉抬脚困难，上下楼梯及行走距离过长时明显，蹲下/站立困难，伴肚脐以下麻木感，晨起症状较轻，活动后加重，休息后可缓解。入院前 3^+ 月病人感上述症状明显加重，并有麻木感，且左下肢活动受限，需拐杖或他人扶住才能短距离行走，大便费力，小便正常。专科查体：神志清楚，T_{10} 平面以下感觉减弱，右下肢肌力 4 级，左下肢肌力 2 级。脊髓血管造影检查提示：T_9 平面脊髓血管畸形，供血动脉为右侧 T_7 平面肋间动脉（图 16-1）。入院第 7 天在全麻下行"$T_{8\sim10}$ 脊髓血管畸形切除术"。术后 3 天病人神志清楚，精神可，双下肢麻木感较术前有所好转，右下肢肌力 4 级，左下肢肌力 2 级，肌张力正常，未解大便，尿量可，拔除尿

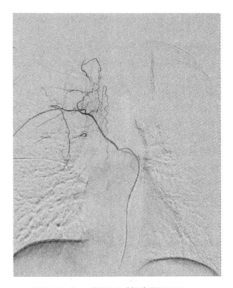

图 16-1　脊髓血管造影示 T_9 平面脊髓血管畸形

管后指导下床活动，继续予以营养神经、改善微循环、康复治疗等对症处理，密切观察。

难点 1　病情观察及护理

解析：严密观察病情，做好术后相关护理，减少并发症的发生。

对策：

1. 全麻术后常规护理。了解麻醉和手术方式、术中情况、切口情况等。持续低流量吸氧及心电监护，加床挡保护，防跌倒、坠床。

2. 动态监测生命体征，观察神志、瞳孔变化。

3. 观察并护理伤口，观察伤口有无渗血渗液，若有，及时通知医生并更换敷料。

4. 观察肢体肌力、感觉有无异常，若发现感觉障碍平面上升或病人四肢肌力减退，应考虑脊髓出血或水肿，及时通知医生进行处理。

5. 保持静脉补液通道通畅固定，注意观察穿刺部位皮肤。留置尿管，按照尿管护理常规处理，拔管后注意关注病人自行排尿的情况。

6. 评估病人疼痛情况，遵医嘱给予镇痛药物，提供安静舒适的环境。

7. 做好晨晚间护理、尿管护理、定时进行翻身拍背、雾化、病人清洁等工作。

难点 2　体位与活动

解析： 避免术后脊髓的继发性损伤，体位与活动均要保持脊柱正确的位置。

对策：

1. 抬高床头 $15°\sim30°$，保持头颈和脊柱的轴线始终一致，翻身时采用轴线翻身法，使病人头、颈、肩在一条直线。

2. 搬动病人时可 3 人站于同侧，分别托起病人的头颈、躯干和下肢，保持病人身体水平不扭曲。

3. 卧位时应保持肢体功能位，预防关节畸形。

4. 根据病情，制订肢体功能锻炼计划。嘱病人活动时避免牵拉躯体，必要时带颈托或腰围，以免损伤脊髓。对于肌力减退者给予肢体被动锻炼，防止肌肉萎缩。

难点 3　并发症的预防及护理

解析： 术后并发症可直接影响到病人的预后，因此并发症的预防及护理十分重要。

对策：

1. 脑脊髓功能障碍。如肢体功能障碍，应积极给予康复训练，做好相应护理和功能锻炼。腹胀、尿潴留或大小便失禁者，做好大小便护理。

2. 感染。严密监测体温，遵医嘱合理使用抗生素。

（1）伤口感染：观察伤口的渗血渗液情况，有无大小便污染，若有，应及时通知医生予以更换。

（2）肺部感染：创造良好的环境，保持室内清洁，定时通风换气，定期消毒。保持呼吸道通畅，定时翻身拍背，遵医嘱给予雾化，指导病人有效排痰。

（3）泌尿道感染：密切观察病人小便的颜色、量及性状，每日行两次尿管护理，定期更换集尿袋，嘱病人多饮水。定时夹闭尿管，使膀胱保持规律性充盈和排空，防止其痉挛或缩小，促进功能恢复，病情允许的情况下及早拔除尿管。

3. 压力性损伤。卧床病人应注意避免软组织长时间受压，定时翻身，避免拖、拉、拽等动作，以防擦伤皮肤。使用翻身枕及气垫床。保持病人皮肤清洁，保持床位清洁、平整、干燥，及时更换被污染的衣物、床褥等。保证营养，增加蛋白质、维生素的摄入。对于有压力性损伤的病人，应悬挂标识，班班交接，注意检查受压部位皮肤情况，预防压力性损伤发生。

4. 失用综合征。如关节挛缩、肌肉萎缩等。康复训练应及早进行，以提高日常生活活动能力、改善生活质量为目标，不能仅限于一般康复训练。足下垂者应穿"丁"字鞋，保持双足功能位。

5. 下肢静脉血栓。疾病或手术后需长时间卧床时，注意采用足高头低体位，有利于下肢血液的回流。尽量避免在下肢输液，必要时使用弹力袜。鼓励病人早期进行下肢活动和按摩，保持肌肉柔韧性，防止血栓形成。提高医护人员预防下肢静脉血栓形成的意识，并向病人及家属宣讲。

难点4　功能锻炼

解析：提高病人的生活质量，除了有效的治疗护理，及时制订康复方案，早期行康复治疗也有重要意义。

对策：

1. 用柔软、缓慢的中等力度进行按摩、揉捏，使其肌肉放松。

2. 鼓励病人尽量用健侧肢体带领患侧肢体做被动运动，或由家属帮助运动患肢，完成关节全幅活动。

3. 主动运动。

（1）在主动运动恢复之前，利用各种本体反射（如浅伸反射、屈曲反射）进行训练，以诱发主动运动。

（2）瘫痪肌肉先做假想运动，然后再做助力运动。

（3）瘫痪肢体做主动运动，保持肌力，防止肌肉萎缩。

4. 坐起锻炼。先将床头摇起 $30°\sim60°$，1周内可以坐起，最初由他人辅助，以后病人可借助绳带坐起，进而双腿下垂坐在床边，最后下地坐椅。

5. 理疗。瘫痪肢体理疗可改善患肢血液循环，促进功能恢复，延缓和防止肌肉萎缩。

难点5　出院指导

解析：脊髓功能的恢复是一个漫长的过程，坚持治疗及定期随访对疾病的发展及转归极为重要。因此，医护人员应重视对病人的出院指导，确保病人定期随访。

对策：

1. 告知病人脊髓恢复的程序，增强病人的自信心，鼓励病人参与康复目标制定的全过程，告知他们只有积极主动的配合才能使康复取得最佳效果。

2. 营养是病人康复不可缺少的条件，要求病人形成良好的饮食习惯。忌烟酒、刺激性、坚硬、易胀气的食物。饮食要规律、少食多餐，进食营养丰富、容易消化的食物。

3. 告知病人避免激动，保持情绪稳定。

4. 活动适度，注意劳逸结合。

5. 讲解本病常见症状及预防知识。术后定期门诊复查，告知病人如有不适，应立即就诊。

【知识拓展】

"醒脑开窍"针刺法治疗脊髓内血管瘤术后神经病理性疼痛

脊髓内血管瘤术可损伤脊髓，损伤节段的神经病理性疼痛一般在伤后数天至数周发生。而其治疗非常困难，严重影响病人的生活质量。目前治疗方法非常有限，口服药物、神经电刺激、认知心理干预调整等治疗策略对某些病人有一定效果。《灵枢·海论》曰："脑为髓之海。"病人行脊髓内血管瘤术后，损伤脊髓，不能藏精，髓海不充。《本草纲目》曰："脑为元神之府。"髓海不充，神机失调，筋脉肢体失控，则感觉运动功能失常。《黄帝内经》曰："主明则下安。"采用"醒脑开窍"针刺法，重在调神，以内关、人中为主穴，同时配合阳明经排刺，局部取穴，达到疏通经络的目的，整体调神与局部疏通相结合。

来源：周萍，石学敏."醒脑开窍"针刺法为主治疗脊髓血管瘤术后遗留疼痛1例 [J].针灸临床杂志，2011，27（4）：44.

（贺娟　段丽娟　樊朝凤）

第六篇
脑血管疾病的护理

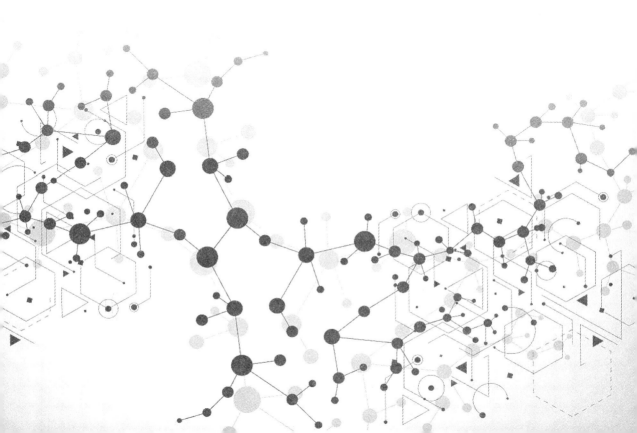

第十七章　颅内动脉瘤的护理

颅内动脉瘤（aneurysm）指颅内局部血管异常改变产生的脑血管瘤样突起。当前临床上多以动脉瘤体所累及的血管名称或部位命名动脉瘤，如大脑中动脉瘤、前交通动脉瘤等。其主要症状多由出血引起，也可由瘤体压迫、动脉痉挛等原因产生，可概括为出血症状、局灶症状和缺血症状。动脉瘤体累及不同的血管，可体现出不同的临床表现，如大脑中动脉瘤可引起对侧偏瘫。本章对常见部位动脉瘤进行讨论。

第一节　颈内动脉瘤的护理

【概述】

颈内动脉瘤（internal carotid artery aneurysm）在颅内动脉瘤中发病率最高。颈内动脉瘤是一类临近颅底和前床突的血管病变，是起源于颈内动脉海绵窦内段、床突段、眼段和后交通段的动脉瘤。其动脉瘤主要由后交通支发出，根据发病的部位，其主要分为颈内动脉主干动脉瘤（占颈内动脉瘤的 30%～50%）、后交通动脉瘤、脉络膜前动脉瘤、颈内动脉分叉部动脉瘤、颈内动脉眼动脉瘤、颈内动脉海绵窦段动脉瘤等。

这一类动脉瘤的临床症状主要为出血症状、局灶症状和缺血症状。

1. 头痛：典型症状为突发的剧烈头痛，有时伴头晕、恶心和呕吐。

2. 用力时发病：伴意识变化，有脑膜刺激征或神经缺损症状。

3. 根据动脉瘤的部位和大小，病人还可有特异性的症状，如偏瘫、吞咽困难、视力下降、视野缺损和眼外肌麻痹等。

4. 特定部位的动脉瘤会有特殊的临床表现。如动眼神经瘫和一侧眶后疼痛提示颈内动脉后交通动脉瘤，颈内动脉眼动脉瘤则表现为单侧视力下降或视野缺损。

临床上，医生可通过 CT、CTA、MRI、腰椎穿刺、脑血管造影进行诊断。

当前，外科治疗颈内动脉瘤仍是应用最广的方法。显微外科技术的发展推动了外科治疗该动脉瘤的发展。

对颈内动脉瘤病人的围手术期护理十分重要，护理的质量影响着病人的预后和生活质量。

【护理难点及对策】

（一）术前护理难点及对策

难点 1　颈内动脉瘤术前准备

解析：完善的术前准备是手术顺利完成的前提，也有利于术后病人恢复。术前健康教育有助于病人树立战胜疾病的信心，让病人更好地配合术后的各项护理措施。

对策：

1. 安全护理。部分病人会产生视野缺损、视觉灵敏度的改变，存在跌倒、受伤等安全隐患。应落实好安全护理，保障病人的安全：①利用自理能力评分表和跌倒/坠床危险因素评估法，客观准确地对病人实施安全相关评估。②根据评估结果，结合病人的实际情况，制订相应的护理计划和护理措施。③对存在安全隐患的病人，应在床旁做好标识，班班交接，并做好护理记录。④告知病人及家属相关的注意事项、安全健康知识，获得他们的理解和配合。病人外出或下床活动时，应有专人全程陪伴。⑤保证环境安全，设置醒目的危险标语，保持地面清洁干燥，防止地面打滑。行走通道或病人所及处设置相应的护栏。病房布局合理，物品摆放整齐。

2. 心理护理。病人自理能力减退，会产生一定的焦虑抑郁。对动脉瘤破裂的担心、对疾病预后的焦虑等都会加重病人的焦虑抑郁情绪，影响治疗的效果。应针对病人的情况，实施心理护理：①正确评估病人的心理状况，针对性地给予干预措施，有的放矢。②讲解疾病的相关知识，告知手术的必要性和重要性，使其正确认识疾病和手术，帮助其树立战胜疾病的信心。③与病人建立信任关系，带动病人家属，鼓励病人表达自己的感受，缓解病人的抑郁情绪。

3. 术前 6 小时禁食、2 小时禁饮。病人术前 6 小时之前可吃稀饭、馒头等淀粉类固体或饮用牛奶，为病人手术补充能量，术前 2 小时之前可饮用不超过 400mL 的含糖清亮液体（不含茶、咖啡及酒精的饮料），如白开水、糖开水、不含渣的果汁或碳水化合物营养制剂等，增加病人舒适度，减少术前口渴、饥饿烦躁、低血糖等不良反应。

4. 其他常规术前准备包括完善术前检查、抗生素皮试、皮肤准备等。

难点 2　术前脑血管造影/血管内治疗相关护理

解析：对于动脉瘤，当前多采用脑血管造影及血管内治疗的方法进行诊治。碘剂的使用会导致病人可能出现碘剂过敏反应，轻者表现为发热、头痛、呕吐、局部荨麻疹，严重者可有胸闷气促、面部红肿、广泛的荨麻疹、呼吸困难、意识模糊甚至休克。过敏反应可加重病人的病情，甚至影响病人的预后。脑血管造影或血管内治疗后，穿刺处出血是常见的并发症，多表现为穿刺点渗血或周围血肿，穿刺点周围皮肤青紫、肿胀、皮温高，出血范围可至腹膜腔。因此，应做好相关护理。

对策：

1. 过敏反应的预防和处理。①在使用碘剂前做好预防措施，使用低限剂量的造影剂，必要时使用西咪替丁、甲强龙等抗过敏药物。②在使用碘剂后，严密观察病人的神志、瞳孔、生命体征和皮肤状况等，并保持静脉通道畅通，准备好抢救物品，及时发现过敏反应，做好随时抢救的准备。③对于头痛、呕吐的病人，应给予镇静止痛等对症治疗，并严密观察病情的发展。④对于有皮肤瘙痒或荨麻疹等皮肤过敏反应的病人，可给予地塞米松等抗过敏药物，并防止病人抓挠，造成皮肤破损。⑤对于喉头水肿的病人，应给予吸氧，并嘱大量饮水。⑥对于呼吸困难或肺水肿的病人，除常规吸氧外，还应给予氢化可的松、氨茶碱等药物。

2. 穿刺处出血的预防和护理。①穿刺肢体压迫期间制动，禁忌蜷曲。告知病人或家属严格制动的必要性，取得病人或家属的理解和配合，达到制动的目的。病人烦躁不配合时，取得病人家属认可后，可采用约束四肢的方法。必要时运用镇静药物治疗。②穿刺处压迫止血。采用压迫器压迫，压迫时间至少8小时。患儿可采用指压或盐袋压迫止血。③血肿较大时，可切开引流。

（二）术后护理难点及对策

临床病例

病人，女，2^+年前无明显诱因开始出现头痛，呈间歇性牵扯样痛。入院后查体：神志清楚，双侧瞳孔等大形圆，约3mm，对光反射灵敏，四肢肌力、肌张力正常。生理反射存在，病理反射未引出，颈阻阴性。血管造影诊断为双侧颈内动脉床突段动脉瘤，右侧长径约1.0cm，左侧长径约0.5cm，余血管未见异常（图17-1）。术前行压颈试验，10天后行"动脉瘤夹闭术"。术后留置皮下引流管，采用营养脑神经、脱水、抑酸护胃、止吐、改善微循环、预防癫痫、缓解脑血管痉挛等对症支持治疗。术后10天，GOS评分5分，出院。

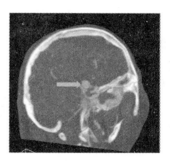

图 17-1　颈内动脉床突段动脉瘤

难点 1　病情变化的识别

解析： 术后病人病情的变化，往往提示病人疾病的良性或恶性发展。术后病人病情多隐匿或发展较快，细致的病情观察能帮助医生及时地掌握病情的发展，有利于及时有效地实施对策，保证病人病情好转，达到治疗的目的。

对策：

1. 术后常规安置心电监护，监测病人体温、脉搏、呼吸、血压等生命体征，观察病人神志、瞳孔等神经系统症状，并做好护理记录，以备查阅。

2. 观察病人肢体活动度及各项表现。意识清醒者应多鼓励其表达感受，有利于病情的判断。

3. 做好病人各项引流管的护理，观察各引流液的量、颜色、性状及引流的通畅度，并做好记录，作为病情判断的依据。

难点 2　动脉瘤术后再出血和脑疝的预防和处理

解析： 术后再出血和脑疝是动脉瘤术后病人较严重的并发症，两者既有区分，又有密切联系，均可直接影响病人的预后。术后48小时发生再出血的概率高达6%，血肿较大时颅内压增高，进而可形成脑疝。同时，脑水肿或其他任何因素引起颅内容物增多时，亦会发生脑疝。因此，术后早期对病人再出血和脑疝采取以预防为主的措施，及时发现，及时处理。一旦发生，通常需要二次手术，这会加重病人的身体负担，也会增加病人的经济负担。

对策：

1. 密切观察再出血和颅内压增高的征兆：①密切监测瞳孔、意识、生命体征和神经系统症状，观察是否有头痛及呕吐等，及时发现再出血和颅内压增高的征兆，必要时安置颅内压探测器，直观观察颅内压变化。②观察引流液的量、颜色、性状，如果引流液的颜色逐渐加深，应警惕再出血的可能性。③发现有再出血的征兆，应积极做好急诊手术的准备。

2. 颅内压增高和脑疝的护理：①抬高床头 $15°\sim30°$，以利于静脉回流。②病人头痛时应观察头痛的性质、部位，如为颅内压增高所致，应遵医嘱给予 20% 甘露醇快速静脉输入，或者静脉推入利尿剂（如呋塞米等），观察用药后的情况。③避免所有可导致颅内压增高的因素，如情绪激动、用力大便、用力咳嗽等。

3. 血压的管理：血压过低或过高、血压波动范围大于 30mmHg 都可能造成术后再出血或脑血管痉挛，从而增加术后病人的致死率和致残率，对术后病人的预后造成不良影响。①以病人基础血压为依据，坚持缓慢降压的原则。②收缩压应控制在 $90\sim160$mmHg。当收缩压高于 160mmHg 或低于 90mmHg 时，应采取干预措施。同时，血压波动范围应控制在 30mmHg 之内。③评估血压变化的原因，给予适当的干预措施。如发生脑血管痉挛，若是因为颅内压升高、交感神经过度激活、儿茶酚胺及其他激素分泌释放增多所致，则运用尼莫地平等扩血管药物。焦虑或情绪激动造成血压升高，则给予心理护理，消除焦虑情绪。

4. 用药的护理：术后扩血管药物、抗凝药物及控制血压药物如果使用不当会产生不良的后果。抗凝药物如使用不当，易促成再出血的发生。扩血管药物、控制血压药物如使用不当，则会造成病人循环系统紊乱，甚至危及生命。①应严格制订用药计划，严格遵医嘱执行。用药期间严密观察病人表现和主诉，识别不良反应，及时给予干预。②严格配置药物，严格控制药物的剂量、浓度，确保使用方法正确。扩血管药物和控制血压药物应严格控制输注速度，可使用注射泵或可调式输液器进行静脉给药。抗凝药物使用期间应注意复查凝血常规。③对于特殊药物应单独建立静脉通道，条件允许或必要时可进行 CVC 或 PICC 置管，外周静脉给药时，严密观察皮肤状况，避免液体外渗造成的皮肤问题。

难点3　脑血管痉挛的预防和处理

解析：脑血管痉挛（cerebral vasospasm，CVS）是动脉瘤术后病人常见且严重的并发症。术后血流动力学的改变易诱发脑血管痉挛，$7\sim14$ 天达高峰期，死亡或致残的发生率可高达 14%。脑血管痉挛的发生会严重影响病人的预后和生存质量。因此，早期应密切关注临床表现，及时发现脑血管痉挛的发生前兆，避免脑血管痉挛的发生。

对策：

1. 严密观察病人的生命体征，包括意识、瞳孔、肌力、病理发射等，及时发现脑血管痉挛的征兆。一般先兆症状为头痛加重、反应迟钝，继而发生眩晕，伴或不伴呕吐，病人可出现持续性头痛或血压升高。在病情观察中应警惕上述症状的出现。

2. 耐心倾听病人的主诉，从主诉中识别能反映病情变化的表现，及时进行干预。

3. 预防用药。术后可常规使用钙离子通道拮抗剂，防止脑血管痉挛。

4. 根据病人的实际情况运用抗凝药物，并可使用血液稀释或扩容疗法。

难点 4　康复运动指导

解析：病人手术创伤后，自理能力下降或缺陷，可出现神经功能缺损。术后的活动康复指导有利于病人神经功能的恢复，提高病人自理能力，让其尽快回归社会。

对策：

1. 评估病人病情，制订康复护理计划，按照计划实施护理干预。

2. 告知病人和家属康复训练的必要性和持续性，让其了解相关知识，使其更好地配合康复训练。

3. 必要时给予电刺激、穴位刺激等康复治疗。

难点 5　病人皮肤压力性损伤的预防和护理

解析：术后病人早期肌力未恢复，加之手术创伤的影响，病人多拒绝翻身或适度活动。肢体活动障碍的病人由于疾病的原因多会长期处于强迫体位。这些因素可造成皮肤的完整性受损，继而发生压力性损伤等皮肤问题，严重影响病人的预后。

对策：

1. 运用压力性损伤评估表，采用压力性损伤管理制度，根据病人的病情全面评估皮肤问题，并给予相应的护理措施。

2. 保持皮肤清洁干燥，避免同一部位长时间受压，可定时变换体位。对于一些营养状况差、肢体活动障碍、高龄的病人，可进行持续的气压治疗，避免皮肤问题出现。

3. 加强营养支持，可进行肠外或肠内营养，进食高蛋白、高维生素、高能量食物，增强机体抵抗力。

难点 6　病人的营养管理

解析：疾病的发生和手术都会对病人产生影响。在创伤发生时，热能消耗增加、蛋白质分解代谢增加及脂肪分解加速，使得病人营养代谢异常，造成机体对营养物质的需要量增加。而术后病人营养摄入不足通常会造成营养不良。

对策：

1. 评估病人的营养状况，制订一定时间内病人的营养目标，并拟订营养护理计划，给予营养护理干预。评估病人是否可经口正常饮食而达到预期的营养目标。如果不能，则评估病人是否能通过正常饮食外的营养补充达到预期的营养目标。如果不能，则评估是否可通过肠外营养支持达到预期的营养目标。进行营养目标是否达成的评估，再进行护理计划和护理干预。

2. 根据评估结果，对于意识清醒者可采取肠内营养支持的方式，如营养目标无法达成，则增加肠外营养支持。对于意识障碍的病人给予肠外营养支持。

3. 评估病人的体重、机体功能是否改善及生活质量是否提高，以此作为病人营养支持干预是否成功的评价指标。

4. 病人、照顾者及医护人员是营养支持的主要参与者，三方应达成共识，共同实施病人的营养支持。

5. 营养支持的食物以高蛋白、高能量、高维生素的食物为主，主要通过正常饮食或营养制品获得。

难点7　出院指导

解析： 病人出院后多对饮食、活动、康复锻炼、用药、复诊等相关问题不了解，或迫切想要了解相关问题。出院指导不仅可解答其疑惑，更能在病人出院后对其后续的治疗康复起到指导作用。

对策：

1. 告知病人饮食忌刺激、宜清淡，活动适量，出院后应遵医嘱用药，忌自行停药或服药，并告知复查时间和地点。

2. 耐心解答病人的疑问，帮助其树立战胜疾病的信心。

【知识拓展】

蛛网膜下腔出血的急诊评估进展

漏诊蛛网膜下腔出血时，会有很高的死亡率和致残率。如何确定一个安全有效的方案，正确识别并诊断出蛛网膜下腔出血，给予及时的治疗和护理干预，一直受到学者的关注。

2016 年，美国急诊医学学会从循证的角度提出了相关的建议，推荐对疑似蛛网膜下腔出血的头痛病人首先使用 CT 平扫进行评估，如果 CT 结果是阴性，再进行腰椎穿刺检查。CTA 可用于排除动脉瘤性 SAH，在 CT 平扫阴性、病人拒绝腰椎穿刺及腰椎穿刺结果不明确时，CTA 对于有 SAH 高风险的病人来说可能是一个合适的选择。

美国急诊医学学会提出的最新建议，为蛛网膜下腔出血的急诊评估提供了循证依据，为未来蛛网膜下腔出血急诊诊治研究奠定了基础。

来源：MEURER W J，WALSH B，VILKE G M，et al. Clinical Guidelines for the Emergency Department Evaluation of Subarachnoid Hemorrhage [J]. The Journal of Emergency Medicine，2016，50（4）：696－701.

（韩慧　段丽娟　樊朝凤）

第二节　前交通动脉瘤和大脑前动脉瘤的护理

【概述】

前交通动脉瘤（anterior communicating artery aneurysm）在颅内动脉瘤中占 16.0%，大脑前动脉瘤占 3.2%。这两类动脉瘤部位均属于前交通复合体，是颅内动脉瘤常见的部位。此部位动脉瘤毗邻丘脑下部、视交叉、Heubner 回返动脉，破裂出血危害极大，动脉痉挛可造成单双侧额叶坏死，致残率高。

其临床表现主要为突发的剧烈头痛，伴或不伴意识障碍、呕吐、恶心，可发生偏瘫、失语等。除此之外，前交通动脉瘤具有特异性的影像学表现，CT 检查显示蛛网膜下腔出血只出现在大脑纵裂，或在大脑纵裂出现一层较厚的血块。直回区域脑实质出血也提示前交通动脉瘤。其次，前交通动脉瘤在血管造影中假阴性率高，临床上可配合动脉交叉压迫试验进行确诊。大脑前动脉瘤如胼胝体内血肿较大，可出现半球失联合综合征。大脑前动脉瘤具有两个特异的影像学表现：第一，CT 扫描中，蛛网膜下腔出血或血肿完全局限在纵裂内。第二，少数大脑前动脉瘤可表现为凸面硬膜下血肿。这两类特殊的影像学表现可用于大脑前动脉瘤的鉴别诊断。

前交通动脉瘤由于双侧动脉顺行供血，位置在大脑中线深处，且与数十支重要血管密切联系，因此手术难度极大，早期多采用非手术治疗。随着技术的发展，手术治疗已成为治疗前交通动脉瘤的主要方式。

前交通动脉瘤和大脑前动脉瘤的特殊性及术后并发症的复杂性，对护理提出了挑战。及时有效的术前护理和术后具有针对性的精细化护理，对前交通动脉瘤及大脑前动脉瘤的治疗和预后起着举足轻重的作用。

（一）术前护理难点及对策

难点 1　术前的护理评估

解析：前交通动脉瘤和大脑前动脉瘤具有特殊的临床表现。术前准确及时地进行病情评估，有助于医生对病人的诊断，为手术的治疗提供可靠的依据。同时，完善的术前准备对手术预后有着重要作用。

对策：协助完善各项检查，如 CT、MRI、脑血管造影。严密监测生命体征，观察临床表现，为手术的成功实施提供依据。

难点 2　动脉瘤破裂的护理

解析：动脉瘤破裂多形成蛛网膜下腔出血，病人头痛剧烈，通常难以忍受，同时出血可导致脑膜刺激征等，会造成病人躁动，病人再次出血的风险增加。动脉瘤再次出血的死亡率可达到 75%。为防止病人再出血，术前的镇静镇痛治疗十分必要。同时，蛛网膜下腔出血后非常容易并发脑血管痉挛，因此应积极预防。

对策：

1. 保证环境清洁、安全，减少声光刺激，绝对卧床休息，为病人提供一个安静、舒适的就医环境。

2. 减少探视，帮助病人处于情绪相对稳定的状态，避免引起情绪波动的因素。

3. 密切观察和评估病人的头痛症状，遵医嘱使用镇静镇痛药物。

4. 密切观察脑血管痉挛的征兆，遵医嘱使用尼莫地平等扩血管药物预防和治疗。

（二）术后护理难点及对策

临床病例

病人，老年女性，14 小时前与邻居激烈争吵后出现坐立不安伴头痛，随即出现短暂昏迷，摔倒在地。数分钟后意识恢复，出现呕吐。入院后查体：意识清楚，颈阻阴性，四肢肌力、肌张力正常，无四肢抽搐，生理反射存在，病理反射未引出。全脑血管造影示前交通动脉瘤，双侧供血（图 17—2）。在全麻下行"开颅前交通动脉瘤夹闭术＋血管重建术＋终板造瘘术"。术后予以营养神经、脱水、抑酸护胃、止吐、改善微循环、预防癫痫、缓解脑血管痉挛等对症支持治疗。术后第 3 天病人神志清楚、精神差，生化检查示血钠 102mmol/L，遵医嘱予补钠治疗，术后 1 周出院。

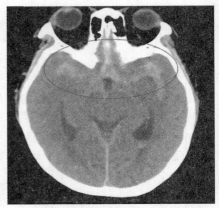

图 17—2　前交通动脉瘤，双侧供血

难点 1　前交通动脉瘤术后并发症——电解质紊乱的护理

解析： 在前交通动脉瘤术后的病人中，电解质紊乱是发生率最高的并发症，最常见的是低钠血症。电解质紊乱直接影响病人的病情，可导致严重的后果甚至死亡。及时发现和预防该并发症的发生，是护理该类动脉瘤术后病人的重点。

对策：

1. 严密观察病人的生命体征、尿液变化，及时掌握病情的发展动态。同时应注意鉴别脑性耗盐综合征、抗利尿激素分泌失调综合征与水电解质紊乱的区别，防止诊断错误，延误病情。

2. 定时进行血液实验室检查，及时发现水电解质的异常，及时报告处理。

难点 2　前交通动脉瘤术后并发症——认知障碍的护理

解析： 前交通动脉瘤与认知功能关系密切。术后病人可发生认知障碍，一般表现为记忆力下降、人格改变和虚构症。该并发症的发生降低了病人的生活质量，阻碍了病人更好地回归社会生活。

对策：

1. 评估病人的病情，为病人制订康复训练计划，并协助其完成康复训练。

2. 病人对家属更有信任感、安全感，在术后护理中，护理人员应同病人家属建立信任关系，动员家属同护理人员一起完成对病人的护理工作。

3. 对病人进行语言训练、认知训练，逐渐缓解认知障碍。

4. 病人如出现躁动、失眠、情绪难以控制等症状，应遵照医嘱给予药物治疗。

5. 讲解认知障碍的相关知识，告知病人和家属认知障碍通过合理的训练和治疗可得到缓解，帮助其树立治愈的信心。

【知识拓展】

SIADH、脑性耗盐综合征和尿崩症的鉴别

尿崩症同抗利尿激素分泌失调综合征（syndrome of inappropriate secretion of antidiuretic hormone，SIADH）和脑性耗盐综合征（cerebral salt－wasting syndrome）在低钠血症及多尿等表现上相似，容易混淆诊断。因此，掌握三者的特点，有利于疾病的正确诊断，为疾病的治疗提供依据。而三者的特点见表17－1。

表 17－1　SIADH、脑性耗盐综合征和尿崩症的特点

特点	SIADH	脑性耗盐综合征	尿崩症
血钠	<135mEq/L	<135mEq/L	不固定，可以升高
血浆渗透压	<280mOsmol/L	<280mOsmol/L	不固定，可以升高
尿钠	>20mEq/L	>20mEq/L	不固定
尿渗透压	>血浆渗透压	>血浆渗透压	50~150mOsmol/L
血钾	降低或正常	升高或正常	正常
血容量	升高	降低	正常或降低
钠平衡	不固定	负平衡	—

来源：尤曼斯神经外科学［M］. 王任直，译. 5版. 北京：人民卫生出版社，2009.

（韩慧　段丽娟　樊朝凤）

第三节　大脑中动脉瘤

【概述】

大脑中动脉（middle cerebral artery，MCA）瘤占所有颅内动脉瘤的20％，为常见的动脉瘤类型。该动脉瘤破裂出血多累及颞叶和额叶组织。大脑中动脉提供同侧大脑半球的大部分血供，出血后的临床症状多较为严重，因此大脑中动脉瘤预后较其他动脉瘤差。

由于大脑中动脉的位置特殊，大脑中动脉瘤的临床表现同其他动脉瘤相比，显出一定的特殊性。

1. 头痛：动脉瘤破裂时，1/3 的病人多自诉该侧明显头痛。

2. 意识丧失：动脉瘤破裂时，多伴有意识的丧失。

3. 神经功能缺失：大脑中动脉瘤破裂引起的神经功能缺失的发生率较高，约为80％。其他部位动脉瘤神经功能缺失则仅约30％。

4. 额叶及颞叶的压迫症状：轻偏瘫和失语。

5. 癫痫：少量文献报道显示，未破裂的动脉瘤可导致癫痫发作。

大脑中动脉瘤可通过 CT 和脑血管造影确诊。未破裂的动脉瘤可采用 MRI 或脑血管造影做出诊断。

对于大脑中动脉瘤，间接手术效果差，直接手术是最佳的手术方案，手术原则是充分显露、控制近端和保护重要的脑组织不受损害。经过术前的临床评估，根据病人的临床症状、血肿压迫程度和动脉瘤的复杂程度，对于大脑中动脉瘤病人应尽可能早地进行手术。血管内治疗为外科手术的第二选择。

在手术治疗大脑中动脉瘤的同时，围手术期的护理同样影响着病人的预后和转归。

【护理难点及对策】

(一) 术前护理难点及对策

难点 1　安全护理

解析：病人多会发生偏瘫、意识障碍以及癫痫，这些症状都对病人的安全护理提出了挑战。

对策：

1. 监测病人生命体征，评估病人的病情，根据不同的临床表现，制订不同的安全护理计划。

2. 病人绝对卧床，拉起床挡保护。对于躁动或不配合治疗的病人，应取得家属同意，给予适当的约束保护。

3. 如发生癫痫，应遵照癫痫护理常规进行操作，防止病人舌咬伤或坠床。病人发病时禁强行按压，避免对病人造成伤害。

4. 必要时遵医嘱给予镇静药物治疗。

5. 做好护理记录，做好班班交接，保证病人的持续安全护理。

难点 2　护理评估与准备

解析：积极充分的术前准备是病人顺利手术和康复的前提。

对策：

1. 大脑中动脉瘤病人多有偏瘫、失语，容易产生焦虑沮丧情绪。评估其病情，给予相应的心理护理，能让病人坦然接受手术，增加治愈疾病的信心。教会病人床上大小便，训练病人有效咳嗽，有利于术后的功能恢复。此外，应完善术前的血液检查、实验室检查，保证手术的顺利进行。

2. 大脑中动脉瘤的手术操作难度较大、手术时间长，一般需要术中长时间阻断血流。为了增强病人对术中缺血的耐受性，就需要在术前行颈动脉压迫试验。该试验采用特制的颈动脉压迫装置或者手指压迫患侧颈总动脉，直到颞浅动脉搏动消失，以建立侧支循环。应注意以下事项：①试验操作者应为神经外科专科护士或医师。②在行颈动脉压迫试验的过程中，必须严密观察病人的生命体征，观察病人有无头晕、头痛，以及观察病人的肢体活动度。病人无法耐受缺血状态时，会出现头晕、头痛、眼黑及对侧肢体发麻等症状。试验操作者在发现病人有上述症状或是前兆症状时，需立即停止试验，待病人生命体征平稳，未发生任何缺血症状后再尝试进行试验。评估病人的情况，给予一定的压迫时间。③开始每次压迫5分钟，后逐渐延长压迫时间，直至持续压迫20～30分钟。

（二）术后护理难点及对策

临床病例

病人，女，因"头晕、头痛15天"入院。入院后查体：病人神志清楚，对答切题，双侧瞳孔等大等圆，直径约为3mm，四肢肌力无明显异常。血压为190/123mmHg。脑血管造影示：右侧大脑中动脉分叉部动脉瘤（图17-3）。入院后用力大便后突发头痛，继而意识不清，左侧偏瘫、失语。5小时后右侧瞳孔散大。造影诊断为右侧大脑中动脉瘤，并发脑血管痉挛及颞部血肿。行"右侧颞浅动脉与中动脉分支吻合术＋动脉瘤孤立术"。术后行控制血压、防脑血管痉挛、营养神经、脱水、抑酸护胃、止吐、改善微循环、预防癫痫等对症支持治疗，术后15天左下肢肌力开始恢复。1月后能下地。

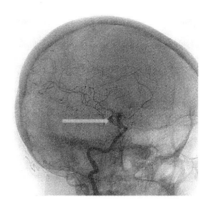

图17-3　大脑中动脉分叉部动脉瘤

难点1　病情观察及护理

解析：大脑中动脉瘤术后病人易出现各种严重的并发症，如再出血、脑血管痉挛等，可加重病情甚至导致死亡。因而，并发症的预防和及时处理尤为重要。术后病情的观察和护理可及时发现各种并发症，为临床医生判断病情和制订治疗方案提供科学的依据。

对策：

1.常规监测病人的生命体征、神志、瞳孔、肢体活动度，常规进行各管道引流液量、颜色、性状及管道通畅度的监测，识别病情改变的征兆，及时发现病情变化。

2.发现疑似脑出血或脑血管痉挛等并发症的先兆症状时，可行CT、CTA等检查诊断，为治疗方案的确立提供依据。

难点2　动脉瘤破裂及再出血诱因的预防和健康教育

解析：动脉瘤首次破裂出血死亡率高达40%，两周内再出血的发生率可达到20%，严重影响病人的生存质量。研究发现，病人Hunt-Hess分级越高，预后越差。Hunt-Hess分级0级指未破裂的动脉瘤。减少动脉瘤破裂的诱因，如高血压、血管痉挛等，可降低动脉瘤破裂出血的发生率，改善预后。此外，动脉瘤破裂再出血危险因素主要为脑血管痉挛、血压波动超过30mmHg，防止脑血管痉挛、控制血压可有效地预防动脉瘤破裂再出血。

对策：

1.血压的控制。控制血压波动范围不超过 30mmHg。①对于高血压病人，可运用药物将收缩压控制在 90～160mmHg。②避免血压骤然变化的诱因。告知病人保持情绪稳定，限制探视。保持病人周围环境安静，避免声光的刺激。日常饮食应清淡、易消化，防止便秘。如遇便秘、大便干结，告知并监督病人不可用力大便，必要时给予开塞露通便治疗。也可预防性给予麻仁丸等口服药物防止便秘。

2.脑血管痉挛的预防和处理。文献报道，动脉瘤破裂出血后 14 天内，不同程度的脑血管痉挛发生率高达 70%～90%，可造成再次出血或脑梗死，带来严重的后果。因此脑血管痉挛的预防和护理十分重要。①密切监测生命体征、肢体活动度、神志、瞳孔等，及时识别痉挛发生，及时处理。②发生动脉瘤破裂出血后，预防性给予尼莫地平等钙离子通道阻滞剂，防止血管痉挛。③及时行 CT、CTA 等检查，诊断脑血管痉挛，为制订治疗方案提供依据。

难点 3　康复训练

解析：大脑中动脉瘤病人神经功能缺损症状较多见。术后进行肢体功能锻炼与康复、语言功能锻炼与康复可改善病人的预后，提高病人的生存质量。

对策：

1.评估病人的神经功能缺损状况，根据病人实际情况，制订康复计划。

2.遵循循序渐进的原则，根据计划进行康复训练。

3.针对康复的必要性和康复知识进行健康宣教，获得病人或家属的认同和配合，保证康复训练的顺利进行。

4.康复训练的内容包括功能锻炼、语言训练、穴位刺激、电刺激等。

难点 4　情绪管理

解析：大脑中动脉瘤病人发病时会出现偏瘫、失语和意识障碍等症状，手术之后这些神经功能缺损症状可能会存在相当长的时间。病人和家属往往对于手术恢复期望值高，面对长期的治疗和康复过程，会产生失望、焦虑或沮丧的负性情绪。负性情绪会导致病人的依从性降低，阻碍医患沟通，从而影响治疗效果，或造成不必要的医患矛盾。因此，术后对于大脑中动脉动脉瘤病人的情绪管理十分必要。

对策：

1.根据焦虑抑郁评分量表对病人进行评估，根据评估结果制订个性化的情绪管理计划。

2.根据计划实施情绪管理。指导病人或家属理性面对治疗效果，树立治愈疾病的信心，避免焦虑、抑郁等负性情绪的产生。

3.进行多种形式的健康教育，如宣传手册、张贴画、讲授、口头表达等，进行疾病相关治疗和康复知识的教育，让病人了解疾病相关知识。

【知识拓展】

蛛网膜下腔出血的病情评估

蛛网膜下腔出血的临床分级是评估其严重程度和预后的一项重要措施。临床分级评估量表的合理使用，是及时准确评估病情和预后的保证。

2019 年，中国脑血管病临床管理指南（节选版）推荐使用 Hunt－Hess 量表（表17－2）和 WFNS 分级（表17－3）对 SAH 患者进行临床严重程度及预后评估。

表 17－2　Hunt－Hess 量表

分级	神经功能状态
0	未破裂动脉瘤
1	无症状或轻微头痛及轻度颈强直
2	中－重度头痛，颈强直，除有颅神经麻痹外，无其他神经功能缺失
3	嗜睡，意识模糊，或轻微的局灶性神经功能缺失
4	木僵，中－重度偏侧不全麻痹，可能有早期的去大脑强直及自主神经系统功能障碍
5	深昏迷，去大脑强直，濒死状态

表 17－3　WFNS 分级

分级	神经功能状态
Ⅰ	GCS 评分 15 分，无运动障碍
Ⅱ	GCS 评分 13～14 分，无运动障碍
Ⅲ	GCS 评分 13～14 分，有运动障碍
Ⅳ	GCS 评分 7～12 分，有或无运动障碍
Ⅴ	GCS 评分 3～6 分，有或无运动障碍

来源：董漪，郭珍妮，李琦，等. 中国脑血管病临床管理指南（节选版）——蛛网膜下腔出血临床管理 [J]. 中国卒中杂志，2019，14（8）：814－818.

（韩慧　段丽娟　樊朝凤）

第十八章　颅内血管畸形的护理

第一节　脑动静脉畸形的护理

【概述】

脑动静脉畸形（arteriovenous malformations，AVM）是一种常见的、高发病率的先天性颅内血管畸形，其发病机制为脑动脉和静脉之间缺失正常的毛细血管网，导致动脉与静脉之间连通，直接形成短路。其特点是静脉动脉化、动脉静脉化，畸形血管壁较为薄弱，因承受较大供血压力而容易发生破裂出血。其确切病因尚不清楚，是一种先天性疾病。

AVM 可见于任何年龄，发病高峰一般在 20~40 岁，约 72% 的病人在 40 岁以前发病，男性多于女性。其临床表现与病变部位、大小、是否破裂有关。一部分病人为隐匿型，伴随终生而无症状。其主要临床表现为出血、癫痫、头痛、脑缺血、局灶性神经功能异常、颅内杂音等。

AVM 的诊断主要依靠影像学检查，包括 CT、MRI、CTA、MRA 和 DSA，其中 DSA 的敏感性最高，是诊断 AVM 的"金标准"。该病的治疗需要根据病人的一般状况，病灶的大小、位置，供血动脉与引流静脉，以及家庭、社会支持等因素综合考虑。治疗方法包括非手术治疗、手术治疗及介入栓塞治疗。

AVM 有随时破裂出血的危险，一旦发生，病人预后通常较差，死亡率高。因此及时观察和发现病情变化并处理，正确实施相关护理措施，预防和减少各种并发症的发生，对于提高病人生存率、改善预后具有重要意义。

【护理难点及对策】

（一）术前护理难点及对策

难点 1　病情观察及护理

解析： 大多数的 AVM 是脑出血或癫痫发作后才被发现的。因此及时准确的病情观察和护理极其重要。

对策：

1. 病情观察。严密观察并准确记录病人的神志、瞳孔、生命体征、神经系统体征、有无癫痫发作等，判断有无并发症的发生。如病人突感剧烈头痛、恶心、呕吐、意识障碍、颈项强直等，应警惕再出血的可能，及时通知医生进行处理。

2. 健康宣教。为病人及家属介绍疾病的相关知识及治疗方案，告知出血后应绝对卧床休息，避免情绪激动，保持大小便通畅，注意保暖，预防感冒，避免用力咳嗽等诱发颅内压增高。

3. 头痛的护理。观察并记录病人头痛的部位、性质、持续时间、发作频率及有无伴随症状。指导病人记录头痛的时间、部位、有无诱因等。教育病人配合规范治疗的重要性，指导正确给药，讲解过量和长时间使用某些药物可能产生的不良反应。

4. 癫痫的预防和护理。保持适宜的温度、湿度及安静、光线柔和的环境。注意观察癫痫发作的类型，记录发作的时间与频率，以及病人发作停止后意识的恢复，有无头痛、乏力、行为异常等。发作时保持呼吸道通畅，立即解开衣领、裤带，取下义齿；取头低侧卧或平卧头侧位，必要时行口咽通气道或气管插管/气管切开。做好安全防护，告知病人有前驱症状时应立即平卧，发作时应注意防止舌咬伤、骨折、关节脱臼，防跌倒、坠床。遵医嘱合理使用抗癫痫药物。指导病人建立良好的生活习惯，注意劳逸结合，保持睡眠充足，减少精神刺激，禁止从事危险工作，禁忌游泳、蒸汽浴等。按时服药，禁止随意增减药物剂量或停药。避免癫痫发作的诱因，如疲劳、饥饿、便秘、饮酒等，定期复查。

5. 颅内压增高的护理。抬高床头 $15°\sim30°$。持续或间断低流量吸氧，使脑血管收缩，降低脑血流量。维持正常体温，高热可使机体代谢率增高，加重脑缺氧。防止颅内压骤然增高，避免情绪激动，保持呼吸道通畅，避免剧烈咳嗽和便秘。

难点 2　护理评估及健康教育

解析： 术前准确、及时的护理评估，有针对性的健康教育，对提高病人对麻醉和手术的耐受能力、确保手术的安全性有重要意义。

对策：

1. 评估病人的一般身体状况，了解有无既往史。为病人及家属讲解手术的目的、方法及注意事项，给予心理安慰，使其保证充分良好的睡眠，以最佳的身心状态迎接手术。

2. 开颅术者行神经外科术前常规准备，介入术者行介入术前常规护理。

（二）术后护理难点及对策

临床病例

病人，男，17 岁，因"头痛、晕厥 1 次伴口吐白沫，恶心、呕吐胃内容物两次"入院。入院前 11 小时，病人无明显诱因出现头痛不适，持续性疼痛，并晕厥摔倒，伴口吐白沫，持续约 5 分钟后清醒，出现恶心、呕吐胃内容物两次，非喷射状。专科查体：神志清楚，精神稍差，语言流畅，对答良好。查体无特殊。全脑血管造影示左侧颞枕部硬脑膜动静脉瘘，大脑中动脉供血，向矢状窦引流，引流静脉局部呈球样扩张（图18-1）。入院第4天在全麻下行"左侧开颅巨大动静脉畸形切除术+颅内压探头置入术"。术后接颅内压监护仪及皮下引流管。术后第1天病人呈嗜睡状，烦躁，诉头痛，颅内压波动在7~22mmHg，右侧肢体抽搐两次，不伴意识障碍，予甘露醇、丙戊酸钠治疗。术后第3天颅内压波动在3~11mmHg，皮下引流管引流出淡血性液体20mL，床旁拔出皮下引流管及颅内压监护仪。术后第10天，病人神志清楚，精神尚可，四肢肌力、肌张力正常，安排出院。

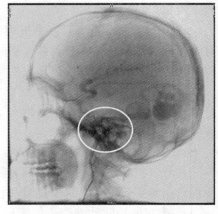

图18-1　脑动静脉畸形血管造影

难点1　病情观察及护理

解析：严密观察病情，预防可能发生的再出血、癫痫等并发症，做好术后相关护理，减少并发症的发生。

对策：

1. 全麻术后护理常规。了解麻醉和手术方式、术中情况、切口和引流情况。持续低流量吸氧及心电监护，严密监测生命体征，特别注意血压的变化，警惕颅内高压的发生。

2. 病情观察。严密观察神志、瞳孔变化，发现异常及时通知医生，给予初步处理后行急诊CT检查，确定病因及时治疗。

3. 伤口观察及护理。观察伤口有无渗血渗液，若有，应及时通知医生并更换敷料。

4. 各管道观察及护理。静脉补液通道保持通畅固定，注意观察穿刺部位皮肤。保留尿管按照尿管护理常规处理，拔管后注意关注病人自行排尿情况。保持引流管通畅，观察引流量及颜色、性状。

5. 疼痛护理。评估病人疼痛情况，遵医嘱给予镇痛药物，提供安静舒适的环境。

6. 基础护理。做好晨晚间护理、尿管护理，定时翻身拍背，必要时遵医嘱进行雾化等工作。

难点2　引流管的护理

解析：根据病人术中情况安置引流管，保证引流管通畅，密切观察并记录引流液的颜色、性状、量等，对评估颅内出血、切口渗血渗液、伤口愈合情况及有无切口感染有重要意义。

对策：

1. 引流管的位置。早期皮下引流或创腔引流高度应与头部一致。48小时后根据引流液性质决定引流瓶高度：若量多、色浅，应适当抬高引流瓶；若引流液呈血性、色深，引流瓶应低于创腔。

2. 保持引流管通畅。确保引流管通畅，避免折叠、扭曲、压迫管道。

3. 妥善固定引流管。引流管应妥善固定，长度适宜，使病人的头部有适当的活动空间。进行翻身等护理操作时须先将引流管安置妥当，避免意外发生。向病人及陪护人员讲解引流管的重要性，预防计划外拔管。病人烦躁不配合时，可对四肢予以适当约束，并注意末梢循环。若引流管不慎脱出，应立即通知医生，观察引流管长度，判断管道是否完整、有无遗留，切勿自行安置。

4. 观察与记录：

（1）观察引流液的颜色、性状、量。正常情况下手术当天引流液呈暗红色，以后逐渐变浅、变清。若 24 小时后仍有鲜血流出，应通知医生给予止血措施，必要时再次手术止血。

（2）观察引流管处伤口敷料情况。

（3）严密观察病人生命体征及颅内压。

5. 拔管后注意观察病人的意识、生命体征的变化，观察伤口敷料情况及置管处有无脑脊液漏。

难点 3　颅内高压的观察及护理

解析： 术后病人颅内压增高，可引起一系列的生理紊乱及病理改变，甚至发生脑疝，最终导致死亡，是颅脑术后病人危险的并发症之一。密切观察病人有无颅内压增高，及时识别并处理，可改善病人预后，挽救病人生命。

对策：

1. 密切观察病人瞳孔、意识及生命体征的变化，结合颅内压数据进行综合、准确的判断，及时查找原因，对症处理，必要时行头颅 CT 检查。

2. 抬高床头 15°～30°，以利于颅内静脉回流。

3. 病人头痛时应观察头痛的性质、部位，慎用止痛药，遵医嘱给予 20％甘露醇快速静脉输入，或静脉推入利尿剂，观察用药后缓解情况。

4. 病人呕吐时应观察呕吐物的性状、颜色及量，遵医嘱给予止吐药。病人呕吐时头偏向一侧，防止呕吐物堵塞呼吸道引起窒息，必要时给予吸引、气管插管或气管切开，保持呼吸道通畅。

5. 颅内压监测的护理。行颅内压监测者应做好护理及并发症的预防：①确保监测装置正常。定期对监护仪进行性能测试，确保各部件工作正常，无机械性误差；每次监测前均要校准"0"点，一般参照外耳道水平位置；确保正确连接监测装置，检查各接头是否连接牢固，妥善放置连接导线，防止脱出、折叠等。②保障监测准确性。各种操作（如吸痰、翻身等）均可影响颅内压。因此，操作需轻柔，尽量减少刺激，排除外界因素干扰。伤口疼痛、体位不适亦可引起病人烦躁不安，应及时查找原因，对症处理，必要时遵医嘱给予镇静剂以确保颅内压监护的准确性。③观察数据变化。严密观察并记录病人意识、瞳孔、生命体征及颅内压的变化，进行综合、准确的判断，在常规治疗中可根据颅内压数值变化遵医嘱调节脱水、利尿剂的使用时间及剂量。颅内压过高或过低时都应及时报告医生处理。④预防感染。操作时严格无菌操作，保持监护及引流装置的完好，避免漏液。

难点 4　血压的管理

解析： 脑动静脉畸形病人因畸形血管区盗血，病变周围脑组织缺血，处于低灌注状态，因此病变周围脑组织血管处于失调扩张状态，手术切除畸形血管团后，病变周围脑组织由原来的低灌注状态恢复到正常灌注状态，血液灌流较术前大幅度增加，短时间高流量的血液流经扩张的血管，可形成正常灌注压突破综合征，容易导致血管破裂。虽然其发生概率小，但通常致命，因此术后应严格管理好血压。

对策：

1. 监测病情，平稳合理降压。遵医嘱使用药物控制血压（将收缩压控制在原来血压水平的 2/3，持续 3~5 天）以预防或减轻正常灌注压突破综合征。护理人员应密切观察血压的变化，根据血压情况遵医嘱采取合理的降压措施。对于血压平稳却突然升高的病人要高度警惕，同时观察病人有无其他症状，注意是否有脑水肿加重或再次出血，并做好病情的观察和记录。

2. 避免诱因：为病人讲解保持血压稳定的重要性，指导病人避开引起血压升高的危险因素，保持环境安静，保证睡眠质量，帮助病人学会控制情绪，避免情绪激动或过度用力引起的血压骤然升高，避免再出血的发生。

难点 5　介入手术术后护理

解析： 部分病人可行介入治疗，血管内介入治疗的创伤小、安全系数高，目前在临床上得到了广泛的应用。

对策：

1. 穿刺点的观察。观察穿刺处有无渗血渗液；观察伤口敷料是否固定、是否干燥；观察伤口及周围皮肤的颜色、温度等；扪足背动脉，判断肢端循环状态。

2. 穿刺点压迫止血护理。

（1）沙袋压迫止血：术后穿刺点指压 2 小时后予 1kg 的盐袋或沙袋压迫 6 小时，压迫期间严密监测足背动脉搏动情况及血压，观察穿刺处有无渗血渗液，观察皮肤颜色、温度。按压局部皮肤，检查有无包块、硬结、波动感。

（2）压迫器压迫止血（图 18-2）：现临床上常用，即术后以压迫器压迫穿刺处，2 小时后逆时针旋转压迫器一圈，继续压迫 6 小时后去除即可，观察同上。

（3）弹力绷带及纱布压迫止血（图 18-3）：弹力绷带和纱布压迫穿刺点，穿刺点肢体制动 6~8 小时，术后第 2 天去除弹力绷带和纱布，观察同上。

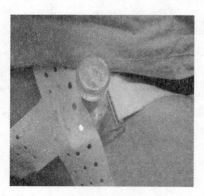　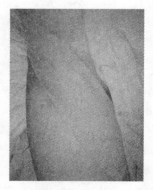

图 18-2　动脉压迫止血器压迫股动脉穿刺点　**图 18-3　弹力绷带及纱布压迫股动脉穿刺点**

3. 疼痛护理。评估病人的疼痛部位、性质及伴随症状，必要时遵医嘱给予镇静止痛药物及支持治疗。运用扩血管药物，预防血管痉挛。保持病室安静整洁，防声光刺激。

难点 6　并发症的观察与护理

解析：术后并发症可直接影响病人的预后，甚至导致病人死亡。因此术后应严密观察病情及预防并发症的发生，以减轻病人的病痛及经济负担，促进康复。

对策：

1. 血管痉挛是常见的并发症，常因出血后血液刺激脑膜及术中刺激引起。表现为头痛、血压增高等，临床上常给予尼莫地平进行预防治疗。严密观察病人有无肢体活动障碍及头痛、恶心、呕吐、失语以及癫痫等神经系统症状，做好基础护理及心理安慰。

2. 正常灌注压突破综合征。术后最危险的并发症。颅内血管长期处于低灌注状态，手术切除畸形血管团后血流量突然增加，血管无法承受过大压力而破裂出血，表现为剧烈头痛、恶心、呕吐、意识障碍等。术后应密切观察病人生命体征及血压变化，严格控制血压等对症处理。

3. 针对癫痫的对策同术前。

4. 针对脑梗死、脑水肿，严密观察并遵医嘱处理。

难点 7　出院指导

解析：坚持治疗及定期随访对疾病的发展及转归极为重要。因此，医护人员应重视对病人的出院指导，确保病人定期随访。

对策：

1. 纠正不良生活习惯。戒烟酒，保持良好心态和规律的作息时间，注意劳逸结合。

2. 合理膳食。以低胆固醇、低脂、低盐、低热量的饮食为主，保证蛋白质及纤维素的摄入，饮食清淡，多食蔬菜及新鲜水果，限制腌制类食物。

3. 管理血压。对病人及家属进行风险告知，使其严格控制血压。督促高血压者按时服用降压药，不可擅自减量或停服，防止血压大幅度变化。

4. 功能锻炼。康复训练要持之以恒，指导和教会病人及家属功能锻炼的方法及注意事项，鼓励病人进行自我照顾。

5. 复诊指导。术后 3~6 个月带影像资料复诊，如出现头晕、头痛等不适，请及时就医。

【知识拓展】

脑过度灌注综合征

脑过度灌注综合征（cerebral hyperperfusion syndrome，CHS）是颈动脉内膜切除术和颈动脉支架置入术后一种较少发生但却能致命的并发症，其概念最早由 Sundt 提出。目前大部分学者认为，CHS 是手术后脑血流灌注大幅度增加所致的一系列临床症状的总称。

对于风险病人，如严重血管狭窄、最近有新发卒中、有易出血病史，要慎重注意是否有 CHS 发生。预防措施主要是血压控制。Alman 认为预防 CHS 最重要的方法是及时发现高灌注和控制好血压。建议在手术前后使用经颅多普勒或灌注 CT 监测，一旦发现有高灌注，血压应该严格控制。血压正常病人如发现高灌注也应适当降低血压。推荐术后血压至少良好控制 1 个月以上。

来源：孟心怡，吴昊，赵冰，等. 颈动脉内膜切除术和颈动脉支架置入术后脑过度灌注综合征 [J]. 国际脑血管病杂志，2020，28（4）：314－320.

（贺娟　段丽娟　樊朝凤）

第二节　硬脑膜动静脉瘘的护理

【概述】

硬脑膜动静脉瘘（DAVF）是指硬脑膜内的动静脉沟通或动静脉瘘，由硬脑膜动脉或颈内动脉的硬脑膜支供血，并回流至静脉窦或动脉化的脑膜静脉。DAVF 占颅内血管畸形的 5%～20%，约占颅内动静脉畸形的 12%。DAVF 可发生在硬脑膜的任何部位，但以横窦、乙状窦和海绵窦多见。常见的症状有颅内杂音、头痛、嗜睡、视力下降、突眼、视盘水肿、抽搐等，严重者可表现为颅内出血和中枢神经系统功能障碍，个别病人以脊髓功能障碍为首发症状。本病的临床表现与瘘口的部位、瘘口血流量大小，以及静脉引流部位、大小、类型有关。血管造影是诊断本病最基本的方法。

治疗方法取决于临床表现及瘘口的级别。对于发病早期、症状较轻者，可保守观察。对于海绵窦病变采用颈动脉压迫可降低动脉压力，以促使血栓形成。直接手术切除病变和血管内栓塞治疗是两种重要的外科治疗方法。对于较小的畸形血管团，放射治疗（放疗）可取得一定效果。DAVF 的供血复杂，单一的方法往往难以完全治愈，因此在临床上多数采用联合疗法，如"栓塞＋手术""栓塞＋放疗""手术＋放疗"。

病人常有颅内杂音、头痛、视力下降、抽搐等症状，严重时可以影响病人的睡眠及日常生活能力。有针对性的护理可以缓解病人的不适感、消除病人的消极心理因素，使其以良好的心态面对疾病。同时，严密观察病情可帮助及时发现病情变化，以便做出及时的处理。

【护理难点及对策】

（一）术前护理难点及对策

难点 1　病情的观察及护理

解析：DAVF 病人严重时可出现颅内出血、癫痫、颅内压增高，约 30% 的病人在第一次出血时死亡或出现严重的病残。这些症状直接影响病人的预后。因此病情的观察及护理在围手术期至关重要。

对策：随时巡视病房，严密观察病人神志、瞳孔、生命体征及神经系统体征的变化。如病人有颅内出血症状、癫痫发作、颅内压增高表现，应及时通知医生进行处理。

难点2 睡眠情况的护理评估及护理干预

解析：DAVF病人常有颅内杂音、头痛等症状，影响到病人的睡眠和休息，严重时可导致失眠、精神抑郁等。进行及时、准确的护理评估，实施必要的、针对性的健康指导，保证病人良好的睡眠，使病人有良好的精神状态，也是确保术前安全的重要措施。

对策：

1. 在条件允许的情况下，将病人安置在单间，避免声光刺激等。

2. 对有搏动性耳鸣、颅内杂音和头痛等的病人，应嘱病人避免剧烈运动，劳逸结合。可在医生或护士的指导下压迫颈动脉、枕动脉、颈静脉，或者通过憋气缓解颅内杂音症状。

3. 头痛时可遵医嘱服用止痛药。

难点3 安全管理

解析：DAVF病人的局部静脉窦压力升高，尤其是通过软脑膜静脉的逆行引流，使正常的脑静脉回流受阻，局部脑组织充血、水肿，使皮质功能受到影响。病人可出现运动、感觉、精神或视野障碍，以及癫痫、眩晕、共济失调、抽搐等。这些病人都存在不同程度的安全隐患，如跌倒、坠床、烫伤、摔伤等。因此，在临床护理过程中我们应重视病人的安全管理。

对策：

1. 嘱24小时留陪，病人外出活动或检查时，需专人陪同。

2. 病房布局合理，物品摆放整齐，需要用的物品尽量放在手能触及的位置；地面应保持干燥清洁；增添必要的设备；夜间应打开地灯。

3. 指导病人选择合适的鞋子，鞋底要粗糙、防滑，必要时使用辅助器材，如拐杖、轮椅等，卧床休息时，双侧床挡保护。

4. 癫痫护理同本章第一节。

难点4 心理状态的护理评估及护理干预

解析：病人角色的改变、对病房环境的陌生感、对疾病及相关检查的不了解、对手术的恐慌及对术后恢复的担忧，加之一些临床症状导致病人失眠等，会给病人带来不同程度的焦虑、抑郁等负性情绪，从而影响治疗效果。因此，医务人员应重视对病人心理状态的评估，并采取及时有效的心理干预，解除或减轻病人术前的焦虑，增加病人战胜疾病的信心，以使病人积极配合治疗和护理。

对策：

1. 病人入院以后，对病人及家属进行详细的病房环境及医务人员介绍，让其找到安全感和归属感。

2. 向病人详细讲解疾病的相关知识及相关辅助检查的配合方法，消除病人对疾病的恐慌感。耐心向病人讲解手术的必要性，简述手术的方法。请做过类似手术并已康复的病人现身讲解，使病人正确认识手术，消除对手术治疗的恐惧感。

3. 积极主动与病人及家属进行沟通，了解病人的心理状态，鼓励病人表达自身感受和想法。

4. 充分利用家庭和社会支持系统的帮助，鼓励亲朋好友探视病人，以平静、轻松、愉快的心情感染病人，使其得到安慰和鼓舞，增强战胜疾病的信心。

5. 同时还应做好家属的心理护理。病人的心理状况和家属的积极参与密不可分，家属的情绪和对疾病的认识程度会直接影响病人的情绪。良好的家庭支持对病人心理健康具有积极的作用。

难点 5　眼部护理

解析：海绵窦区硬脑膜动静脉瘘病人会出现突眼、结膜充血等症状，导致眼球干燥、继发感染，导致球结膜溃疡。因此，眼部护理十分重要。

对策：

1. 加强眼部护理。保持眼部清洁，注意保护角膜和结膜，防止干燥、外伤及感染；避免强光、风沙及灰尘的刺激；睡前遵医嘱涂抗生素，并覆盖纱布或眼罩；告知病人眼睛勿向上凝视，以免加剧眼球突出和诱发斜视。

2. 减轻眼部症状的方法。遵医嘱予以 0.5％甲基纤维素或 0.5％氢化可的松溶液滴眼，可减轻眼睛局部刺激症状。高枕卧位和限制钠盐摄入可减轻球后水肿，改善眼部症状。每日做眼球运动以锻炼眼肌，改善眼肌功能。

（二）术后护理难点及对策

临床病例

病人，男，37 岁，因"头昏、头痛 15 天"入院。病人于 15 天前无明显诱因出现头晕、头痛。专科查体：神志清楚，双侧瞳孔等大等圆，3mm，对光反射灵敏，四肢肌力正常。辅助检查：MRI 提示左侧颞叶动静脉瘘可能，DSA 见左侧颈外动脉分支左侧脑膜中动脉供血，向上矢状窦、横窦引流动静脉瘘。左侧大脑后及左侧脉络膜后动脉供血动静脉瘘，诊断为硬脑膜动静脉瘘（图 18-4 和图 18-5）。入院后第 3 天在全麻下行"硬脑膜动静脉瘘介入栓塞术"。术后 10 小时病人臀部、背部及双侧大腿出现荨麻疹，嘱多饮水，观察，术后第 4 天荨麻疹好转，次日出院。三个月后随访，病人头晕、头痛完全缓解。

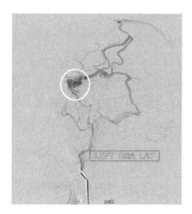 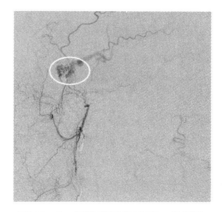

图 18－4　硬脑膜动静脉瘘：侧位　　　图 18－5　硬脑膜动静脉瘘：前后位

难点 1　血管内治疗术后的护理

解析： 因为术中需要反复穿刺、全身肝素化，穿刺点极易出现出血及皮下血肿。术后需要压迫并加压包扎伤口，可能会导致局部动脉供血不足。因此，血管内治疗术后观察穿刺点及穿刺侧肢体的情况十分重要。

对策：

1. 穿刺部位给予弹力绷带加压包扎，压迫器压迫穿刺点，穿刺侧肢体制动，术后8 小时去除绷带及压迫器（压迫和制动时间可因病人穿刺血管缝合等具体情况而定）。

2. 穿刺部位的观察。

（1）观察穿刺点周围是否有出血、皮下淤血及血肿的形成，一旦有出血、血肿，应及时通知医生，重新包扎、压迫止血，严密观察出血情况、血肿范围的变化，并做好记录。

（2）如穿刺处血肿增大、触诊有搏动感、听诊有血管杂音，提示假性动脉瘤形成。

（3）如局部皮肤红、肿、热、痛或破溃，提示发生感染。如发生上述情况，应及时通知医生，做出相应处理。

3. 术侧下肢血流情况的观察。密切观察穿刺侧足背动脉搏动、皮肤颜色及皮肤温度，并与对侧肢体进行比较。如果出现肢端苍白，小腿剧烈疼痛、麻木，皮温下降，则提示有下肢动、静脉血栓的可能，应及时通知医生采取相应措施。术后应加强巡视，做好交接班，同时教会病人非穿刺侧肢体的活动方法，以减轻体位不适，预防压力性损伤。

4. 术后颅内压的观察和护理。应密切观察和治疗颅内压增高，避免各种导致颅内压骤然升高的因素。

难点 2　血管内治疗术后造影剂肾病及造影剂过敏的预防

解析： 使用造影剂后部分病人可出现一过性尿检异常及尿酶升高，渗透压下降，尿糖、尿钠排泄增加等。也有部分病人出现对造影剂过敏反应，如恶心、呕吐、全身广泛性荨麻疹、面部及喉头水肿、支气管痉挛、气急胸痛、肢体抽搐、知觉丧失、肺水肿、心脏停搏等。不同的造影剂导致的不良反应存在差异，关键在于及早识别、及时处理。因此应警惕此类反应发生，避免给病人带来新的病痛。

对策： 术前应了解病人有无过敏史，尤其是对碘剂的严重反应。使用造影剂前做造影剂过敏实验。术后麻醉清醒后，鼓励饮水不呛咳者多饮水，以促进造影剂的排出，麻醉清醒 2 小时后可进食。遵医嘱静脉补液。严密观察小便的颜色、量及性状，如出现小便异常，应及时报告医生做出处理。如病人出现对造影剂过敏现象，应立即报告医生，及时做出相应处理。如出现荨麻疹，应告知病人勿抓伤皮肤，且避免受累处皮肤受压。必要时遵医嘱予以抗过敏、激素、解痉、升压等药物及输氧，以维持生命器官功能。如病人出现严重过敏反应，应随时做好抢救准备。

难点 3　术后并发症的预防及护理

解析： 术后并发症可直接影响到病人的预后，甚至导致病人死亡。因此并发症的预防及护理十分重要。

对策：

1. 神经功能障碍的对策。

（1）严密观察病情变化，如病人出现意识障碍、偏瘫、失语、感觉障碍、共济失调等，要及时报告医生积极处理。

（2）遵医嘱予以扩血管药物、营养神经药物及高压氧舱等治疗以改善神经功能。

2. 颅内出血的对策。术中和术后颅内出血是严重并发症，病人预后通常较差，因此应积极观察，及时发现和处理。

（1）做好血压、颅内压的管理，避开各种诱发血压和颅内压增高的因素。

（2）建立并保持静脉通道通畅。

（3）必要时遵医嘱使用降压药、脱水剂，严密观察病情、监测血压。

（4）如出现头痛、喷射性呕吐、视盘水肿等颅内压增高的症状、神经系统体征及意识、瞳孔的变化，应及时报告医生，做出相应处理。

（5）必要时行 CT 检查，配合医生抢救。

3. 脑梗死的对策。

（1）严密观察病人意识、瞳孔、生命体征的变化及语言功能、双侧肢体运动情况，如出现异常，应及时通知医生做进一步检查。

（2）予以低流量吸氧，保持呼吸道通畅；控制血糖和体温，纠正低血压状态。

（3）遵医嘱予以钙通道阻滞剂，预防脑血管痉挛，并观察用药效果及不良反应。

（4）如发生脑梗死，应及时做好术前准备。

4. 脑水肿的对策。

（1）严密观察病情变化，予以头高足低位、低流量吸氧，保持呼吸道通畅。如病人出现呼吸障碍、呼吸衰竭应及时通知医生，必要时行气管插管，维持呼吸道通畅。严密监测血压，如病人出现低血压应及时通知医生处理。

（2）用药观察：临床中常予以钙通道阻滞剂防治脑水肿，予以 20％甘露醇、呋塞米治疗脑水肿。用药过程中，应严密观察用药效果及不良反应。

（3）亚低温治疗时，注意监护病人生命体征、神经症状、皮肤及肢端循环状况，保持呼吸道通畅，防止肺部感染等症状。

（4）做好抢救及术前准备。

难点 4　出院健康指导

解析：病人术后的恢复是一个漫长的过程，需要回归社会和家庭进行恢复。因此需对病人及其家属进行康复及护理相关的健康指导，改变其不良的生活方式，促进康复。

对策：

1. 告知病人导致出血或再出血的诱发因素并予避免，保持心态平稳，避免情绪激动。避免进食刺激性食物，保持大便通畅，半年内避免参加剧烈运动及危险性工作。

2. 高血压病人应特别注意气候变化，规律服药，将血压控制在适当的水平，切忌血压忽高忽低。

3. 有癫痫史者按时口服抗癫痫药物，预防癫痫。

4. 告知病人及家属如病人出现剧烈头痛、喷射性呕吐等颅内压增高症状，及时就诊。

5. 术后专科门诊或电话随访，按时复查。

【知识拓展】

硬脑膜动静脉瘘的分类

Cognard 分类法有助于了解每例病人的危险性以及确定适合的治疗方法，是目前最佳的分类法，见表 18-1。

表 18-1　Cognard 分类法

分类	静脉引流
Ⅰ 型	向静脉窦引流，血液为顺流，为良性病变
Ⅱ 型	
Ⅱa 型	向静脉窦引流，静脉窦逆向引流
Ⅱb 型	向静脉窦引流，血液逆行致皮层静脉
Ⅱa+b 型	向静脉窦引流，静脉窦及皮层静脉逆向显影
Ⅲ 型	向皮层静脉引流，无静脉扩张，颅内出血发生率为 40%
Ⅳ 型	向皮层静脉引流伴静脉瘤样扩张，颅内出血的发生率为 65%
Ⅴ 型	向脊髓周围引流，50% 出现进行性脊髓病变

来源：刘承基，凌峰. 脑脊髓血管外科学 [M]. 北京：中国科学技术出版社，2013.

（张宝月　段丽娟　樊朝凤）

第三节　海绵状血管瘤的护理

【概述】

海绵状血管瘤并非真正的肿瘤，按组织学分类属于脑血管畸形。血管造影检查时常无异常血管团的发现，故将其归类于隐匿型血管畸形。海绵状血管瘤的主要临床表现为癫痫、颅内出血、神经功能障碍和头痛。如病变导致出血，则引起相应临床症状。有的海绵状血管瘤逐渐增大，产生占位效应而导致神经功能障碍逐渐加重。临床病程差异较大，可以有急性或慢性神经功能障碍，可出现缓解期或进行性加重。

在诊断海绵状血管瘤方面，CT 和 MRI 比脑血管造影更加敏感和更有特异性。对无症状或仅有轻微头痛的病人可保守治疗。对于有明显症状的病人，如神经功能缺失、显性出血、难治性癫痫、病灶增大或有颅内高压病人均应手术治疗。对于有出血或癫痫病史的病人或病灶部位不宜手术的病人可选择放射治疗。

海绵状血管瘤的临床发生率仅次于脑动静脉畸形，占所有脑血管畸形的 8％～15％。几乎所有的海绵状血管瘤的病灶均曾有亚临床的少量出血。40％～100％的海绵状血管瘤病人有癫痫症状。而大部分病人需手术治疗，术前了解病人的病情变化及心理状态，并及时给予具有针对性的护理，对确保手术安全有着十分重要的作用。手术的部位、病变的大小、手术中对脑组织的牵拉刺激均可能引起术后创伤性脑水肿、再出血等。在临床中需要护士严密观察病情变化，以及时发现问题并处理。

【护理难点及对策】

（一）术前护理难点及对策

难点 1　病情观察及护理

解析： 病人的病情和症状往往决定了治疗的方法和预后情况，因此病情的观察和针对性的护理在术前十分重要。

对策： 海绵状血管瘤的主要临床表现为癫痫、颅内出血、神经功能障碍和头痛，有的病人有一种或一种以上的临床表现，应对病人的各种症状进行严密观察和针对性护理。

难点 2　舒适护理

解析： 海绵状血管瘤病人多数因长期头痛、癫痫发作或有出血症状入院。入院以后安置心电监护，限制病人活动范围，导致病人自理能力及舒适度下降。病人的舒适度直接或间接影响病情的转归。因此，在护理过程中，改善病人的舒适度、提高病人的生活质量尤为重要。

对策：

1. 保持病房环境舒适安静、干净整齐、温度适宜；保持床位平整、清洁干燥；注意心电监护导联线的安置方法，避免对病人造成牵拉、压伤等。

2. 协助病人取舒适卧位，教会病人床上大小便，在进行可能暴露病人隐私部位的操作时，注意遮挡，保护病人隐私。

3. 做好心理护理，建立良好的护患关系。

4. 头痛时，可遵医嘱予以止痛药物，减少病人身体不适。

难点 3　安全管理

解析： 海绵状血管瘤病人的癫痫发病率高达 40%～100%，而癫痫发作时，如护理不当，极易造成病人肢体受伤、舌咬伤、坠床、误吸等意外事件发生。这些意外事件的发生不仅给病人带来更多的病痛，还增加护理的工作量及工作难度。因此，在护理过程中应确保病人的安全，避免增加病人的病痛。

对策：

1. 嘱 24 小时留陪，病人外出活动或检查时，需专人陪同。

2. 加强安全指导。

3. 做好癫痫的预防和护理。

（二）术后护理难点及对策

临床病例

病人，女，33 岁，因"头痛 1 月，加重 1 天伴四肢抽搐"入院。病人于 1 月前无明显诱因出现头痛，于 1 天前自觉头痛加重，并伴四肢抽搐一次。专科查体：神志清楚，双侧瞳孔等大等圆，3mm，对光反射灵敏，四肢肌力正常。辅助检查：MRI 示右侧额部均匀高信号病变，病变周围呈环形低信号（图 18－6）。诊断：海绵状血管瘤伴出血。择期在全麻下行"开颅海绵状血管瘤切除术"，并安置皮下引流管。予以抗癫痫、预防血管痉挛、脱水利尿、营养神经等治疗。术后第 4 天体温升至 39.6℃，于床旁行"持续腰大池引流术"，引流出淡黄色、浑浊脑脊液。脑脊液送检示颅内感染，加用抗生素治疗。术后第 3 天拔除皮下引流管，术后半个月脑脊液逐渐呈淡黄色透明状，

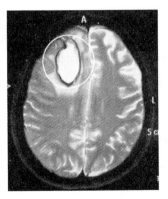

图 18－6　MRI 示：海绵状血管瘤伴出血

送检结果正常，体温逐渐恢复正常。病人神志清楚，四肢肌力正常，转至康复病区继续治疗。

难点 1　术后呼吸道的管理

解析： 为防止术后呕吐、误吸及呼吸功能障碍，术后部分病人带气管插管返回病房或 ICU。因此，术后呼吸道的管理尤为重要。

对策：

1. 病房应保持通风，室内温度保持在 18～20℃，湿度保持在 50％～60％，限制探视，定期消毒。

2. 严密观察病人呼吸的频率、节律、幅度及血氧饱和度。监测肺部呼吸音的性质，有无湿啰音。

3. 定时翻身拍背、雾化，必要时吸痰，保持气道通畅，观察并记录痰液性状、量及颜色。

4. 做好气道的湿化管理、气囊管理，保持导管固定在位，防止意外脱管。

5. 注意观察唇部、口腔受压部位皮肤及黏膜，防止压伤。做好口腔护理，防止感染。

6. 做好气管切开术前准备，必要时行气管切开。

难点 2 术后引流管的护理

解析： 开颅手术后常安置引流管引流出颅内残留的气体、血液、血性脑脊液，以减轻脑膜刺激征，预防出血及血肿的发生，对颅内压起调节减压作用。术后安置腰大池引流管以维持、控制正常的颅内压，便于送检脑脊液和治疗颅内感染。术后做好引流管的护理，将引流情况与病人整体病情相联系，发现问题时及时解决，对预防、控制颅内感染及预防其他并发症的发生有十分重要的作用。

对策：

1. 做好皮下引流管的护理。

2. 持续腰大池引流管的护理。

（1）在引流过程中严密观察病人意识、瞳孔、生命体征的变化，正确区分颅内高压性头痛与颅内低压性头痛。颅内低压性头痛的特点：在抬高床头或坐立时，头痛加重，放低床头、平卧或放慢引流速度后头痛缓解。

（2）预防感染：病房常规消毒，减少探视和人员流动。穿刺部位敷料保持清洁干燥，观察穿刺部位皮肤有无红肿等。搬动病人时，应夹闭引流管，防止逆流。更换引流装置及其他操作时应严格无菌操作。定期送检脑脊液。

（3）严格控制引流速度，以保持颅内压在正常范围。

（4）妥善固定并保持引流通畅：引流袋一般低于脑脊髓平面 20cm（根据病情、引流量等，引流袋高度可做调整）。避免引流管受压、扭曲成角。进行翻身等操作时避免牵拉引流管，以防脱落。

（5）观察并记录引流液的量、颜色、性状，如有异常及时送检。

难点 3 用药观察

解析： 术中对脑组织的牵拉、手术器械的刺激，均能引起脑血管痉挛，导致急性脑缺血、脑水肿等严重后果，为预防及减轻术后并发症，术后常采用钙通道阻滞剂（如尼莫地平）预防脑血管痉挛，脱水利尿药物（如 20％甘露醇）防止脑水肿。在用药过程中，应严密观察治疗效果及药物不良反应。

对策：

1.尼莫地平由静脉输入可以有效缓解脑血管痉挛，改善脑缺血。在用药过程中医务人员应注意以下几点。

（1）使用微量泵单独静脉通道给药，给药过程中严格掌握用量及给药速度。

（2）该药是以乙醇为溶剂的制剂，可引起注射部位疼痛、面部潮红、皮疹等，如发生这些症状应立即通知医生及时处理，必要时停药。

（3）用药过程中预防静脉炎的发生。

（4）定时测量血压，与基础血压及药物使用中血压对比，以判断使用尼莫地平后血压是否改变及改变程度，为医生用药提供可靠数据。

2.20％甘露醇由静脉输入可以有效预防脑水肿，降低颅内压。在用药时注意以下几点。

（1）如甘露醇结晶，禁止静脉输入。

（2）严格掌握用药速度，15～30分钟内输完。甘露醇滴速过慢，药物量小不集中，不能提高血浆渗透压，达不到脱水利尿的目的；速度过快，病人可出现一过性头痛、视力模糊、眩晕、畏寒等。个别病人如出现过敏反应，如打喷嚏、流鼻涕、舌肿、呼吸困难、意识障碍，应立即停药，通知医生及时处理。

（3）甘露醇为高渗溶液，刺激性强，如渗出血管外，可引起组织坏死，在使用期间应严密观察。

（4）治疗期间应观察病人的小便量及颜色、血压，监测尿常规，避免肾功能损害和电解质紊乱。

难点4　并发症的观察及护理

解析：开颅术后病人的常见并发症有再出血、神经功能障碍、癫痫及颅内感染，这些都会延长病人住院时间、增加医疗费用、影响预后效果，甚至致残或导致死亡。术后应严密观察病情及预防并发症的发生，以减轻病人病痛、经济负担，促进康复。

对策：

1.颅内感染的对策。

（1）保持病室环境清洁通风，温度及湿度适宜，限制探视。

（2）保持头部伤口敷料清洁干燥，如有渗血渗液，应及时通知医生换药。

（3）高热护理。严密监测体温并记录，遵医嘱予以物理降温及药物降温，并观察、记录降温效果。出汗后应及时更换病员服，保持皮肤清洁干燥，预防压力性损伤。嘱病人多饮水，给予高热量、高蛋白、高维生素、清淡易消化的饮食。做好口腔护理，增强食欲，减少口腔并发症。

（4）用药观察。注意用药配伍禁忌，严格执行查对制度。使用抗生素过程中，应严格观察病人有无过敏反应。

（5）做好持续腰大池引流护理。

（6）做好病人及家属的心理护理，消除不良情绪，取得配合治疗和护理。

2.其他并发症的观察和护理同本章第二节。

【知识拓展】

神经导航在治疗海绵状血管手术中的应用

对位于功能区、脑深部的海绵状血管瘤，术中定位困难，需暴露较大范围脑实质，手术损伤大，效果受到很大影响。精确定位、最大限度降低手术创伤成为治疗的关键。神经导航技术能精确定位，具有实时导航的功能，改变了传统的手术方式。术前能提供病灶与周围结构的三维关系，有利于合理设计手术方案和手术入路，避开功能区，寻找最佳路径，加之术中采用锁孔开颅，减少脑组织的暴露，从而达到最小手术损伤获得切除病灶和最大限度保留神经功能的目的。为了减少术中脑组织移位带来的影像漂移，在打开硬脑膜后，可通过微导管栅栏定位法（导航下植入硅胶导管标定病变的边界，防止病变在术中的影像漂移）确定较大病变的边界。由于手术准确顺利，手术时间明显缩短，减少了手术的出血和脑组织的暴露。

来源：王林，姚远. 颅内海绵状血管瘤的临床进展 [J]. 浙江医学，2018，40（13）：1419－1423.

（张宝月　段丽娟　樊朝凤）

第四节　脑静脉畸形的护理

【概述】

脑静脉畸形是较少见的血管畸形，是先天性正常局部脑引流静脉的异常扩张，其外形异常，但仍为相应的组织提供功能性的静脉引流，所以又称为发育性静脉异常。脑静脉畸形可分为浅表型脑静脉畸形和深部型脑静脉畸形。浅表型脑静脉畸形指深部髓静脉区域通过浅表髓静脉引流入皮质静脉，深部型脑静脉畸形指皮质下区域引流入深部静脉系统。

大多数病人临床上很少有症状或出血表现，一般为偶然发现脑内病灶，但后颅窝的脑静脉畸形常引起临床表现。症状的发生依其部位而定，幕上病灶多有慢性头痛、癫痫、运动障碍或感觉障碍。幕下病灶多表现为步态不稳或其他后颅窝占位症状，小脑病灶更容易出血。脑静脉畸形发生的出血主要为脑内出血和脑室内出血。

临床上一般对脑静脉畸形不做处理。对有癫痫的脑静脉畸形病人，给予抗癫痫治疗，对后颅窝出血的脑静脉畸形病人可给予积极的手术处理，术后病人多能得到较好的恢复。

54%～75%脑静脉畸形病人表现为抽搐、头痛或其他神经学异常，给病人造成了不同程度的身体、心理及社会适应能力的影响。因此，要求护理人员不仅有丰富的专业知识和专业技能，更应具有高度的责任心和爱心，随时观察、了解病人的病情变化及心理状态，并及时给予具有针对性的护理，这对病人疾病的转归有着十分重要的作用。

【护理难点及对策】

（一）术前护理难点及对策

难点1　安全管理

解析： 脑静脉畸形的症状依其部位而定，幕上病灶多有慢性头痛、癫痫、运动障碍或感觉障碍、肢体轻瘫等，癫痫发作较常见。这些病人都存在不同程度的安全隐患。

对策： 癫痫发作时应预防缺氧、肢体受伤、舌咬伤、误吸或窒息等，在护理过程中应确保病人安全，避免不良事件发生。

（二）术后护理难点及对策

临床病例

病人，女，23岁，因"头晕12天，加重3天伴肢体抽动"入院。病人于12天前无明显诱因出现头晕，于入院前3天头晕症状加重，伴肢体抽动数次。专科查体：神清合作，查体无特殊。MRI示：左侧侧脑室三角部室管膜及其下可见斑片状T2低信号影，左侧侧脑室三角部室管膜及其下有陈旧性出血灶，其邻近脑组织内可见静脉瘤（图18-7）。诊断为脑静脉畸形。择日在全麻下行"左侧侧脑室三角区占位切除术＋血肿清除术"，术后第4天手术区出血，水肿逐渐加重，全麻下行"血肿清除术＋颅内减压术"，并安置皮下引流管。术后病人呈浅昏迷

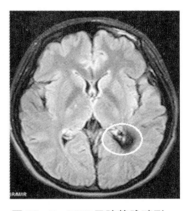

图18-7　MRI示脑静脉畸形

状，予以脱水利尿、营养神经、抗癫痫、预防血管痉挛等药物治疗。4天后拔管，30天后病人清醒，可做简短对答，转康复病区继续治疗。

难点1　肢体偏瘫的护理

解析： 肢体偏瘫是术后常见的神经功能障碍之一。偏瘫导致病人缺失自理能力，从不同程度给病人带来了负面情绪及影响病人以后的生活质量。因此，在术后出现肢体偏瘫时，应做好相应的护理和治疗，促进肢体功能的康复，增强病人的自我护理能力和训练信心。

对策：

1. 做好心理护理，消除负面情绪，取得病人和家属的信任、配合，鼓励病人和家属积极参与康复训练。

2. 做好晨晚间护理，协助完成生活护理，以保证病人的生活质量，增加病人信心。

3. 保持关节功能位，防止关节僵硬。

4. 预防压力性损伤，保持床单元平整、清洁干燥，定时翻身。做好皮肤及会阴部护理，加强营养。

5. 预防肢体水肿。

（1）对患肢进行按摩和被动运动，促进血液循环。

（2）抬高肢体，促进静脉回流，减少或缓解水肿。

6. 配合康复科医生进行康复训练。

（1）物理治疗包括功能性电刺激、电子生物反馈、关节活动度训练、肌肉牵伸训练、肌力训练、转移训练、步态训练等。

（2）作业治疗主要训练上肢功能及提高病人日常生活活动能力。

（3）传统康复治疗包括针灸、按摩和中药熏蒸等。

难点 2　并发症的观察及护理

解析： 脑静脉畸形病人的常见并发症有颅内出血、癫痫、神经功能障碍、脑水肿、颅内感染等。这些并发症如未及时发现和做出相应的处理，会直接影响疾病的转归，使病人住院日延长、住院费用增加，甚至导致病人残疾、死亡等。因此，并发症的观察和护理不可忽视。

对策： 密切观察颅内出血、癫痫、神经功能障碍、脑水肿、颅内感染的有关症状，及时予以治疗和护理。

【知识拓展】

脑静脉畸形的分类

Yasargil（1984）根据部位和引流静脉对脑静脉畸形进行分类，方便我们掌握和了解脑静脉畸形的病理。幕上表浅型经皮层静脉进入静脉窦，幕上深部型注入侧脑室上外侧角额室管膜下静脉。幕下表浅型向小脑蚓静脉或小脑表面静脉引流，幕下深部型向第四脑室侧隐窝静脉、前中央静脉或桥横静脉引流，见表 18-2。

表 18-2　脑静脉畸形的分类

小脑幕	部位	引流类型	引流静脉
幕上	大脑凸面	表浅引流	皮层静脉
	深部中央	深部引流	室管膜下/Galen 静脉
	基底节/丘脑	深部引流	室管膜下/Galen 静脉
幕下	小脑凸面	表浅引流	岩窦
			窦汇
		深部引流	侧窦
	深部中央	深部引流	Galen 静脉
	脑干	表浅引流	岩窦
		深部引流	Galen 静脉

来源：刘承基，凌峰. 脑脊髓血管外科学［M］. 北京：中国科学技术出版社，2013.

（张宝月　段丽娟　樊朝凤）

第十九章　颈动脉海绵窦瘘的护理

【概述】

颈动脉海绵窦瘘（carotid cavernous fistula，CCF）是指颈内动脉海绵窦段或其分支及海绵窦周围颈外动脉硬脑膜小分支破裂，导致颈动脉与海绵窦直接或间接的异常动静脉沟通，是一种常见的神经眼科综合征。

大多数病人首先出现眼部症状和体征，常见临床症状如下。

1. 头痛：部位多限于患侧额部及眶区。

2. 视力下降：常见。

3. 搏动性眼球突出：多见于高流瘘，两侧眼球突出度差值多在 3～11mm。突出方向多为轴性，当眼上静脉扩张较严重时眼球稍向下移位。听诊眼眶时可闻及血流杂音。

4. 眼球表面血管怒张和红眼：扩张的血管自穹隆至角膜缘，以角膜为中心，呈放射状，色鲜红或紫红。

5. 眼底改变：由于眼压的影响，眼底会出现出血现象，但是一般为少量出血，短时间内可以吸收。压迫眼球可见视网膜中央静脉搏动。

6. 复视及眼外肌麻痹：大多数病人主诉复视。

7. 巩膜静脉窦充血和眼压增高：一般为轻度或中度高眼压。

8. 鼻出血：如果伴有假性动脉瘤破入筛窦或蝶窦时，病人会因为动脉瘤破裂而出现致命性鼻出血。

颈动脉海绵窦瘘治疗的主要目的是保护视力、消除杂音，使突眼回缩和防止脑缺血。治疗原则是关闭瘘口，同时保持颈内动脉通畅。若瘘孔不大，行颈动脉压迫法可能自愈。但目前颈动脉海绵窦瘘首选血管内介入治疗，若介入治疗困难或先前颈内动脉已被结扎，可考虑直接手术治疗。因此给予积极有效的针对性护理不仅仅是保证病人治疗顺利进行的前提，同时也是提高康复率、提高病人医疗满意度的重要环节。

【护理难点及对策】

（一）术前护理难点及对策

难点 1　眼部护理

解析： 颈动脉海绵窦瘘病人大都会出现不同程度的眼部改变，如突眼、球结膜水肿等。针对这一类病人，实施针对性的眼部护理是非常有必要的。

对策：

1. 观察并记录病人眼部体征及评估视力情况。观察眼球突出情况、球结膜水肿充血情况、眼球活动情况等。

2. 对于眼球突出明显的病人需加强眼部护理，可涂红霉素眼膏，晚上可以加盖湿润的生理盐水纱布。预防结膜炎等眼部疾病。对于眼结膜有感染的病人，应先用生理盐水清洁眼分泌物后再用药。

3. 洗脸洗澡时注意眼部保护。

4. 对于球结膜充血水肿严重的病人，可请眼科医生会诊处理。

5. 观察病人的视力情况，对于视力下降或失明的病人，应加强安全宣教，做好必要的安全防护。告知 24 小时留陪。

难点 2 颈总动脉压颈试验的护理

解析： 介入治疗的目的是阻断颈内动脉瘘口的血流，因此应保证患侧颈动脉阻断后不影响脑供血，由此来判断颈总动脉对介入治疗的耐受程度，防止脑缺血并发症的发生。

对策：

1. 压迫患侧的颈总动脉，切勿压迫第六颈椎横突处，此处为椎动脉。

2. 压迫时若出现失语、视力障碍或对侧肢体乏力等症状，应立即停止压迫。

3. 初次压迫可能会出现头晕、恶心、目眩等症状，这些属于正常反应，压迫前要解释沟通，出现不适时可暂时休息，适度调整压迫时间，由短到长，直到适应。

4. 一般压迫时间由 5~10 分钟开始，如果病人耐受差，也可以从几十秒到几分钟开始，以后逐渐增加到 30 分钟，直至能耐受而不出现脑供血不足的症状。

难点 3 头痛的护理

解析： 颈动脉海绵窦瘘病人由于海绵窦及颅内血管扩张，压迫脑膜痛觉神经，可出现头痛。头痛影响病人休息，同时头痛的观察是提示病情有无变化的重要征象之一。因此做好头痛管理，不仅可帮助观察病情发展，也可提高病人的治疗满意度，同时也可避免因头痛烦躁而出现再次出血。

对策：

1. 观察病人头痛的部位、性质、持续时间，告知医生，必要时给予止痛药或降颅内压的药物并观察药物效果。

2. 严密观察病人意识、瞳孔及生命体征的变化。

3. 注意观察病人眼部体征的变化。

4. 告知病人及家属疾病的相关知识，避免因头痛引起焦虑等不良情绪。

5. 加强护患沟通，鼓励家属给予病人多一些关心和鼓励。

难点 4 鼻出血的预防和护理

解析： 鼻出血一定要引起重视。鼻出血一旦处理不当，可能导致严重后果甚至死亡。

对策：

1. 保持病房安静，保证充足的睡眠。

2. 预防感冒，避免用力咳嗽、打喷嚏及用手抠鼻。

3. 注意评估病人是否有鼻部疾病史，针对性治疗鼻部疾病。询问有无鼻部过敏史，去除过敏诱因。

4. 一旦出现鼻出血，抬高床头，保持呼吸道通畅，立即通知医生，遵医嘱给予止血治疗并观察效果。

5. 严密观察病人意识、瞳孔及生命体征的变化。如有变化，应立即通知医生，必要时遵医嘱行 CT 检查。

难点 5　心理护理及健康教育

解析：做好心理护理及相关健康教育是预防并发症及取得病人及家属配合的首要条件。

对策：

1. 积极与病人沟通，了解病人心理状况，实施针对性心理护理，发现抑郁、恐惧等心理状态，及时予以心理干预，必要时请心理医生会诊。

2. 解释手术的必要性，让其了解手术方式，交代注意事项。

3. 鼓励病人家属及朋友给予病人关心及支持，打消其顾虑。

4. 教会病人自我放松的方法，比如听舒缓的音乐等。

难点 6　安全管理

解析：颈动脉海绵窦瘘病人大多伴有视力障碍，所以极易受伤，他们属于安全隐患高风险病人，因此做好安全管理避免意外发生很有必要。

对策：

1. 嘱 24 小时留陪 1 人，加强病房巡视。病房布局合理，物品摆放整齐。病房地面应干燥清洁。卧床时有床挡保护，对病人进行跌倒及坠床评估，预防跌倒。

2. 对病人及家属做相关健康宣教。

3. 病人外出活动或检查要有专人陪伴。

4. 排便训练。保持大便通畅，避免发生再出血，指导病人床上使用大小便器。

（二）术后护理难点及对策

临床病例

病人，男，25 岁，两年前出现无明显诱因左眼视力下降，伴结膜充血水肿并可听见颅内杂音，入院前半年症状加重。查体生命体征正常。专科查体：神志清楚，双侧瞳孔等大等圆，约 3mm，对光反射均灵敏。左眼视力下降，球结膜充血水肿，听诊可闻及颅内杂音。四肢肌力及肌张力正常，感觉反应可。复查全脑DSA 造影检查示左侧颈内动脉海绵窦瘘（图 19－1）。行压颈实验 15 天后行介入栓塞术。术后左侧球结膜水肿较术前有所缓解。穿刺侧腹股沟处皮肤青紫，有一

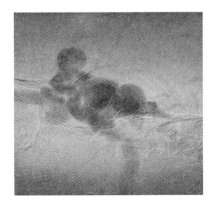

图 19－1　左侧颈内动脉
海绵窦瘘

直径约 0.5cm 大小硬结，予热敷治疗后缓解。出院 1 月随访：病人左眼视力有所恢复，结膜充血水肿有明显改善，生活能自理。

难点 1　介入术后护理

解析： 做好术后护理可积极预防并发症。

对策：

1. 观察病情。

（1）遵医嘱给予床旁心电监护，低流量吸氧 2~3L/min。

（2）密切观察病人意识、瞳孔、生命体征、神经系统征象和伤口敷料的情况。

（3）观察头痛情况，如头痛部位、性质及持续时间，必要时遵医嘱给予镇痛治疗。

（4）密切观察术后有无恶心、呕吐及尿潴留情况。

（5）注意观察双侧足背动脉搏动情况、肢端皮温及颜色，了解末梢血运情况。

2. 体位与活动。全麻清醒后，可抬高床头 15°~30°，告知病人及家属术肢避免用力及蜷曲，指导翻身，介入术后第 2 天即可根据病情进行适度的活动。

3. 饮食指导。全麻清醒后如饮水未见呛咳不适，可嘱进食流质，待到第 2 天，未见不良胃肠反应可进食普食，注意宜进食清淡、高蛋白饮食。嘱病人多饮水，以促进造影剂排出。

4. 保持管道通畅。管道包括尿管、输液管等。加强基础护理，如口腔护理、尿管护理、氧气管护理等。

5. 血管内缝合术常规 24 小时后去除敷料胶布。压迫器压迫者回病房后 2 小时逆时针旋转压迫器一圈，术后 8 小时伤口如无活动出血可去除压迫器。

难点 2　介入术后并发症——穿刺处出血的护理

解析： 穿刺处出血可表现为穿刺点出血、皮下血肿、皮下淤青/硬结、腹膜后出血等，严重者可出现组织坏死、感染。临床上前三者常见，腹膜后出血少见，但一旦发生，后果极为严重。

对策：

1. 观察和预防。术后严密观察病人穿刺处敷料是否清洁，有无渗血。使用沙袋压迫、血管内缝合、压迫器等方法者，按照相应要求进行穿刺点护理，注意术肢制动。若病人躁动，可遵医嘱给予保护性约束，必要时给予苯巴比妥等镇静治疗。

2. 穿刺点出血的护理。去除敷料前一旦伤口有渗血，立即通知医生，嘱术肢制动。检查压迫器或加压敷料是否松动，若松动应重新固定加压止血，注意肢端血运情况，并观察出血量及止血效果，可根据情况推迟去除敷料时间。去除敷料后穿刺处出血多与病人自身凝血功能和抗凝药物的使用有关，应立即通知医生，给予无菌纱布加压包扎，术肢制动，检测出凝血时间。

3. 皮下血肿的护理。皮下血肿多出现在穿刺处附近，呈包块状突出于皮肤表面，质软无波动感。密切观察皮下血肿大小及消散情况，避免再次出血。病人术肢可以适度活动，但是要尽量避免术肢用力或蜷曲。小型血肿一般情况下不需特别处理，给予加压包扎或自行消退。若血肿较大，必要时行抽吸或切开引流。

4. 皮下淤青/硬结的护理。去除敷料后出现皮下淤青，注意观察有无硬结形成，并观察淤青消散情况。注意鉴别硬结与假性动脉瘤。假性动脉瘤触之有波动感，而硬结没有。一旦硬结形成，首先告知病人避免用力，尽量卧床休息。如果很小，一般不需要特殊处理，24小时后热敷，几日后即可自行吸收。如果硬结较大，热敷后无明显好转，可请伤口治疗中心会诊，必要时行清创处理，但这种情况极少见。

难点3　出院指导

解析：出院指导不仅有助于病人回家后的康复，也能协助病人自我角色的转换，以便更好地适应社会和工作。

对策：

1. 用药指导。遵医嘱服药，切勿自行断药和加减量。服用抗凝药物的病人，嘱定期复查出凝血时间，注意观察有无出血倾向。

2. 安全指导。出院时病人可能视力并没有完全恢复，因此家属需要多给些照顾，避免病人一个人外出，注意安全。病人在家可以做一些力所能及的事，避免劳累和重体力活动，预防感冒。

3. 饮食指导。进食高蛋白、高维生素和高纤维素食物。避免辛辣刺激类食物。避免太咸的食物，以清淡易消化食物为主。

4. 复查指导。一般术后3个月、6个月、1年后带影像学资料和报告进行复查。病人出院后若出现不适，应立即到医院就诊。

【知识拓展】

海绵窦与颈内动脉的关系

海绵窦位于蝶鞍和垂体两侧，是重要的硬脑膜窦。海绵窦被许多结缔组织小梁将窦腔分为许多相互交通的小腔隙，窦内血流缓慢。颈内动脉和展神经通过海绵窦腔内，其中颈内动脉在窦内上升并折转向前。引流至海绵窦的静脉有眼上静脉、部分或全部眼下静脉、大脑中静脉、大脑半球额叶眶面静脉和蝶顶窦。因此海绵窦与颅内和颅外的静脉交通十分广泛。

由于海绵窦的特殊解剖原因，海绵窦区是全身发生动静脉瘘最多的部位。正常情况下颈内动脉壁与海绵窦的血液被窦内结缔组织分开，但在外伤、先天性因素等情况下，窦壁与颈内动脉发生沟通，就会形成动静脉瘘。由于眼静脉注入海绵窦，静脉内没有静脉瓣，因此患侧会出现眼静脉扩张、眼球前突且随动脉波动而搏动。

来源：徐德保，唐云红. 临床护理查房丛书：神经外科护理查房手册［M］. 北京：化学工业出版社，2013.

游潮，黄思庆. 颅脑损伤［M］. 北京：人民卫生出版社，2014.

（王燕　段丽娟　樊朝凤）

第二十章　缺血性脑卒中的护理

【概述】

缺血性脑卒中（cerebral ischemic stroke，CIS）指突然发生的脑组织局部供血动脉血流灌注减少或血流完全中断，使该局部脑组织崩解破坏，是世界范围内致残率、致死率较高的疾病之一，好发于中老年人，其占脑卒中病人总数的60%～70%。

起病前多表现为头痛、头晕、眩晕、短暂性肢体麻木、无力。

缺血性脑卒中的手术治疗主要方式如下：

1. 开颅手术治疗。当颈内动脉或大脑中动脉血栓形成时，造成大面积脑梗死，且发病时间短，或因缺血性脑水肿导致脑室受压、脑疝形成、中线移位，排除手术禁忌证后，可行手术治疗。主要的手术方式有颞浅动脉-大脑中动脉吻合术、脑-颞肌血管连通术、脑-硬膜动脉血管连通术。

2. 对于脑梗死伴出血的病人，若出血灶较小可采取内科治疗，若出血灶较大有脑压迫或脑室内出血时，应进行血肿清除。如有动脉瘤应行动脉瘤夹闭术，但尽量不损伤脑底已形成的侧支循环，以免缺血加重。

3. 介入术也是一种方式。一般介入术包括动脉溶栓术、经皮血管扩张成形术、大网膜颅内移植手术、颅外-颅内血管连通术及血管内支架成形术。

应密切观察病人的动态，了解病人的基本情况，及时发现病情变化、及时处理。

【护理难点及对策】

（一）术前护理难点及对策

难点1　术前准备

解析：做好术前护理，减少术后并发症，保证手术顺利进行。

对策：

1. 完善相关检查，如全脑血管造影、头部三维重建增强CT或颅内多普勒彩超检查、心电图（了解颈动脉海绵窦瘘的血流动力学参数）、MRI、超声波检查，血常规、尿常规、肝肾功能、心肺功能、输血全套、出凝血实验及合血检查，抗生素皮试（术中备用）。

2. 除神经外科术前常规准备外，对于介入手术者注意皮肤准备，备皮范围为双侧股动脉周围30cm，上平肚脐，下至大腿内上1/3处脱毛，再用肥皂水清洁。术晨于左侧肢体建立静脉通道。

难点2　血压管理

解析： 血压管理不善（过高或过低）可导致急性缺血脑卒中病人不良的预后（短期和长期），病人的基线血压（脑卒中 48 小时内）与短期死亡率及长期死亡和严重残疾率呈 U 形关系，因此应做好病人的血压管理。

对策：

1. 关注并处理影响病人血压的因素，如紧张、焦虑、疼痛、恶心、呕吐及颅内压增高等。

2. 血压持续升高至收缩压≥200mmHg 或舒张压≥110mmHg，或伴有严重心功能不全、主动脉夹层、高血压脑病者，注意严密观察血压变化，可给予降压治疗。

3. 准备溶栓及桥接血管内取栓者，血压应控制在收缩压<180mmHg、舒张压<100mmHg。对未接受静脉溶栓而计划进行动脉内治疗的患者，血压管理也可参照该标准。

4. 建议使用微量输液泵给予降血压药，平稳降压，避免血压波动。密切监测病人的血压和神经功能。一旦发生低血压，应积极寻找原因并处理，必要时可遵医嘱采用扩容升压措施。

（二）术后护理难点及对策

临床病例

病人，女，64 岁，因"3 个月前情绪激动后出现左侧肢体麻木、无力，加重 20 天"入院。入院时左侧肢体麻木，呈持续状，左上肢上抬困难，左下肢不能自行站立，他人搀扶下身体向左侧偏斜。专科查体：神志清楚，语言流畅，左侧鼻唇沟变浅，左眼视物模糊，伸舌左偏，口角右歪，脑膜刺激征阴性。左上肢肌力 3 级，右上下肢肌力 5 级，左侧肢体针刺觉减退，四肢腱反射（＋＋），左上肢 Babinski 征阳性，共济运动正常。辅助检查：MRI 示右侧半卵圆中心及基底节区新近梗死灶可能（图 20－1）。全脑 DSA 造影检查示右侧颈内动脉 $C_{1\sim5}$ 全程纤细伴闭塞、眼动脉段以远闭塞（图 20－2）。

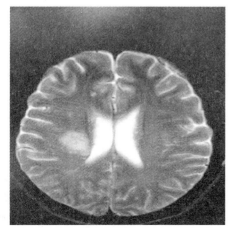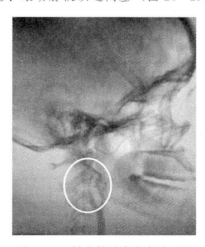

图 20－1　缺血性脑卒中 MRI　　　图 20－2　缺血性脑卒中全脑 DSA

择期行左侧颞浅动脉－左大脑中动脉吻合术。术后病人生命体征平稳，神志清楚，语言流畅，认知功能正常，口角右歪及伸舌左偏症状均有所缓解。病情稳定后转往康复科继续治疗。

难点1　术后病情观察

解析：做好术后病情观察可积极预防并发症。

对策：

1. 常规全麻术后护理同前。

2. 注意观察病人肢体活动情况，术前若有偏身肢体活动障碍、面瘫及口角歪斜的病人，术后应对比是否有减轻或加重的倾向。

3. 观察病人的语言能力，有无失语或失写的情况，或有无加重。

4. 严密监测病人血脂、血糖、血压的情况，定期复查出凝血时间。

难点2　急性脑水肿的护理

解析：积极处理急性脑水肿是预防脑疝至关重要的一步。

对策：

1. 严密监测病人意识、瞳孔、生命体征、四肢活动及视力的情况。注意观察病人头痛性质、部位及持续时间，必要时给予镇痛剂并观察效果，或行CT检查，若CT检查示脑水肿压迫脑室，提示脑疝可能，遵医嘱做好相关术前准备工作。

2. 遵医嘱给予脱水剂及利尿剂，并进行效果评价。记录病人24小时出入量，避免电解质紊乱的发生。

3. 保持大小便通畅，对于不清醒的病人，必要时安置保留尿管；对于神志清楚的病人，嘱保持情绪稳定，避免情绪波动太大，避免出血风险。

难点3　术后血压的管理

解析：控制好血压，避免因血压不稳定加重病情。

对策：

1. 准备溶栓的病人血压应控制在收缩压<180mmHg、舒张压<100mmHg。对未接受静脉溶栓而计划进行动脉内治疗的病人，血压管理可参照该标准，根据血管开通情况控制术后血压水平，避免过度灌注或低灌注，具体目标有待进一步研究。

2. 告知高血压病人遵医嘱服药，不能随意停药或加减量。每日根据病情遵医嘱进行血压监测。对于口服给药效果不好、血压过高的病人，可遵医嘱静脉给药，但必须密切监测血压变化，避免血压过低。

3. 保证大小便通畅，保持情绪稳定。避免可能引起血压升高的诱因，如激动、烦躁、尿潴留等。

4. 对于血压过低的病人，警惕血容量不足。应查明原因，必要时补液纠正血容量。

5. 警惕一过性血压升高，如急性脑梗死病人容易出现一过性血压升高，所以应谨慎使用降压药。

6. 脑卒中后病情稳定，若血压持续≥140/90mmnHg，无禁忌证，可于起病数天后恢复使用发病前服用的降压药物或开始启动降压治疗。

难点 4　血糖的管理

解析： 对于糖尿病病人，血糖的控制直接影响伤口的愈合。管理好血糖有助于减少术后并发症的发生和降低感染的机会。

对策：

1. 严格按照糖尿病病人血糖监测规范进行血糖监测，血糖一般超过 11.1mmoL/L 时应遵医嘱给予血糖控制，必要时请内分泌科医生会诊。

2. 对于长期口服降糖药或皮下注射胰岛素的病人，告知其遵医嘱服药，不能自行停药及调整剂量。

3. 病人服用降糖药期间，注意合理饮食，避免低血糖发生。

难点 5　康复锻炼

解析： 若神经系统症状不再发展，48 小时后即可行功能锻炼，早期的功能锻炼将有效降低病人的致残率，提高生存质量。规范化的康复治疗对降低脑血管疾病的致残率和提高病人社会生活能力及质量具有重要意义。

对策：

1. 组织康复团队，很多脑卒中病人都伴有慢性疾病，如糖尿病、高血压、高血脂等。因此在康复理疗的同时也需要有针对性地给予专科性质的用药指导和调节控制。

2. 对于偏瘫病人，对病人进行肌力、肌张力的评估，制订康复计划，待病情稳定后应积极进行肢体康复训练。早期的康复训练对降低致残率有明显效果。评估病人术后语言及书写能力，进行针对性指导训练。

3. 应遵循循序渐进的原则，按照三级康复逐步进行。

（1）一级康复：发病 2 周内大部分属卧床期，主要做好肢位摆放、关节被动活动、床边坐位保持及坐位平衡训练。

（2）二级康复：一般在医院内进行，即根据病人障碍性质和程度实施治疗，主要有坐卧的平衡训练，重心转移、更衣、排便的训练，站立、跨步等全身协调训练，手拐杖的使用，上下楼梯等，并观察效果。

（3）三级康复：一般在出院后或转康复医院及社区医院时进行，指导其根据二级康复的情况进行三级康复训练。

4. 加强安全宣教，避免意外发生。

5. 康复锻炼是一个漫长的过程，不能半途而废。及时进行心理沟通，避免焦虑、自卑等不良情绪产生，影响康复进程。鼓励家属积极配合，给予支持与理解。

难点 6　出院指导

解析： 有效的出院指导可以帮助病人尽快地融入社会生活，使其顺利进行角色转换，同时也能教会病人及家属积极预防并发症和降低再次脑卒中的风险。

对策：

1. 合理饮食，忌食动物内脏，宜清淡，忌油腻、辛辣。

2. 作息规律，保证充足的睡眠，劳逸结合，积极参与力所能及的劳动。鼓励病人积极参与社会活动。

3. 病人若服用溶栓药及抗血小板凝集等药物，如阿司匹林、低分子肝素等，应注意观察皮肤情况，有无出现皮下淤青及出血点。定期复查生化及血常规，监测出凝血情况。遵医嘱服用降糖药、降血脂药及降压药等，切勿自行减量或加量，定期到门诊随访。

4. 高血压及糖尿病病人，出院后仍然需要监测血压及血糖。

5. 如果发现不适或病情加重，应立即到医院就诊。

【知识拓展】

不同脑动脉分支闭塞的临床症状

颈内动脉闭塞：病灶侧单眼失明（一过性黑矇，部分可为永久性视力障碍），病灶侧 Horner 征，对侧肢体感觉或运动障碍，对侧同向偏盲，运动性失语。

大脑中动脉闭塞：①主干闭塞时对侧偏瘫、偏身感觉障碍和偏盲，主侧半球主干闭塞可有失语、失写、失读；②大脑豆纹动脉或中动脉分支闭塞可导致对侧偏瘫；③大脑中动脉各皮质支闭塞可导致运动性失语、感觉性失语、失眠、失用、失写，偏瘫多见于上肢和面部。

大脑前动脉闭塞：①皮质支，对侧下肢运动及感觉障碍，可伴尿潴留；②深穿支，对侧中枢性面瘫、上肢瘫痪及舌瘫，也可表现强握反射和情感淡漠等精神症状。

大脑后动脉闭塞：①皮质支，视觉障碍，对侧同向偏盲或上象限盲；②深穿支，丘脑综合征，丘脑性疼痛伴对侧半身感觉减退，对侧肢体舞蹈样徐动征。

基底动脉闭塞：眩晕、复制、交叉性感觉障碍或瘫痪、眼球震颤、肢体共济失调；主干闭塞会出现眼肌麻痹，瞳孔缩小，四肢瘫痪，展神经、面神经、迷走神经、舌下神经及三叉神经麻痹及小脑症状。

来源：许长春，许科鹏，张忠法. 神经内科常见病诊疗学［M］. 广州：世界图书出版广东有限公司，2012.

（王燕　段丽娟　樊朝凤）

第二十一章　烟雾病的护理

【概述】

烟雾病又名 moyamoya 病，是一种原因不明的慢性进行性脑血管闭塞性疾病，主要表现为单侧或双侧颈内动脉远端、大脑中动脉和大脑前动脉近端狭窄或闭塞伴脑底部和软脑膜烟雾状、细小血管形成。

该病的临床症状通常缺乏特异性，主要表现为脑出血、脑缺血、头痛、癫痫、不自主运动等。儿童多以短暂性脑缺血及脑梗死为主要表现，头痛大多表现为额部头痛或偏头痛样头痛，成人的缺血体征及症状跟儿童相似，但多数成人以脑出血为首发症状。不自主运动也多见于儿童。少部分病人表现为视神经受累，视盘扩大，视网膜血管畸形。

治疗：

（1）内科治疗：主要是对症处理。缺血性病人可应用血管扩张药、抗凝药；脑出血病人应用止血药和抗纤维蛋白溶解药等。对于癫痫病人和不随意运动病人，宜做相应的对症治疗。脑出血病人伴颅内高压应适当控制颅内压力。

（2）外科治疗：目的是通过手术方法增加脑的侧支循环，改善脑供血，恢复正常神经功能。手术方法可分为直接和间接的血管重建手术。

给予积极有效的护理不仅仅是保证病人治疗顺利进行的前提，同时也是提高康复率、提高病人医疗满意度的重要环节。而针对不同病人采取针对性护理也是提高病人体验度的重要措施之一。

【护理难点及对策】

（一）术前护理难点及对策

难点 1　烟雾病病人头痛的护理

解析： 很多烟雾病病人都伴有不同程度的头痛，观察病人并对病人头痛进行护理具有早发现和早干预再出血的意义，因此做好疼痛的护理至关重要。

对策：

1. 严密观察病人的意识、瞳孔及生命体征的变化。

2. 评估病人头痛的部位、性质、持续时间，告知医生，必要时予止痛药或降颅内压的药物并观察药物效果。

3. 告知病人及家属疾病相关知识，避免因头痛引起焦虑等不良情绪。

4. 加强护患沟通，鼓励家属给予病人多一些关心和鼓励。

（二）术后护理难点及对策

临床病例

病人，35岁，因"头痛伴呕吐18⁺天"入院。入院3天前倒地，呼之不应，不能言语，伴视物旋转，1小时后缓解，伴头痛、呕吐。头部CT示：蛛网膜下腔出血，动脉瘤？来时查体，生命体征正常。专科查体：神志清楚，精神差，查体配合，无特殊。全脑血管造影（DSA）示：烟雾病，右侧大脑前动脉及大脑总动脉闭塞，周围烟雾状血管网形成（图21-1）。择期行"颞浅动脉—大脑中动脉吻合术"。术后诉头痛不适，予止痛补液治疗，未见呕吐，术后第2天癫痫发作一次，予丙戊酸钠治疗，术后第4天复查全脑DSA造影，符合搭桥术后表现，出院。出院后回访未再出现头痛、呕吐等症状，四肢活动可，生活自理。

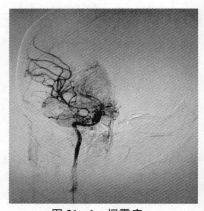

图21-1　烟雾病

难点1　烟雾病病人术后病情观察及护理

解析：有效的术后病情观察及护理有利于预防、发现及干预并发症的发生，促进病人康复。

对策：

1. 完善术后检查：遵医嘱，术后常规复查生化、血常规。待病情稳定，复查DSA，了解术后脑供血情况。

2. 常规病情观察。

（1）严密观察病人意识、瞳孔、生命体征和神经系统体征的变化。医护一体化制定血压管理目标，严密监测并控制血压，避免血压过高引起脑组织过度灌注、血压过低引起脑组织缺血。

（2）观察病人有无头痛及头痛性质、部位及持续时间，必要时遵医嘱予止痛药。

（3）注意观察伤口敷料情况。

（4）观察病人肢体活动、皮肤、语言等情况。

难点2　烟雾病病人癫痫的护理

解析：很多病人伴有癫痫发作，癫痫一旦发作，不仅加重病情发展，同时也给病人及家属带来心理压力和负担。因此，做好癫痫预防工作和积极正确处理癫痫发作，是预防和控制病情发展、增强病人信心的重要一环。

对策：

1. 保持病室环境安静、灯光柔和，避免病人情绪激动等癫痫诱发因素。

2. 癫痫发作时应保持呼吸道通畅，解开衣领及裤带。

3. 立即通知医生并给予氧气吸入。

4. 癫痫发作时应避免病人自伤。如牙紧闭时，在情况允许的情况下用开口器由臼齿打开口腔，无条件时可让其咬住纱布或毛巾，避免舌咬伤；四肢强直时避免自我抓伤等。

5. 记录发病症状、持续时间，遵医嘱用药并观察效果。

6. 告知病人和家属癫痫发作时的相关急救常识。

难点3 烟雾病病人术后并发症——头痛的护理

解析： 术后的头痛有很多原因，了解头痛性质并积极处理对疾病恢复具有重要意义。

对策：

1. 严密观察病人意识、瞳孔、生命体征的变化。术后第1天每30分钟巡视病房1次，观察病情。

2. 观察病人有无头痛及头痛性质、部位及持续时间，必要时遵医嘱予止痛药。常用止痛药有地佐辛、曲马多及盐酸布桂嗪等。

3. 观察引流液量，避免引流不畅或引流过量而引起头痛。

4. 术后伤口的疼痛在所难免，应提前告知病人及家属，让其有足够的心理准备。注意区分头痛性质，若病人烦躁不配合，可根据情况予保护性约束并随时观察肢端循环状况，必要时遵医嘱予镇静治疗。

难点4 烟雾病病人术后体位与活动

解析： 很多病人术后因为头部有伤口而害怕活动，积极予以体位与活动相关指导，有助于提高病人生活质量。

对策：

1. 对于全麻清醒的病人，可抬高床头 $15° \sim 30°$。

2. 每2小时翻身1次，注意头、颈、脊柱保持一条直线，避免颈部扭曲。

3. 术后第2天若病人没有肢体活动障碍且神志清楚可配合，可指导病人渐进性活动手足；若有肢体活动障碍或意识不清楚，根据病情予被动活动。

4. 引流管拔除后根据病情可下床活动，下床活动前应先在床上坐，坐时不感到头晕不适，再床旁站，站立稳且无乏力、头晕不适，再下床活动。活动时必须留陪以保证安全，切勿操之过急。

5. 避免压迫术侧肢体，因为术后 $6 \sim 8$ 个月术侧侧支循环才能建立。

难点5 烟雾病病人术后功能锻炼

解析： 术后早期的功能锻炼有助于降低病人的致残率，提高病人的生活能力。

对策：

1. 对于偏瘫病人，待病情稳定应积极予肢体康复训练，术后早期的康复训练对降低致残率有明显效果。

2. 评估肢体活动情况，有无偏瘫及肌力、肌张力改变等。

3. 遵循循序渐进的原则：对于意识清楚的病人，可指导其配合功能锻炼，加强自身能动性，增强恢复健康的信心。对于昏迷病人，待病情稳定后予被动肢体活动，预防肌肉萎缩及保证肢体基本功能。

4.康复锻炼是一个漫长的过程,不能半途而废。鼓励家属积极配合,给予多一些支持与理解。

难点6 烟雾病病人安全宣教

解析: 由于病情的发生发展过程中,大部分病人或多或少会有肢体活动障碍或癫痫的发作,因此安全的管理势在必行。

对策:

1.对于神志清醒、偏身活动障碍的病人,嘱24小时留陪1人,活动时注意缓慢,卧床时予床挡保护。嘱活动时穿防滑鞋,避免裤腿过长。注意保持地面清洁干燥,病房物品摆放合理。

2.进行高危跌倒/坠床危险因素评估,告知预防跌倒的重要性,告知家属应陪护。

3.对病人进行自理能力评估,加强基础护理。对于生活部分自理的病人,生活用品尽量放置于病人触手可及的地方。

4.对于失语的病人进行心理评估,防止自杀、自伤等。

难点7 出院指导

解析: 交代出院后的相关注意事项,消除出院后顾虑,使其能顺利进入社会生活。

对策:

1.注意合理饮食,保证充足的睡眠,劳逸结合。

2.伴有偏瘫的病人,出院后应继续康复理疗,包括语言训练、肢体主动运动训练、被动训练、理疗等。术后1~3个月避免剧烈的体育运动,6~8个月睡觉时避免压迫手术侧,戴眼镜时应去除术侧眼镜腿。

3.根据天气增减衣物,避免感冒。

4.鼓励病人接触社会。

5.术后6个月复查,出院后如有不适,应立即到医院就诊。

【知识拓展】

烟雾病临床分型(Matsushima,1990 年)

Ⅰ型(TIA1 型):TIA 或 RIND2 发作每月≤ 2 次,无神经功能障碍,头颅 CT 无阳性发现。

Ⅱ型(频发 TIA 型):TIA 或 RIND 发作每月>2 次,但无神经功能障碍,头颅 CT 无阳性发现。

Ⅲ型(TIA−脑梗死型):脑缺血频发并后遗神经功能障碍,头颅 CT 可见低密度梗死灶。

Ⅳ型(脑梗死−TIA 型):脑梗死起病,以后有 TIA 或 RIND 发作,偶然可再次出现脑梗死。

Ⅴ型(脑梗死型):脑梗死起病,可反复发生梗死,但无 TIA 或 RIND 发作。

Ⅵ型（出血型或其他）：侧支烟雾血管破裂出血或者微小动脉瘤破裂出血，以及无法归纳为上述各型者。

注：1.TIA：短暂性脑缺血发作（transient ischemic attack）。

2.RIND：可逆性缺血性神经功能缺损（reversible ischemic neurologic deficit）。

来源：徐德保，唐云红. 神经外科护理查房手册［M］. 北京：化学工业出版社，2014.

（王燕　段丽娟　樊朝凤）

第二十二章　高血压脑出血的护理

　　脑出血（intracerebral hemorrhage，ICH）是指原发性非创伤性脑实质内出血，是神经内外科常见的难治性疾病之一，国外如 AHA/ASA 以自发性脑出血（spontaneous intracerebral hemorrhage）来命名，以区别于创伤性脑出血。我国脑出血病人占脑卒中病人的 18.8%～47.6%，西方国家脑出血病人约占脑卒中病人的 10%～15%。脑出血病死率高，致残率高，存活者多遗留不同程度的残疾，1 个月内的死亡率高达 30%～50%，3 个月内的死亡率为 20%～30%，6 个月末仍有 80% 左右的存活者遗留残疾。脑出血是我国居民死亡和残疾的主要原因之一，造成了巨大的社会经济负担。脑出血的发病率研究显示，所有年龄段的发病率没有明显差异，但在 75 岁以上的人群中，发病率趋于增加。

　　高血压是脑出血重要的危险因素，其他危险因素包括脑淀粉样血管病（cerebral amyloid angiopathy，CAA）、脑动静脉畸形、脑动脉瘤破裂、血液病、梗死后出血、烟雾病、肿瘤卒中、凝血功能障碍、抗凝剂和溶栓剂的使用等。在我国，脑出血合并高血压者高达 70%～80%，所以我国一直沿用"高血压脑出血"（hypertensive intracerebral hemorrhage，HICH）这个名称，其他类型的自发性脑出血，如脑淀粉样血管病、出血性脑梗死、出血性肿瘤卒中、血液病、凝血功能障碍等，统称为非高血压脑出血。本章将讨论高血压脑出血的护理。

第一节　基底节脑出血的护理

【概述】

　　基底节脑出血是 HICH 常见的出血类型，占所有 HICH 的 60%～65%。通常突然出现剧烈头痛伴呕吐，多伴有躁动、嗜睡或昏迷。典型症状有三偏体征（病灶对侧偏瘫、偏身感觉障碍和偏盲），大量出血时可出现意识障碍，也可穿破脑组织进入蛛网膜下腔形成血性脑脊液。

　　治疗：

　　（1）非手术治疗：①处理血压；②控制颅内压；③维持呼吸循环系统稳定；④管理血糖；⑤维持水电解质平衡；⑥使用神经保护剂；⑦预防癫痫发作；⑧预防应激性溃疡；⑨预防再出血、压力性损伤、下肢深静脉血栓和肺栓塞、肺部感染等并发症。

　　（2）手术治疗：目标为清除血肿、解除血肿对脑组织的压迫、缓解颅内高压和脑疝、挽救病人的生命。方法包括骨瓣或小骨窗开颅血肿清除术、立体定向血肿清除术、血肿纤溶引流术、神经内镜血肿清除术等。

病人往往年龄较大，高血压病程长，常合并不同程度的其他系统疾病，出血发病急骤、病情复杂且变化快，加之手术治疗可能引起全身应激反应，易出现各种严重并发症，导致病情加重甚至死亡。因此其护理措施复杂，对病情观察和护理要求高。及时观察和发现病情变化并处理，正确实施相关护理措施，预防和减少各种并发症的发生，对于提高病人生存率、改善病人的预后具有重要意义。

【护理难点及对策】

(一) 术前护理难点及对策

难点 1　基底节脑出血病人的病情观察及护理

解析： 基底节脑出血病人起病急骤，病情复杂，常涉及多个系统，监护护理要求高。此外，脑出血病人易出现各种严重并发症，导致病情加重甚至死亡，因此病情观察及护理极为重要。

对策：

1. 常规吸氧、呼吸支持、心电血氧监护，严密观察意识、瞳孔、生命体征、氧饱和度、神经系统体征、尿量、皮肤状况、有无癫痫发作等，判断有无并发症发生。如在原有基础上突然发生头痛、呕吐、意识加深、肢体活动障碍、失语等，应警惕有无再出血发生，必要时随时行 CT 复查。

2. 有条件者监测颅内压、脑灌注压和血流动力学参数。

3. 头痛、呕吐的护理。

(1) 头痛：①应评估头痛的部位、性质、持续时间等；②高颅内压引起的头痛遵医嘱予脱水剂降颅内压治疗；③如为蛛网膜下腔出血刺激性头痛，遵医嘱应用止痛药；④结合非药物治疗措施缓解疼痛。

(2) 呕吐时注意防止误吸或窒息，呕吐量多者遵医嘱补液。

4. 护理人员需进行神经功能详细评估的专门培训，包括通用标准量表的使用，如美国国立卫生研究院卒中量表 (National Institute of Health Stroke Scale，NIHSS)、格拉斯哥昏迷量表 (Glasgow Coma Scale，GCS) 和格拉斯哥预后量表 (Glasgow Outcome Scale，GOS) 等。

5. 一旦发现再出血的征兆，应积极行 CT 检查确诊，配合医生积极抢救。

难点 2　基底节脑出血再出血的危险因素及管理

解析： 再出血是 HICH 病人最严重的并发症，一旦发生再出血，将加重病人病情，影响病人预后，甚至导致死亡。因此严密观察和积极护理再出血是 HICH 病人围手术期的重点内容。

对策：

1. 评估危险因素。再出血多与病人剧烈活动、用力排便、情绪激动、咳嗽、癫痫、创伤、分娩、血压波动等因素有关。同时，血压、血糖和颅内压的管理不仅与再出血有关，也是决定病人预后的重要因素。

2. 一般护理。

（1）出血急性期应绝对卧床休息，限制探视。

（2）避免各种不良刺激，如用力排便、用力咳嗽、情绪激动等，必要时可遵医嘱予缓泻剂、镇静剂等。

（3）密切观察癫痫发作的先兆、类型和持续时间，遵医嘱予抗癫痫药物。

3. 血压管理。急性脑出血病人常伴有明显血压升高。在脑出血急性期，病人的血压高低是决定血肿是否进一步扩大的重要因素。对于 HICH 病人的血压管理，《中国脑出血诊治指南（2019）》指出：

（1）早期积极降压是安全的。

（2）收缩压 150～220mmHg，在没有急性降压禁忌证的情况下，数小时内降压至 130～140mmHg 是安全的（Ⅱ级推荐，B 级证据），但其改善病人神经功能的有效性尚待进一步验证（Ⅱ级推荐，B 级证据）；收缩压＞220mmHg，在密切监测血压的情况下，持续静脉输注药物控制血压可能是合理的，收缩压目标值为 160mmHg（Ⅱ级推荐，D 级证据）。

（3）脑出血急性期一般采用静脉降压，应尽可能稳定静脉用药速度（例如可采用微量泵等），达到平稳降压，避免血压骤然升降。

（4）降压治疗期间应严格观察血压水平的变化，避免血压波动，每隔 5～15 分钟进行 1 次血压监测（Ⅰ级推荐，C 级证据）。

（5）对于库欣反应或中枢原因引起的异常高血压，不应单纯盲目降压，应积极处理原发病因。

4. 颅内压管理。颅内压的水平与病人疾病的发生、发展及预后有着密切的关系。

（1）颅内压的观察：①有条件行颅内压监测者，应密切观察颅内压和脑灌注压的波动情况，通常颅内压＞20mmHg 为中度增高，提示临床需采取降低颅内压的措施。但是各种操作，如翻身、吸痰，病人不适、烦躁等，均可影响颅内压的数值，因此颅内压监测时应注意排除外界因素的干扰。②无颅内压监测条件者，可观察病人有无"头痛、呕吐、视血水肿"三主征以及病人生命体征是否呈库欣改变（心率慢、呼吸慢、血压高）。

（2）尽量避免引起颅内压升高的因素：①注意休息，保持情绪稳定；②保持呼吸道通畅，避免剧烈咳嗽；③预防便秘，避免用力排便；④预防和控制癫痫发作；⑤预防和控制躁动，必要时镇静镇痛；⑥控制高热，中枢性高热可予亚低温治疗；⑦操作轻柔，尽量减少刺激等。

（3）降低颅内压，减轻脑水肿：①抬高床头 15°～30°，避免颈部扭曲，吸氧；②遵医嘱予利尿剂脱水治疗，如甘露醇，必要时可应用呋塞米、甘油果糖、白蛋白等，观察和记录尿量；③遵医嘱予激素治疗，注意观察不良反应；④亚低温治疗；⑤辅助过度通气治疗；⑥巴比妥疗法；⑦脑室引流等。

5. 血糖管理。即使无糖尿病病史的病人，在脑出血后大多伴有应激性高血糖，尤其是重症病人更加明显。严重高血糖（＞13.9mmol/L）会造成病人免疫功能降低、氧化应激增加、炎性反应因子增多和形成促凝状态，对病人的血管、血流动力学和免疫系统都会造成有害影响，因此，高血糖可增加病人死亡和不良转归的风险。而低血糖可导致脑缺血及脑水肿。因此，应做好血糖管理：

（1）发病后应尽快测量并监测血糖。

（2）血糖目标值：《中国脑出血诊治指南（2019）》和《中国脑卒中血糖管理指导规范（2016）》均指出，血糖值可控制在 7.8～10.0mmol/L。

（3）异常血糖值的处理：>10.0mmol/L 时可遵医嘱予胰岛素治疗；<3.3mmol/L 时可予葡萄糖口服或注射，以达到正常值。

难点3 基底节脑出血急诊术前准备

解析：目前国内外学者普遍认为 HICH 者如需手术，应尽量在发病后 6～7h 内行超早期手术。因此，确定手术治疗后，应积极迅速做好相关术前准备，尽早手术。

对策：

1. 健康指导及心理护理：告知手术必要性、手术方式及注意事项，鼓励家属给予病人心理支持。

2. 建立静脉通道，遵医嘱快速输入脱水剂、激素、止血药等。

3. 吸氧、保持呼吸道通畅。

4. 禁食禁饮，立即更衣、剃头、合血、皮试、安置保留胃管。

5. 备术中用药、病历、影像学资料等。

6. 协助完善相关术前检查：心电图、出凝血试验等。

（二）术后护理难点及对策

临床病例

病人，男，50 岁，因"马拉松跑步 5 公里后突发意识障碍 3+ 小时"入院，查体：T 37.2℃，P 102 次/分，R 23 次/分，BP 202/105mmHg，中度昏迷，双瞳孔等大等圆，光反射迟钝，左侧肢体痛刺激有反应，肌力、肌张力正常，右侧肢体肌力 1 级，痛刺激无反应。吸烟 40+ 年，平均每天 30 支，饮酒 30+ 年。头部 CT 示：左基底节区颞叶出血灶（图 22-1）。生化检查示血糖 18.8mmol/L。入院诊断：左基底节区颞叶脑出血；高血压 3 级。次日凌晨在全麻下行左侧基底节区颞叶血肿清除术，创腔置引流管 1 根，并安放颅内压监护仪。术后予保留气管插管、心电监护、降压、监控血糖、抑酸止血、脱水补液等治疗。术后第 3 天复查 CT，显示血肿吸收良好（图 22-2），昏迷状，引流通畅，颅内压 6～10mmHg，自主咳痰能力极差，痰量多，血氧饱和度 90% 以下，行气管切开术，吸出大量脓痰，予抗生素治疗。术后第 6 天病人昏迷状，疼痛刺激肢体无反应，呼吸急促，血氧饱和度 70%～80%，BP 171/107mmHg，ICU 会诊合并肺部感染，予呼吸机辅助呼吸，转 ICU。术后第 42 天病人肺部感染控制，呼之睁眼，左侧肢体肌张力稍高，肌力 1～2 级，右侧肢体肌力 4 级，带气管切开、保留胃管及保留尿管转康复病区继续治疗。3 月后门诊随访，病人嗜睡，对答基本切题，左侧肢体肌力 2 级，右侧肢体肌力 4 级，院外继续康复治疗。

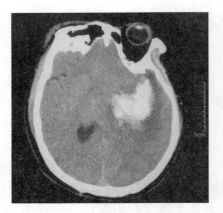
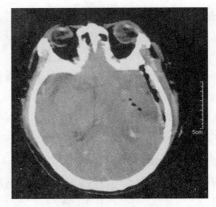

图 22-1　左基底节区颞叶出血灶　　　　图 22-2　左基底节区颞叶血肿清除术后第 3 天

难点 1　基底节脑出血术后病情观察及护理

解析： 术后 3 天内是脑组织水肿高峰期，因此颅内压的监护、观察和护理是重点。术后最严重的并发症是再出血和脑疝，因此，应密切观察并及时处理。此外，术后同样可能出现其他各种严重并发症，导致病情加重甚至死亡，因此病情观察及护理极为重要。

对策：

1. 饮食、活动、体位等按全麻术后护理常规进行护理。

2. 伤口的观察和护理。①注意观察伤口敷料有无渗血渗液，如有应及时更换；②保持敷料清洁干燥勿受污染；③评估病人伤口疼痛的部位、性质及持续时间，应分析疼痛的原因并对症、对因处理。注意结合生命体征监测和临床体征，与颅内压增高或脑出血引起的头痛进行区别。

3. 引流的观察和护理。①保持引流管固定、通畅，根据引流管类型和病人病情调整引流瓶的位置；②预防引流液逆流感染；③保持引流口清洁，避免感染；④观察并记录引流液的颜色、性状和量，如引流液突然增多，颜色鲜红，或术后 24 小时后仍有新鲜血液流出，应通知医生处理。

4. 评估再出血的危险因素并做好预防和管理，同术前。

5. 其余病情观察同术前。

难点 2　基底节脑出血术后呼吸道管理及肺部感染的预防

解析： 病情较重者，呼吸功能受损，加之长期卧床、人工气道、抵抗力差等因素，易并发肺部感染，不但影响机体氧供，而且增加病人的后遗症及死亡风险，同时脑组织对于缺氧十分敏感，因此做好呼吸道管理非常重要。

对策：

1. 呼吸功能受损者，应早期建立人工气道，必要时用呼吸机辅助通气，以利于及时排痰，改善呼吸道阻塞，减少肺部感染，减少因缺氧引起的脑水肿，降低脑疝的风险。

2. 一般管理。环境应通风，室内温度 18~20℃，湿度 50%~60%；限制探视；定期消毒。

3. 吸氧、保持呼吸道通畅。定时翻身拍背、雾化、吸痰等，保持呼吸道通畅，观察痰液的颜色、性状和量。

4. 人工气道的管理。①做好气道湿化，如保持充足的液体入量、雾化加湿、气管直接滴注、人工鼻、湿化器湿化等；②保持导管固定；③做好气囊的管理；④护理口腔；⑤护理气管切开切口等。

5. 怀疑肺部感染者，早期做痰培养及药敏试验，予有效抗生素治疗。

6. 加强营养支持，提高机体抵抗力。

难点3　基底节脑出血术后体温管理

解析：脑出血早期可出现中枢性发热，尤其是大量脑出血病人。而疾病后期由于感染等原因也可导致病人发热。体温过高时基础代谢率增加，脑耗氧量增加。为了保护心、脑组织等免受继发损害，需要有效控制体温。实验表明，体温每降低 $1℃$，病人的脑血流量平均降低 6.7%，脑氧代谢率可降低 5.5%，从而增加脑对缺氧的耐受性，达到脑保护的目的。

对策：

1. 根据病人体温情况监测体温。

2. 根据病人体温情况进行治疗：中枢性高热者多用物理降温，推荐予亚低温治疗；感染性发热者可遵医嘱予药物治疗和物理降温。

难点4　基底节脑出血术后饮食及营养的护理

解析：脑出血病人营养不良的风险增加，尤其是合并吞咽困难、呕吐、严重脑出血、老年病者更为明显。营养不良与脑出血的预后不良密切相关，增加了病人胃肠道出血、肺部感染和压力性损伤等风险。然而目前脑出血治疗过程中病人的营养状况经常被忽略，影响病人康复。因此对脑出血病人及时进行营养评估和进行适当的营养干预非常重要。

对策：

原则上应首选肠道营养，可综合病人的意识情况和吞咽功能筛查评估结果（如反复唾液吞咽试验、洼田饮水试验等）等，确定营养支持的途径。

1. 清醒病人。

（1）吞咽功能正常者：经口进食，无需额外补充营养。由于脑出血发病与饮食结构相关，所以一般主张饮食以低盐、低脂、富含蛋白质和维生素的半流食和软食为主。避免烫伤、呕吐、呛咳、窒息等意外。如日常进食不能满足机体需要量者，可增加口服营养制剂，或间断/持续管饲肠内营养。

（2）吞咽功能部分异常者：选择治疗性日常饮食，必要时补充管饲营养。

（3）吞咽障碍不能日常进食，或每日日常能量摄入不足目标量的 60% 时，可选择管饲肠内营养。

2. 昏迷及重症病人。

（1）营养支持时机：组织低灌注状态下，任何形式的营养供给都会加重病人的机体代谢紊乱、组织缺血缺氧和脏器功能损害。早期肠内营养目前已证实具有积极作用，但在胃肠功能障碍及组织低灌注状态下，易出现较多并发症。一般主张营养支持应在充分复苏、获得血流动力学状态稳定、严重的代谢紊乱被纠正的前提下及早开始。

（2）营养支持方式：只要胃肠道功能完整或部分存在，就应优先、及早、最大限度地使用。肠内营养不能满足需要时，应添加一定比例的肠外营养。首选肠内营养，一般为鼻饲，持续时间长者可予胃造瘘管补充营养。营养液供给方式有分次推注、间歇重力滴注、持续泵入等。

难点5　基底节脑出血术后康复护理

解析：脑出血病人多残留不同程度的功能障碍，需要长期的康复护理。规范的康复流程和治疗方案对于降低脑出血病人的致残率，提高病人的生活质量具有十分重要的意义。

对策：

1. 尽早开始康复治疗，适度强化康复治疗措施并逐步合理地增加康复幅度。《中国脑卒中早期康复治疗指南（2017）》指出，一般经急性期规范治疗，生命体征平稳、神经系统症状不再进展后病人即可开始接受康复评定并进行康复护理，以获得最佳功能水平。此时可医护一体化早期指导病人和家属配合良肢位的摆放、被动运动和主动运动等，逐步过渡到床边和下床活动。

2. 对脑出血病人应进行多学科、多专业人员的综合性康复治疗，如卒中单元（stroke unit）可明显降低病人病死率和致残率，可为病人提供肢体功能训练、语言训练、ADL训练、认知疗法、心理治疗和健康教育等全方位的管理和康复。护理人员应配合进行相应康复指导。

难点6　基底节脑出血术后并发症的预防和护理

解析：并发症的发生会影响病人的预后，严重者可引起死亡，因此应做好并发症的预防和护理。急性脑出血病人的并发症发生率高，美国 AHA/ASA 脑出血指南指出，在一项脑出血治疗对照研究中，病人至少有 1 项并发症，其中 40% 为严重并发症。通常在住院 7 天后，约 50% 病人因并发症死亡。

对策：见表 22-1。

表 22-1　脑出血并发症的预防和护理

并发症	预防	护理
再出血	同术前，术后观察还可结合引流液的观察进行判断，若引流液突然增多，颜色突然变鲜红，一定要警惕再出血的发生。	—

并发症	预防	护理
癫痫	1. 观察识别癫痫的危险因素，早期癫痫多为脑组织缺氧、大脑皮质运动区受刺激所致，一般于伤后或术后2~3天出现，常为暂时性，脑水肿消失后不再发作。晚期（脑卒中后2~3月）癫痫发作多在2年内。 2. 与出血部位的关系：脑叶出血并发癫痫最多，壳核和丘脑出血较少引起癫痫发作，小脑和脑干出血极少引起癫痫。 3. 有明显癫痫倾向的病人应遵医嘱预防性使用抗癫痫药物。 4. 有癫痫发作史者避免声、光等刺激。	1. 发作时避免病人受伤，保持呼吸道通畅、吸氧，预防窒息、误吸，遵医嘱予地西泮静脉注射控制发作。 2. 抗癫痫药物治疗。 3. 药物治疗无效者可考虑手术。
应激性溃疡	1. 应认识到脑出血病人发生应激性溃疡的风险较高，重症多于24小时内出现，应积极预防。 2. 去除应激因素，纠正供氧不足问题，维持水、电解质、酸碱平衡，早期肠内营养支持等。 3. 观察胃液的颜色、性状和量。 4. 预防性使用抑制胃酸药物如奥美拉唑、埃索美拉唑等。	1. 急性期禁食、胃肠减压，观察记录胃液颜色、形状和量。 2. 呕血者预防窒息。 3. 密切观察生命体征。 4. 药物治疗：抑制胃酸药物、止血药等。 5. 必要时及时输血，行局部治疗、内镜治疗或手术治疗等。
深静脉血栓形成和肺栓塞	1. 脑出血病人发生深静脉血栓形成和肺栓塞的风险很高，女性较男性更高，应积极预防。 2. 鼓励病人尽早活动，抬高腿部，进行预防血栓的相关锻炼。 3. 尽量避免下肢静脉输液，尤其是瘫痪侧肢体。 4. 应用外部压迫装置：如弹力袜与间歇性空气压缩装置。 5. 高危病人遵医嘱予抗凝治疗，注意观察出血风险。	做好溶栓治疗和抗凝治疗等的护理监测。
压力性损伤	1. 避免局部组织长期受压。 2. 保持皮肤清洁干燥。 3. 加强营养。 4. 动作轻柔，避免破坏皮肤完整性。	在预防措施的基础上，结合伤口具体情况进行处理。

难点7　基底节脑出血术后恢复期健康宣教

解析：其一，脑出血病人致残率高，功能的恢复是一个漫长的过程，病人多需回归社区或家庭进行恢复，部分病人甚至易并发睡眠障碍和抑郁、焦虑等心理问题，因此需对病人及其家庭进行康复和护理相关健康宣教，提高生存质量，使病人早日回归家庭、回归社会。其二，脑出血与病人的生活方式密切相关，因此改变不良生活方式非常重要。调查显示在首次脑出血后病人复发的风险为 2.1%~3.7%，复发危险因素包括高血压、脑叶出血（提示脑淀粉样血管病可能性大）、高龄、饮酒、接受抗凝治疗、载脂蛋白 E（apolipoprotein E，APOE）基因的 ε2、ε4 等位基因携带者及 MRI 上多发出血灶等。因此应对病人做好恢复期健康宣教，改变不良生活方式，预防脑血管疾病的再次发生。

对策：

1. 恢复期血压管理：注意血压监测；根据医嘱应用药物控制血压在 140/90mmHg 以下，用药需注意准时用药，不能擅自停药，如有不良反应，及时就诊。及时治疗可能并存的疾病，如冠心病、高血脂、动脉粥样硬化等。

2. 饮食：低盐、低脂、低胆固醇、低热量饮食，多食蔬菜水果，以清淡、易消化饮食为宜。糖尿病者宜糖尿病饮食。

3. 血糖管理：卒中病人中 15%～33% 患有糖尿病，且 9.1% 的卒中再发可归因于糖尿病。因此应监测并维持正常血糖，规范遵医嘱治疗糖尿病。

4. 自我保健：坚持适量运动，不宜做重体力活动，戒烟限酒，情绪稳定，睡眠充足，劳逸结合，大便通畅，勿过度用力和屏气等。

5. 坚持康复：需康复训练者，应认识到训练过程艰苦而漫长，应建立信心、耐心和恒心，在医生指导下循序渐进、持之以恒。

6. 心理状态评估和支持：家属应予充分的家庭支持和心理支持，并及时发现病人的异常心理状态，及时就医干预。

【知识拓展】

多田公式法测量血肿体积

颅内血肿体积的测量十分重要，对于伤情鉴定、手术指征的判断具有重要意义。目前测量血肿体积的方法很多，多田公式法是其中简便、快捷的方法，可以帮助临床医生初步快速判断病人的出血量情况。计算方法如下：

$$血肿体积\ T\ (mL) = \pi/6 \times L \times S \times Slice$$

式中，L 为 CT 片中血肿的长径（cm），S 为 CT 片中血肿的短径（cm），$Slice$ 为 CT 片中所含血肿层面的厚度（cm），所得血肿体积单位为 mL。由于 $\pi \approx 3.14$，$\pi/6 \approx 1/2$，因此临床上快速计算时，也可采取如下公式计算：

$$血肿体积\ T\ (mL) = 1/2 \times L \times S \times Slice$$

但是多田公式法只能测量圆形或椭圆形血肿体积，血肿形态不规则者难以准确计算。目前随着人工智能技术的发展，有望采用 AI 技术精准测量颅内血肿体积和部位。

来源：张巧莹，黄晓宇，梁小红，等. PACS 系统三维测量方法与多田公式计算方法在脑出血测量的准确性比较 [J]. 中国医学物理学杂志，2019，36（3）：296-300.

（段丽娟　樊朝凤　陈茂君）

第二节　脑叶出血的护理

【概述】

脑叶出血指大脑皮层和皮质下白质的出血，年发病率约 8.4/10 万，约占自发性脑出血的 1/3。常见原因为脑淀粉样血管病，高血压不是脑叶出血的常见原因，因此 HICH 中脑叶出血仅约占 10%，好发部位为顶叶、颞叶及枕叶。

临床表现有如下特点：

（1）临床症状与血肿位置和大小相关。病人可出现头痛、呕吐、畏光、癫痫和烦躁不安等症状，偏瘫少见，血肿较大者有明显颅内高压症状。

（2）相应脑叶对应的神经缺损症状。①顶叶出血：最常见，偏身感觉障碍、空间构象障碍、失用、视野缺损、古茨曼综合征等。②颞叶出血：感觉性失语、命名性失语、颞叶癫痫、精神症状、视野缺损等。③枕叶出血：视野改变、视幻觉、视物变形等。④额叶出血：精神症状、偏瘫、失语、书写不能、共济失调、强握等。

（3）预后。总体预后好于深部出血，相对于其他部位出血，入院时昏迷者较少，癫痫发生率高于非脑叶出血病人，继发脑室出血者较少。

治疗方法：非手术治疗原则同基底节脑出血。总的原则是若病人血肿超过 30mL、占位效应明显、有颅内压增高表现，行早期手术对于改善病人的预后具有重要意义。

对于脑叶出血病人，除了常规脑出血病情观察与并发症的护理，需特别关注的是病人癫痫的预防和护理、安全管理和康复指导等。

【护理难点及对策】

（一）术前护理难点及对策

难点 1　脑叶出血病人术前病情的观察和管理

解析：精细的术前管理对于病人的预后和康复至关重要。

对策：做好病情观察及护理，密切观察和管理血压，早期积极静脉泵入降压药物：收缩压 150~220mmHg，在没有急性降压禁忌证的情况下，数小时内降压至 130~140mmHg 是安全的，收缩压>220mmHg，在密切监测血压的情况下，持续静脉输注药物控制血压可能是合理的。此外，做好颅内压和血糖管理，预防再出血，积极行急诊术前准备。

难点 2　脑叶出血病人癫痫的观察和护理

解析：脑叶出血病人癫痫发生率高于非脑叶出血病人，可见任何类型的发作。早期可能由血肿直接刺激或压迫皮层运动区导致缺血引起，脑水肿、急性颅内高压、缺氧和代谢紊乱等均可导致痫性放电。需认识到其发生特点，实施正确预防和护理措施。

对策：有明显发作倾向者可遵医嘱预防性使用抗癫痫药物，通过药物治疗，绝大多数癫痫发作能得到理想控制，预后较好。癫痫急性发作时应积极正确地保护和抢救病人。

难点 3　脑叶出血病人的安全管理

解析：相应部位脑叶出血可引起神经缺损症状，如存在视野缺损、癫痫、精神障碍的病人，可能存在跌倒、坠床、受伤、走失、自伤等风险，感觉障碍者存在烫伤、冻伤等风险，因此，应加强安全管理。

对策：

1. 交代病人家属 24 小时留陪 1 人，如有特殊事件需报告护士。

2. 健康指导：告知病人及家属疾病的特点、可能发生的风险及风险防范措施，取得家属的配合并记录，必要时需书面签字。特殊高危风险者可结合标识、宣传画等方式加强宣教。

3. 密切巡视和观察，及时预防和处理安全隐患。

（二）术后护理难点及对策

临床病例

病人，男，46 岁，因"头晕头痛 5 小时"入院。5 小时前用力大便后出现头晕头痛，伴视物不清，左下肢无力，无恶心、呕吐等不适。CT 示：右侧颞枕叶脑出血伴周围水肿，右侧侧脑室、侧裂池及环池受压，中线结构稍向左侧偏移（图 22-3）；入院诊断：右侧颞枕叶脑出血，高血压 3 级。查体：神志清楚，对答切题，双侧瞳孔等大等圆，对光反射灵敏，左下肢肌力 2 级，右侧肢体肌力正常，左下肢感觉减退。既往史：2 年前于我院行"左侧顶枕叶血肿清除术"。血小板计数低，经升血小板等对症支持，3 天后行

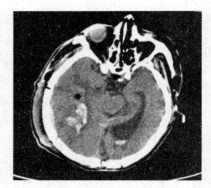

图 22-3　右侧颞枕叶脑出血

"右侧颞顶叶血肿清除术＋颅内减压术"，创腔置管 1 根，术后予脱水降颅压、抑酸、降压、营养神经、预防癫痫等对症支持治疗。术后第 2 天突发意识障碍，呼之不应，口吐白沫，四肢抽搐，予地西泮 10mg 静脉注射，约 3 分钟后停止抽搐，10 分钟后意识恢复，呼之能应，继续持续泵入丙戊酸钠。3 天后拔引流管，11 天后出院。3 月后门诊随访一般情况可，左下肢肌力 3 级，感觉减退情况较前好转。

难点 1　脑叶出血病人术后管理

解析：密切的术后管理对于病人的预后至关重要。

对策：术后管理包括病情观察及护理、呼吸道管理、体温管理、并发症预防和护理、饮食及营养护理、恢复期健康宣教等。尤其需注意癫痫的观察和护理，做好病人的安全管理。

难点 2　脑叶出血病人的康复指导和护理

解析：脑叶出血病人相对其他脑出血病人，症状一般较轻，但是功能障碍症状较明显，如偏瘫、失语、感觉障碍等，需要长期的治疗和康复。

对策：做好肢体、语言、感觉等相关功能康复。

【知识拓展】

淀粉样血管病相关性脑出血

淀粉样脑血管病（cerebral amyloid angiopathy，CAA）又称嗜刚果红性血管病，是淀粉样物质沉积在脑血管壁而导致症状性脑血管功能障碍的一种疾病。多数 CAA 病人无临床症状，部分病人出现脑出血和痴呆。据报道，在所有脑出血中，CAA 所致的出血约占 34%。出血部位以脑叶出血最常见，CAA 相关性脑叶出血与其他原因的脑叶出血类似，目前治疗原则应遵循其他自发性脑出血的指南。CAA 病人脑血管非常脆弱，轻微外伤即可导致出血。国外报道发生脑出血后，再次出血的风险较高，因此应注意相关健康宣教。

来源：杨中华. Lancet N：淀粉样血管病相关脑叶出血的实用诊断工具 [J]. 中国卒中杂志，2018，13（6）：605.

（段丽娟　樊朝凤　陈茂君）

第三节　小脑出血的护理

【概述】

在高血压脑出血中，小脑出血约占 10%，男性发病率略高于女性，60 岁以上老年人群的发病率明显增高。小脑出血常发生于齿状核及其附近，表现为小脑半球血肿，总体预后较脑干和丘脑等重要功能区的出血好。位于小脑蚓部的出血易破入第四脑室与脑室相通。病人死亡原因多为延髓直接受压或小脑扁桃体下疝导致的中枢性呼吸循环衰竭。

临床表现：

（1）一般特点：多急性起病，首发症状常为突发头痛、恶心、呕吐、头晕。病人站立或行走时突然跌倒，无肢体偏瘫。头痛部位多在枕部，也有额部头痛或球后部位疼痛，头晕多为前庭性眩晕。

（2）脑神经麻痹症状：表现为向同侧凝视麻痹、患侧周围性面瘫、眼球震颤和同侧角膜反射减弱。典型小脑血肿表现为"三联征"：同侧步态或肢体共济失调、同侧同向性凝视麻痹、同侧周围性面瘫。

（3）入院多有血压升高、意识改变，病情发展难以预料，短时间的可恶化为昏迷甚至死亡，多发生在发病 72 小时内。

治疗：非手术治疗同其他部位脑出血。手术方式包括单纯脑室外引流术、开颅血肿清除术、内镜辅助下血肿清除术、寰枕减压及血肿清除术等。

小脑出血病情表现较复杂，病情经过难以预料且变化快，护理人员需掌握相关专科知识，包括对病种特点的认识、病情观察和监护、神经功能评估和护理措施等。

【护理难点及对策】

（一）术前护理难点及对策

难点1 病情观察及护理

解析： 小脑出血病人多病情较重，病情变化快，如血肿造成延髓直接受压或小脑扁桃体下疝易出现中枢性呼吸循环衰竭，需严密观察，及时抢救。

对策： 病情观察及护理同基底节脑出血，尤其是早期积极强化降压。需注意的是应认识到病人病情变化的不可预料性，严密观察病人病情，识别颅内高压症状并及时通知医生处理，对于重症病人应备齐抢救用物，如出现呼吸衰竭，立即通知医生建立人工气道、呼吸机辅助呼吸，对于呼吸停止者立即行心肺复苏，复苏成功后遵医嘱行后续生命支持治疗。

难点2 呼吸道管理

解析： 重症病人易出现呼吸衰竭，应加强呼吸道管理。

对策： 注意观察病人的呼吸频率、节奏、氧饱和度等，必要时积极配合医生建立人工气道，行人工呼吸机辅助呼吸，做好相关护理，保持呼吸道通畅，预防肺部感染。

难点3 安全管理

解析： 清醒病人多有严重眩晕、肢体共济失调等，易发生跌倒、坠床、受伤等，存在安全隐患，应加强安全管理。

对策： 同脑叶出血。

（二）术后护理难点及对策

临床病例

病人，女，70岁，因"头痛、呕吐5⁺小时"急诊入院，浅昏迷状，双侧瞳孔等大等圆。CT示：小脑蚓部血肿破入第四脑室（图22－4）。即刻行"经颅小脑血肿清除术"，置入创腔引流管及颅内压监护探头，术后带气管插管入ICU，浅昏迷状，呼吸机辅助呼吸，予脱水、降颅压、抗感染、降压、呼吸机辅助呼吸、抑酸、促醒、补液支持等治疗。术后第3天拔引流管。术后第6天，血压控制可，病人意识好转，神志清楚，查体合作，双眼水平震颤，左侧肢体共济失调，微咳嗽，无呕吐、抽搐及发热，拔除颅内压监护探头、停呼吸机。术后2月，病人情绪低落，睡眠差，予抗抑郁治疗，药

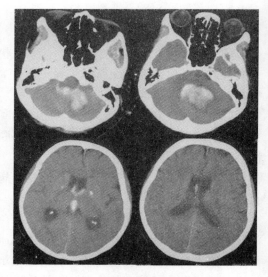

图22－4 小脑蚓部血肿破入第四脑室

物改善睡眠，继续加强平衡训练。

难点 1　呼吸道管理

解析：小脑位于幕下，出血本身导致脑水肿，加上手术加重病人脑水肿，术后病人极易发生中枢性呼吸循环衰竭甚至幕下脑疝，需行呼吸机辅助呼吸者易并发肺部感染，因此，呼吸道相关护理极为重要。

对策：持续多参数监护，密切监测，备齐抢救用物，严密观察，及时抢救。其余同术前。

难点 2　术后的心理状态评估和干预

解析：脑出血后抑郁并不少见，其发生多与生物学和社会心理学因素有关，如出血部位、神经功能缺损严重程度、自理能力情况、认知障碍、社会家庭和个人因素等，例如，神经功能缺损严重者发病率更高，女性病人明显高于男性。因此，应及时识别其发生抑郁的危险因素，评估并进行干预。

对策：

1. 营造良好的环境，与病人建立有效的沟通方式，及时评估其心理状态并适当引导，建立良好的社会支持系统，帮助其树立信心。

2. 如病人出现抑郁情绪，可遵医嘱及时予药物治疗和心理支持，并督促病人按规定服药，认真观察治疗效果和药物的不良反应。

难点 3　术后的安全管理

解析：多数病人术后仍存在共济失调，平衡能力存在问题，需长期持续康复。回归家庭康复时，发生跌倒、坠床、受伤的风险更大，因此应做好安全管理。

对策：同术前。

【知识拓展】

小脑性共济失调

共济失调是指各种原因损伤大脑、小脑、前庭迷路系统和深感觉上行下行传导束而造成人体协调作用障碍。一般包括感觉性共济失调、小脑性共济失调、大脑性共济失调和前庭性共济失调，临床以小脑性共济失调最常见，病人肌紧张减退、随意运动协调性缺失，可对病人的日常活动如穿衣、进食、言语、书写、步态等进行观察。病人早期最常主诉易跌倒，晚期可起坐不稳或不能，直至卧床。一般躯干共济失调定位小脑蚓部损害，四肢协调性共济失调主要在小脑半球损害。

来源：管晓舫，周冰，王琼. Frenkel 疗法联合梅花针叩刺治疗小脑卒中后共济失调的临床研究[J]. 中华物理医学与康复杂志，2020，42（4）：359-362.

（段丽娟　樊朝凤　陈茂君）

第四节 丘脑出血的护理

【概述】

丘脑出血是脑出血中致残率和病死率较高的类型之一，在高血压脑出血中占15%～24%，其死亡率约占全部脑出血的13%，破入脑室者死亡率可达53%，死亡主要在急性期，多在发病后24小时内。存活者多遗留不同程度的神经心理功能障碍、迟发性疼痛和运动异常等。

临床表现：

1. 眼部症状。血肿压迫下丘脑和中脑，可出现"落日眼"（双眼下视）、"丘脑眼"（双眼向鼻尖注视），也可出现向患侧或病灶侧的侧视麻痹，双瞳孔缩小或病灶侧瞳孔小，往往可见Horner征。

2. 语言障碍。

3. 运动感觉障碍。血肿局限于丘脑者有三偏症状。典型的感觉障碍表现为"丘脑痛"。

4. 破入脑室发生率高，脑脊液多呈血性，波及丘脑下部则意识障碍重，可发生中枢性高热、应激性溃疡、神经源性肺水肿等。

治疗方法：内科治疗同其他脑出血。因丘脑解剖组织深，周围邻近重要神经结构，外科治疗方法存在争议，但是对部分病人行积极外科治疗仍可抢救生命、改善预后。外科治疗方法包括脑室外引流术、血肿清除术、血肿穿刺碎吸引流术等。

【护理难点及对策】

（一）术前护理难点及对策

难点1　术前评估和管理

解析：丘脑出血病人病情一般较重，病情变化快，手术指征较少，术前需做好严密的评估和管理，方能使病人平稳度过术前等待时间，顺利进行手术。

对策：

1. 严密监护和观察病情，及时发现病情变化，评估再出血的危险因素，并做好血压、血糖、颅内压和体温等管理，尤其应早期积极静脉泵入降压：收缩压150～220mmHg，在没有急性降压禁忌证的情况下，数小时内降压至130～140mmHg是安全的；收缩压＞220mmHg，在密切监测血压的情况下，持续静脉输注药物控制血压可能是合理的。

2. 维持呼吸循环稳定，保持呼吸道通畅。

3. 积极遵医嘱进行术前准备。

（二）术后护理难点及对策

临床病例

病人，男，58 岁，因"大量饮酒后意识障碍 14$^+$ 小时伴呕吐"入院。查体：昏迷状，瞳孔等大等圆，约 2mm，直接及间接光反射均消失，四肢肌张力减弱，生理反射迟钝，血糖 18.63mmol/L。既往高血压史 8 年。CT 示：左侧丘脑出血，破入脑室，伴脑室扩大（图 22—5）。入院诊断：左侧丘脑出血。高血压。当日全麻下行"左侧丘脑及脑室内血肿清除术"，留置脑室引流管，术后转入 ICU，

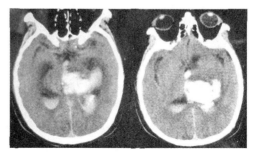

图 22—5　左侧丘脑出血，破入脑室

控制血压、血糖、心率，继续防治感染，继续脱水、营养神经、改善循环、促醒、保持生命体征平稳及水、电解质平衡。3 天后行气管切开，呼吸机辅助呼吸，肠内营养支持，4 天后开始发热，体温最高 40.2℃，予抗感染及亚低温治疗，7 天后拔出引流管。45 天后，病人病情好转，神清、精神差，能遵嘱眨眼、运动肢体。双瞳等大等圆，约 3.5mm，对光反射灵敏。右侧上下肢肌力 0～1 级，左侧上下肢肌力 5 级。带气管切开及保留尿管。家属要求自动出院回当地治疗。

难点 1　术后病情观察及护理

解析：丘脑出血病人病情较重，术后多送入重症监护室密切监护。

对策：持续多参数监护，观察重点同基底节脑出血，应密切监测循环呼吸，注意病人的语言、肢体活动、情绪和头痛情况等。

难点 2　呼吸道的管理

解析：丘脑出血病人易发生中枢性呼吸循环衰竭，多需行呼吸机辅助呼吸，且易并发肺部感染，因此，呼吸道管理是此类病人的护理重点和难点。

对策：做好人工气道相关护理，保持呼吸道通畅，维持机体氧供，预防和治疗肺部感染。

难点 3　中枢性高热的护理

解析：丘脑下部有体温调节中枢，丘脑出血时体温调节中枢功能紊乱，病人容易出现中枢性高热，特点是无感染征象而体温持续在 39℃ 以上，甚至达到 42℃，脉搏不随着体温升高而加快，一般退烧药物难以降温。通常机体能耐受的温度为 40.5℃，高热既可加重原发病，又可以导致呼吸循环衰竭、消化道出血等并发症，出现中枢性高热时一般预后不良。因此，应采取积极有效的降温措施，降低病人死亡率。

对策：密切监测并记录病人体温，中枢性高热宜使用物理降温措施，如冰帽、冰袋、擦浴、灌肠等。物理降温效果差者也可采用静脉降温法，将 0～10℃ 低温液体静脉输入病人体内，降温有效率高。此外，也可采用冬眠合剂治疗。临床常采用冬眠合剂结合物理降温实施亚低温治疗，将体温降至 33～35℃，降温的同时可降低脑组织耗氧量，

保护脑组织。

难点 4　亚低温治疗的护理

解析： 存在中枢性高热者，单纯药物降温效果通常不理想，可在严格掌握适应证和禁忌证的前提下实施亚低温治疗。

对策：

1. 脑温监测：直接测量可通过置入脑温探头进行，间接测量一般可采用监测肛温和鼻腔深部温度的方式，前者使用较多，应注意将肛温探头放入肛门 6～10cm。

2. 遵医嘱用药：如肌内注射、静脉注射、静脉滴入或静脉泵入冬眠合剂，保持病人处于昏睡状态、四肢肌张力不增高、无寒战、无皮肤毛孔收缩、生命体征稳定。

3. 物理降温：病人进入昏睡后采用物理降温措施，常用体表降温方式，如用冰袋、冰帽、降温毯等，4～12 小时内病人体温可降至 33～35℃。

4. 复温：先停用物理降温，再逐渐停用冬眠合剂，盖被自然复温，平均每 4 小时升高 12℃，持续 12 小时以上复温至 37℃。禁止复温过快，防止发生复温休克。

【知识拓展】

亚低温治疗

亚低温治疗是指以物理方法将病人体温降至 33～35℃而治疗疾病的方法，该方法已被证实不但能有效减轻创伤后脑损害反应，还能促进病人神经功能恢复。美国重型颅脑创伤救治指南已经将长时程亚低温治疗作为Ⅱ级证据推荐，欧洲复苏学会与美国心脏协会也在相关指南中推荐脑复苏病人使用。对于中枢性高热，亚低温治疗已逐渐成为临床常规治疗方法。进行亚低温治疗应正确实施降温和复温、有效监护体温和预防及护理各种并发症，如心律失常、寒战、压力性损伤、肺部感染、凝血功能障碍等。由于目前无明确肯定的规范，其发展应用被限制。随着各种降温装置不断发展，治疗手段日益增多，亚低温治疗会逐步完善。

来源：黄艳丽，张海垠. 局部亚低温治疗对高血压性脑出血患者血清 hs-CRP 及 Hcy 水平的影响研究 [J]. 中国实验诊断学，2020，24 (1)：11-14.

（段丽娟　樊朝凤　陈茂君）

第五节　脑干出血的护理

【概述】

高血压脑出血约 10% 发生在脑干，脑干出血常见部位为脑桥，其次为中脑和延髓。脑干出血在所有脑出血中预后最差，其预后取决于出血的部位、出血量、病人的意识状态、全身情况、治疗时机等多种因素。

1. 临床表现。病人多有头痛、呕吐和局灶性脑干神经功能缺损症状。根据出血位置的不同，病人可有共济失调、眩晕、耳鸣、复视、震颤、肌张力障碍、构音障碍等症状，多数病人出现体温异常和呼吸障碍，延髓出血可导致病人早期出现呼吸骤停。出血量大者迅速进展至昏迷，如脑桥出血部位大者常在发病几小时内死亡。中脑出血接近导水管者可致梗阻性脑积水。

2. 治疗方法。

（1）内科治疗：同基底节脑出血，但是病情重者需行重症监护和支持治疗。病人多有意识障碍，昏迷者宜早期行气管插管或气管切开。

（2）外科治疗：既往认为脑干是生命中枢，手术难度大，治疗价值有限，多将手术列为禁忌。但近年来随着显微技术的不断发展，逐渐报道有病人经手术获救，脑干部位手术不再成为禁忌，部分病人也具备了手术指征。严格掌握手术指征和手术时机是改善病人预后的关键。手术目的为在最短手术路径、最低程度损伤脑干的前提下清除血肿，解除脑积水及颅内高压。

脑干出血是脑出血中最严重的类型，病人多有意识障碍，需加强监护，做好呼吸道管理，积极预防和处理各种并发症。

【护理难点及对策】

（一）术前护理难点及对策

难点 1　病情观察及护理

解析： 除脑出血常规病情观察外，血压和呼吸的变化对于脑干出血病人尤其重要。①应早期积极静脉泵入降压：收缩压 150～220mmHg，在没有急性降压禁忌证的情况下，数小时内降压至 130～140mmHg 是安全的；收缩压＞220mmHg，在密切监测血压的情况下，持续静脉输注药物控制血压可能是合理的。②警惕生命体征突然变化：尤其应关注呼吸，做好呼吸骤停的抢救准备，一旦发生呼吸骤停，立刻予人工通气支持呼吸，尽早予以抢救。大多数脑干出血病人颅内压并不高（发生脑积水者除外），原因是其血肿量不大，但是相较于幕上出血，病人的临床症状反而更严重，所以单以颅内压判断病人病情并不安全。

对策： 严密观察病人的意识、瞳孔、生命体征、神经系统体征，重点关注血压和呼吸变化，生命体征有任何异常变化要及时处理。

难点 2　梗阻性脑积水的观察和护理

解析： 中脑出血接近导水管者可致梗阻性脑积水，病人颅内压迅速增高，因此应密切观察和及时处理。

对策： 病情较轻或进展缓慢者，遵医嘱应用利尿剂脱水，加强观察。进行性急性脑积水具有手术指征者，遵医嘱积极做好术前准备。

难点 3　脑干出血病人术前评估和管理

解析： 脑干出血病人病情一般较重，病情变化快，具备手术指征者较少，对于有手术指征者，需严密评估和管理，尽力维持生命体征，积极准备手术，挽救病人生命。

对策：

1. 严密监护和观察病情，及时发现病情变化，评估再出血的危险因素，并做好血压、血糖、颅内压和体温等管理。

2. 呼吸循环衰竭是最危险的变化，应遵医嘱维持呼吸循环稳定，保持呼吸道通畅。

3. 遵医嘱积极进行术前准备。

（二）术后护理难点及对策

临床病例

病人，女，59岁，因"突发头痛伴昏迷4小时"入院，4小时前病人用力大便后突发头昏头痛，难以忍受，数分钟后呼之不应，呕吐胃内容物数次、肢体抽搐。CT示：脑干出血（图22-6）。当日在全麻下行"脑干血肿清除术"。术后转入ICU予重症监护、呼吸机辅助呼吸、抑酸、脱水、预防迟发性血管痉挛、抗感染、抗癫痫、营养支持等治疗。病人昏迷状，右瞳孔3mm，左瞳孔2mm，光反

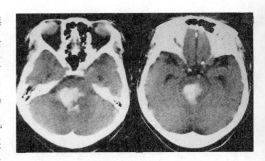

图22-6　脑干出血

射均消失，四肢肌张力稍减弱。术后第5天头部CT复查提示颅内较多积气。术区脑组织肿胀。右侧小脑半球及脑干区见血肿影，周围轻度水肿。蛛网膜下腔积血。四脑室受压、幕上脑室系统扩张、积水。间断发热，体温最高39.6℃，胸部CT示肺部感染，调整抗生素。术后第7天超声提示双下肢深静脉血栓形成，加用抗血小板聚集药物、改善循环治疗。术后2个月，肺部感染控制，停呼吸机，深静脉血栓痊愈。术后3个月病人呈嗜睡状，不能应答，不能按指令动作，自主睁眼，无发热，气管切开自主通气状态，痰液黏稠，保留胃管及尿管，转当地医院继续治疗。

难点1　术后病情观察及管理

解析： 脑干出血病人病情多较重，多需转入ICU监护，常存在各种异常病理生理表现，监护难度大。

对策： 严密病情观察，多参数监护，及时处理病情变化，监测并管理好病人的血压、颅内压、血糖和体温等，病情平稳后及时予饮食及营养支持和康复护理。

难点2　术后呼吸道管理

解析： 脑干出血病人意识障碍较重，病人多建立人工气道和呼吸机辅助通气，需加强呼吸道管理。

对策： 保持呼吸道通畅，维持呼吸稳定，做好人工气道和呼吸机管理，预防和治疗肺部感染。

难点3　术后并发症的预防和护理

解析： 脑干出血的并发症发生率高，其中肺部感染、应激性溃疡等严重并发症是脑干出血病人的主要死亡原因。

对策：做好相关并发症的预防和护理，包括肺部感染、应激性溃疡、中枢性高热、深静脉血栓等，重症病人还可能并发肾功能不全、水电解质平衡紊乱等。

【知识拓展】

脑出血评定量表

脑卒中评定量表在监测病人病情变化、判断治疗效果、预测结局和进行随访中起着重要作用，以下为几个具有代表性的脑卒中评定量表。

1. 格拉斯哥昏迷量表（Glasgow Coma Scale，GCS）和格拉斯哥预后量表（Glasgow Outcome Scale，GOS）。

2. 美国国立卫生研究院卒中量表（National Institute of Health Stroke Scale，NIHSS），应用广泛。

3. 斯堪的那维亚卒中量表（Scandinavian Stroke Scale，SSS）。

4. 改良 Rankin 量表（Modified Rankin Scale）：衡量脑卒中病人的神经功能恢复状况。

5. 日常生活活动能力量表（Barthel Index）。

6. 生活质量相关：①普适性量表：简明健康状况调查量表（SF-36）、世界卫生组织生存质量量表（WHOQOL-BREFF）、欧洲五维健康量表（EQ-5D）等；②脑卒中专病量表：卒中专门生存质量量表（SS-QOL）、脑卒中影响量表（SIS）、疾病影响调查表卒中专用量表-30（SA-SIP30）等。

（段丽娟　樊朝凤　陈茂君）

第六节　脑室内出血的护理

【概述】

脑室内出血是脑出血的重要亚型，一般分为原发性脑室内出血和继发性脑室内出血，以继发性多见。文献报道高血压脑出血中脑室内出血占 3%～5%，多系继发性，为其他部位脑出血破入脑室，如丘脑出血极易破入侧脑室和第三脑室、尾状核出血常经额角破入脑室等。

临床表现：病人多为急性起病，在发病前多有明显诱因，如剧烈活动、情绪激动、饮酒、沐浴等。轻者表现为头痛、头晕、恶心、呕吐、血压升高和脑膜刺激征等，重者表现为意识障碍、癫痫发作、高热、肌张力高，晚期可出现脑疝、呼吸循环障碍、去大脑强直和自主神经系统紊乱症状。病人病情多较重，发病后意识障碍多见，部分病人有中枢性高热和呼吸障碍。由于脑室内出血可能压迫或堵塞脑脊液循环通路，病人可出现梗阻性脑积水。此外，病人可有消化道出血、急性肾衰竭、肺部感染等并发症。原发性脑室内出血病人的病情一般轻于继发性脑室内出血。

治疗方法：

1. 非手术治疗。同基底节脑出血，如合并血管畸形或动脉瘤者，应行抗血管痉挛治疗。

2. 手术治疗。目的是迅速清除血肿的占位效应和继发性脑损害，对于已损害的脑神经功能尚不能直接改善。手术应根据出血的原发部位而采取不同入路。针对梗阻性脑积水，可采取脑室外引流术。

高血压脑出血中的脑室内出血多为其他部位出血破入脑室，因此病情较复杂、并发症多，需要密切的监护和正确及时的护理，护理人员需掌握护理重点、难点和对策，才能更好地为病人实施正确有效的护理。

【护理难点及对策】

（一）术前护理难点及对策

难点 1　梗阻性脑积水的观察和护理

解析：部分病人可出现梗阻性脑积水、颅内压增高，因此应密切观察和及时处理。

对策：对于病情较轻或进展缓慢者，遵医嘱应用利尿剂脱水，加强观察。对于进行性急性脑积水具有手术指征者，遵医嘱积极进行术前准备。

难点 2　高热的护理

解析：病情较重者易出现高热，加重脑损伤，应积极处理。

对策：监测体温并遵医嘱予药物和物理降温，行亚低温治疗者应严密监护和护理。

难点 3　血压的管理

解析：急性脑出血病人常伴有明显血压升高。在脑出血急性期，病人的血压高低是决定血肿是否进一步扩大的重要因素。

对策：

1. 遵医嘱早期积极降压。

2. 当收缩压＞220mmHg 时，应积极予静脉药物降压；收缩压为 180mm～220mmHg 时，可使用静脉降压药物控制血压。根据病人临床表现调整降压速度，160/90mmHg 可作为参考降压目标值。

3. 降压治疗期间应严格观察血压水平的变化，每隔5~15分钟进行血压监测。

4. 对于库欣反应或中枢原因引起的异常高血压，不应单纯盲目降压，应积极处理原发病因，如脱水降低颅内压、手术清除占位或血肿、脑室钻孔引流手术等。

（二）术后护理难点及对策

临床病例

病人，男，60 岁，3⁺ 小时前无诱因突然出现呕吐，非喷射样，呕吐次数多，逐渐出现谵妄，伴小便失禁。CT 示：左基底节脑出血，破入脑室。入院查体：T 38℃，P 122 次/分，R 23 次/分，BP 259/148mmHg。浅昏迷，查体不合作，GCS 评分约 6 分。

左侧眼睛先天缺失，右侧瞳孔约2.0mm，光反射消失，右侧肌力3级，左侧肌力4级。左侧病理征（＋）。既往高血压3[+]年。2天后复查头颅CT显示脑室内积血伴梗阻性脑积水，双侧侧脑室枕角扩大明显（图22-7）。当日即行脑室钻孔引流术，术后第2天病人嗜睡，呼之能应，能睁眼，能遵嘱完成动作。术后第5天病人发热，加用抗生素。术后第10天，复查CT示脑室积血吸收好，拔管后转当地治疗。

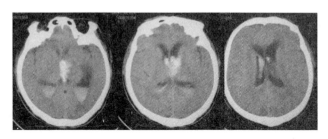

图22-7 脑室内出血伴脑积水

难点1 脑室外引流的护理

解析： 对于部分梗阻性脑积水病人可行脑室外引流术，需做好观察和护理。

对策： 脑室内出血、脑室外引流者，引流速度慢，易堵塞，应注意保持引流固定、通畅。如同时给病人使用了溶栓药物，应观察引流液的颜色、性状和量是否较前增加，以及时发现继发性再出血。其余护理同脑室外引流常规。

难点2 康复护理

解析： 病人多遗留不同程度神经功能障碍，如肢体瘫痪等，需长期康复治疗。

对策： 应遵循科学原则，早期介入科学康复评估与锻炼。

【知识拓展】

脑卒中病人吞咽障碍的量表评估

吞咽障碍（dysphagia）是脑卒中病人常见并发症之一，通常为脑干、双侧皮质延髓束或单侧核上损伤等造成。吞咽障碍可影响病人进食和营养吸收，或导致吸入性肺炎等，因此有必要早期诊断、评估和治疗。除了进行临床体格检查和实验室检查，也可采用量表评估。如唾液吞咽试验，可快速判定病人有无异常，特异度较高；如洼田饮水试验，根据观察病人端坐喝水所需时间和呛咳情况，将吞咽障碍分为5级，分级明确、操作简单、使用广泛。其他文献报道的量表还有吞咽困难评价标准（藤岛一郎）、洼田吞咽能力评定法、吞咽功能分级标准（才藤荣一）、标准吞咽功能评定量表SSA（Elull和Barer）、Mann吞咽能力评价法、苏格兰国家指南评定量表（SIG）、脑卒中病人神经功能缺损程度评分标准中的吞咽困难子量表等。

来源：中国老年医学会营养与食品安全分会，中国循证医学中心，《中国循证医学杂志》编辑委员会，等. 老年吞咽障碍患者家庭营养管理中国专家共识（2018版）[J]. 中国循证医学杂志，2018，18（6）：547-559.

（段丽娟 樊朝凤 陈茂君）

第七篇
功能性疾病的护理

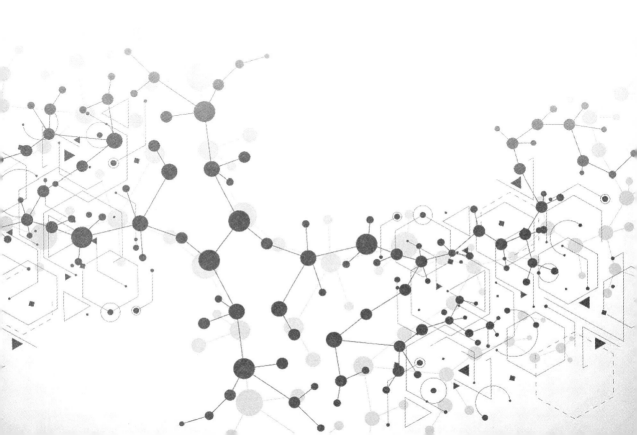

第二十三章　三叉神经痛的护理

【概述】

三叉神经痛（trigeminal neuralgia，TN）又称 Fotergin 病，是脑神经疾病或神经源性疾病中较为常见的一种神经痛，以面部三叉神经分布区域内反复发作性的触电样短暂而剧烈的疼痛为特征。该病的特殊表现及发作时出现的难以忍受的疼痛，可严重影响病人的生存质量。青年人至老年人均可发病，年发病率约为 2.5/10 万人～5.7/10 万人，但以 40 岁以上中老年人居多，女性略高于男性，多为单侧发病。

其主要表现是在三叉神经某分支区域内，骤然发生的如电击、针刺、刀割或撕裂样的剧痛，常位于唇、鼻翼、眉毛以及口角等处，可由触摸面部、表情变化、进食、饮水、刷牙等诱发，可呈周期性发作，每次发作期可持续数周或数月。三叉神经痛分原发性和继发性两种。

原发性三叉神经痛首选药物治疗，卡马西平是目前治疗原发性三叉神经痛效果确切、较为常用的药物。对于保守治疗效果差、能耐受开颅手术的病人，可采取外科手术治疗。外科手术治疗方法目前主要包括三叉神经根微血管减压术、三叉神经根选择性部分切除术、经皮穿刺三叉神经毁损术等，其中微血管减压术是首选手术方法。

三叉神经痛的病人入院时大多经过多方治疗但效果欠佳或是反复发作，一般病程较长，疼痛剧烈，发作频繁，严重影响其工作、生活及正常的社会交往。病人入院后，应为病人介绍本病的相关知识，让病人了解治疗的必要性，仔细讲解手术的方式，消除病人的精神紧张、恐慌，使其以最佳身心状态迎接手术。

【护理难点及对策】

(一) 术前护理难点及对策

难点 1　疼痛的护理

解析：疼痛是三叉神经痛病人最突出的表现，疼痛非常剧烈，发作频繁，病程一般较长，严重影响生活质量。

对策：

1. 重视病人的疼痛，关心、安慰病人，按时给予止痛剂如曲马多等。

2. 经常巡视病房，观察病人疼痛发生的频率、持续时间及间隔时间等，以便更好地集中做好疼痛护理。

3. 保护患侧的面颊，避免皮肤破损感染。

4. 由于疼痛发作时病人不愿意进食、说话、漱口等，应鼓励病人在疼痛后及时进食，以补充足够的营养，保证病人的睡眠。

难点 2　心理护理

解析： 疼痛的间歇性发作可影响生活质量，久治未愈时病人会感到无助，这些会给病人带来巨大的痛苦及心理压力，医护人员应及时识别病人心理问题，给予针对性护理措施，使病人处于治疗的最佳心理状态。

对策：

1. 评估病人心理状况，及时识别心理问题，对病人进行针对性干预。

2. 病人办理住院手续后，向病人及家属介绍病房环境、相关制度、责任护士，减轻病人对新环境的陌生感，降低其焦虑、紧张情绪。护士应和蔼可亲，操作认真仔细，以建立良好的护患关系。

3. 向病人及家属讲解三叉神经痛的相关知识，提高病人的认识水平，增强其治疗疾病的信心。

4. 与家属沟通，使家属积极配合疾病的治疗，增强病人的社会支持系统。

（二）术后护理难点及对策

临床病例

病人，男，65 岁，因"左侧面部疼痛 2^+ 月"入院。病人入院前 2^+ 月无明显诱因出现左侧面部疼痛，疼痛于喝水、讲话、吃饭、咳嗽时触发，持续大约 15s。辅助检查 MRI 示：左侧小脑上动脉紧贴左侧三叉神经。诊断为左侧三叉神经痛。入院第 4 天在全麻下行"左侧三叉神经根微血管减压术"。术后第 1 天，病人神志清楚，精神差，双瞳等大等圆，对光反射灵敏，生命体征正常，伤口敷料干燥，肢体活动无异常，未诉左侧面部疼痛。术后第 2 天，病人精神可，生命体征正常，口唇处出现散在疱疹。术后第 7 天，精神状态改善，饮食睡眠可，疼痛症状较术前明显缓解，口唇疱疹好转。

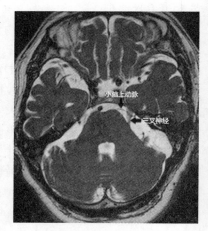

图 23-1　左侧小脑上动脉压迫
三叉神经

难点 1　术后病情的观察及护理

解析： 术后病情的观察及护理是术后护理的重点之一。

对策： 病人返回病房后应取平卧位，注意防止呕吐物窒息。持续低流量吸氧，保持呼吸道通畅。持续心电监护，动态监测病人的生命体征情况及意识、瞳孔状况。观察伤口敷料情况，如有渗血渗液应及时通知医生进行处理。引流管应妥善固定，避免引流管的折叠、受压、牵拉。每日观察引流液的颜色、性状及量，并详细记录。搬运病人时应将引流管夹闭，避免引流液逆流引起感染。

难点 2　术后疼痛的护理

解析：疼痛是三叉神经痛病人最常见的并发症，也是影响病人舒适度的主要问题。

对策：

1. 评估病人头痛部位、性质、强度等，指导应对疼痛的措施，如情绪放松，可引导病人深呼吸、听音乐转移注意力等。

2. 切口部位避免受压，保持清洁干燥。遵医嘱给予止痛剂，如曲马多等。

3. 提供安静舒适的环境，避免声光刺激。

4. 保持床位整洁，协助病人采取舒适体位。

难点 3　术后并发症——低颅压综合征的护理

解析：减压术中为了充分暴露手术视野，大量放出脑脊液可引发低颅压，病人主要表现为头痛、头晕、呕吐，变动体位时症状加剧。

对策：

1. 评估病人头痛部位、性质、强度等，引导病人深呼吸、听音乐转移注意力等。遵医嘱给予止痛剂，如曲马多等。

2. 对于头晕的病人，指导病人平卧或行头低脚高位，卧床休息至少 2～3 天，尽量减少使用甚至不使用脱水剂。

3. 病人如恶心、呕吐、不思饮食，应及时清理呕吐物，清洁口腔。鼓励进食，告知营养对身体恢复的重要性，给予止吐药，如昂丹司琼等。

4. 鼓励病人适当进行床上运动，使病人适应因体位改变所导致的颅内压变化。

难点 4　术后并发症——口唇疱疹的护理

解析：术后口唇疱疹大多因手术时激活三叉神经半月结潜伏的单纯疱疹病毒而引起，也可发生于全身或局部免疫力下降时，病人主要表现为术侧上下唇及口角周围出现红斑及疱疹，自感刺痒、灼痛。

对策：

1. 遵医嘱予抗病毒治疗：常用阿昔洛韦软膏。

2. 保持患处清洁干燥，避免用手触碰，预防细菌感染。

3. 调整饮食结构，多食新鲜蔬菜，补充维生素，忌辛辣食物。

4. 保持充足睡眠，加强运动，提高免疫力。

难点 5　术后并发症——颅内血肿的护理

解析：颅内血肿是严重的术后并发症之一，可能引起严重的神经功能障碍，甚至危及病人生命。术中脑脊液放出过度，致使脑组织塌陷严重，桥静脉断裂或者小脑血管及皮质挫伤均可导致颅内血肿，病人表现为术后麻醉清醒后，突发意识障碍、瞳孔不等大、血压升高、脉搏及呼吸减慢。

对策：

1. 术后予持续心电监测，每 30 分钟观察 1 次病人的生命体征、意识及瞳孔的变化。一旦发现颅内出血的征象应及时通知医生进行处理。

2. 对于高血压病人，术后应将血压控制在收缩压 140mmHg 以内，避免尿潴留、情绪烦躁等引起血压升高的因素，遵医嘱使用降血压药物并观察其效果。

3. 术后协助病人进行功能锻炼时，应避免头部大幅度运动，防止因颅内血管牵拉引起的颅内出血。

难点 6　术后并发症——脑脊液漏的护理

解析： 脑脊液漏是术后常见的并发症之一，分为脑脊液切口漏及脑脊液耳鼻漏，前者多是因为术中硬脑膜和切口缝合不严密；后者多因乳突气房开发后密闭不严及术后骨蜡脱落。病人主要临床表现为手术侧脑脊液鼻漏或伤口敷料有脑脊液漏出。

对策：

1. 对于切口漏的病人，及时修补漏口，并取半卧位，腰穿引流脑脊液，同时遵医嘱使用抗炎药，监测体温，预防感染。

2. 对于脑脊液耳鼻漏者，嘱病人卧床休息，抬高床头 15°～30°，保持鼻腔清洁，禁鼻腔填塞、冲洗、吸痰、插胃管等。遵医嘱腰穿持续引流。

3. 保持病人情绪稳定，防止便秘，注意保暖。

难点 7　预防复发的健康指导

解析： 预防复发的关键在于做好病人的健康教育。

对策：

1. 术后早期尽量少说话，不能大笑。

2. 指导病人注意天气变化，避免风吹面部。

3. 预防感冒。

4. 养成良好的生活习惯，戒烟戒酒，适量运动，增强体质，提高生活质量。

5. 出现复发症状，及时就医。

【知识拓展】

疼痛等级

疼痛等级是医学界关于疼痛程度划分的等级。疼痛是人的一种主观感觉，因人而异，疼痛的感觉其实是通过神经末梢上的痛觉感受器产生的。目前我国医学界等级常用的分级方法是 NRS 数字分级法，也就是主观分级法，其分为 0～10 几个等级，0 为不疼，10 为对方所认为的最疼。1～4 级为轻度疼痛，病人虽有痛感但可忍受，能正常生活；5～6 级为中度疼痛，病人疼痛明显，不能忍受，影响睡眠；7～10 级为重度疼痛，疼痛剧烈，不能入睡。而三叉神经痛病人的疼痛多在 10 级。

来源：王晨晖，赵睿，冉德伟，等. 三叉神经痛诊疗新进展 [J]. 临床神经病学杂志，2019，32（5）：390-393.

（樊朝凤　赵小燕　段丽娟）

第二十四章 面肌痉挛的护理

【概述】

面肌痉挛（hemifacial spasm，HFS）是临床常见的一种良性功能性疾病。其主要表现为一侧面部或双侧面部无规律、不自主、阵发性的肌肉痉挛、抽搐。起病多从眼轮匝肌开始，逐渐累及整个面部，通常无其他明显神经系统阳性体征。病人常因紧张、过度劳累、面部过度运动而使抽搐加剧，有时还伴随面部疼痛、头晕或耳鸣。长期面肌痉挛会导致同侧面肌肌力减弱，晚期可出现同侧面瘫。

国外文献报道该病的发病率为 11/100 万，多在中年起病，最小的年龄报道为 2 岁，女性略多于男性。HFS 的病因较为复杂，目前绝大多数学者认为其病理变化是面神经根部受责任血管压迫发生脱髓鞘病变，传入与传出神经纤维之间的冲动发生短路。

目前针对该疾病的治疗方法很多，其中面神经微血管减压术（microvascular decompression，MVD）是首选方法，并广泛运用于当前 HFS 的临床治疗。原发性面神经微血管减压术在术中运用电生理监测，术后当日病人听力受损、眩晕、面瘫等的发生率较未使用电生理监测时降低，有效地减少了并发症的发生。

HFS 病人由于病程迁延，反复接受针灸、药物治疗，承受着巨大的痛苦和心理压力。因此，我们应耐心向病人解释手术目的、方法、效果以及术后注意事项，解除病人的疑虑，增强对手术治疗的信心，正确认识和接受手术。

【护理难点及对策】

（一）术前护理难点及对策

难点 1 术前评估准备

解析：全面的术前评估有助于手术的顺利进行及病人的术后恢复。

对策：除神经外科手术的术前常规检查外，HFS 的术前检查还包括听力检查、心电图检查、肌电图检查、核素扫描等，此外还需评估病人 HFS 发生的频率、强度、持续时间等，为术后的评估及护理提供依据。对于有糖尿病、高血压的病人，应将血糖及血压控制在正常范围内，避免影响术后恢复。此外，还应训练病人床上大小便，避免术后尿潴留的发生。

难点 2 心理护理

解析：长期的面部不自主表情可影响 HFS 病人的人际交往，因病程迁延及反复的针灸和（或）药物治疗，HFS病人承受着巨大的痛苦及心理压力。医护人员应及时识别病人心理问题，给予针对性护理措施，使病人处于治疗的最佳心理状态。

对策：

1. 评估病人心理状况，及时识别心理问题，对病人进行针对性干预。

2. 病人办理住院手续后，向病人及家属介绍病房环境、相关制度、责任护士，减轻病人对新环境的陌生感，降低其焦虑紧张情绪。护士应和蔼可亲，操作认真仔细，以建立良好的护患关系。

3. 向病人及家属讲解疾病的相关知识，提高病人的认识水平，增强其治疗疾病的信心。

4. 与家属沟通，使家属积极配合疾病的治疗，增强病人的社会支持系统。

（二）术后护理难点及对策

临床病例

病人，女，42岁，因"左侧面部肌肉不自主抽搐2年余"入院。入院查体：左侧面部间断抽搐，频率为每分钟3~4次，抽搐范围主要集中在左侧眼睑及口角，时轻时重，精神紧张、情绪激动及休息不适时发作程度及频率加剧。影像学检查诊断为原发性HFS。MRI示：左侧椎动脉压迫面神经（图24-1）。无明显手术禁忌证，在全麻下行"左侧面神经显微血管减压术"，术后第1天，病人抽搐症状消失，左侧听力下降伴有耳鸣症状，神志清楚，头部伤口敷料干燥固定，保留尿管小便呈淡黄色。术后第6天可下床活动，听力未好转。术后3月复查显示听力恢复。

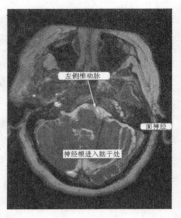

图24-1　左侧椎动脉
压迫面神经

难点1　术后并发症——低颅压综合征的护理

解析： 术中手术部位的长时间暴露、大量脑脊液的放出、麻醉药物的影响、术后颅内渗血等，均会导致脑脊液分泌减少而出现低颅压。一般发生在术后24小时内。

对策：

1. 严密观察病人意识、瞳孔及生命体征的变化，一旦发现低颅压，应及时通知医生，遵医嘱减少脱水剂的用量。

2. 及时取平卧位或行头低脚高位，尽量减少使用甚至不使用脱水剂。血压偏低时适当加快补液速度。

3. 症状严重者取头低脚高位，能进食者鼓励多饮淡盐水以减轻症状。

4. 鼓励病人适当进行床上运动，使病人适应因体位改变导致的颅内压变化。

难点2　术后并发症——短暂性面瘫的护理

解析： 短暂性面瘫是HFS微血管减压术术后常见的并发症之一。其原因可能与术中将责任血管、面神经分离，影响面神经有关，临床表现为同侧面部出现麻木，严重者出现面肌无力。

对策：

1. 向病人耐心解释，给予关心，同时遵医嘱给予营养神经的药物，配合针灸治疗，促进面神经的恢复。

2. 由于颊肌瘫痪，食物残渣容易滞留在颊部、齿龈之间，病人易发生口腔炎，因此应加强对病人的口腔护理。

3. 对于眼睑闭合不全的病人，白天可使用眼药水滴眼，夜间可使用眼膏涂抹眼睑，避免角膜炎的发生。对于重度眼睑闭合不全的病人，必要时可行眼睑缝合术。

4. 注意心理护理，向病人解释面瘫只是暂时的，经积极治疗会逐渐恢复，缓解病人的焦虑。

难点 3 术后并发症——听力障碍的护理

解析： 文献报道听力障碍发生率约为 3%，而且大部分为暂时的。部分听力障碍恢复较为困难，其发生可能与术中运用电凝所产生的热量损伤临近血管及听神经、术中吸引器及神经剥离不适当对听神经的机械性损伤、继发动脉损伤、脑脊液耳漏引起中耳声波传导异常等有关。

对策：

1. 加强心理护理，关心、体贴病人，以病区相似且已经恢复的病人为例，告诉病人绝大部分此并发症都是暂时的，经积极治疗护理可以痊愈，但需要保持良好的情绪。

2. 遵医嘱给予维生素类及营养神经的药物，促进神经功能恢复。

3. 护士应和蔼可亲，必要时可提高音量，尽量在病人健侧与其交流，避免噪声刺激。

4. 饮食上以高蛋白、富含维生素食物为宜，避免进食过咸或刺激性食物。

难点 4 术后并发症——脑脊液鼻漏的护理

解析： 脑脊液鼻漏是术后常见的并发症之一，可能引起严重的中枢神经系统感染而产生严重后果。术中乳突气房打开，切开的硬脑膜缝合不严密，术后病人憋气、用力咳嗽等，都会导致脑脊液外漏而进入乳突气房，经咽鼓管流入鼻咽腔。

对策：

1. 嘱病人卧床休息，抬高床头 $15°\sim30°$，保持鼻腔清洁。禁鼻腔填塞、冲洗、吸痰、插胃管等。遵医嘱腰穿持续引流。

2. 遵医嘱使用抗炎药物，用甘露醇降低颅内压，监测体温，预防感染。

3. 保持病人情绪稳定，防止便秘，注意保暖。

难点 5 出院指导

解析： 手术仅解除了血管对面神经根部的压迫，而面神经功能需要一定时间才能恢复至正常，坚持治疗及定期随访对疾病的发展及转归极为重要。因此，医护人员应重视对病人的出院指导，确保定期随访。

对策：

1. 告知病人及家属随访的重要性及必要性，指导病人定期门诊复查，3 个月复查

1 次，半年后每半年复查 1 次，至少复查 2 年。

2. 遵医嘱口服营养神经药物如吡拉西坦、奥拉西坦、胞磷胆碱钠等，促进神经功能恢复。

3. 保持良好的心态，充足的睡眠、适当的体育运动有益于康复，以免过度疲劳诱发痉挛发作。

4. 改变生活习惯，勿抽烟、喝酒、剔牙，改变咀嚼习惯，避免单侧咀嚼导致颞下颌关节功能紊乱。

【知识拓展】

面肌痉挛的分级

按 Cohen 等制定的痉挛强度，面肌痉挛可分为 0~4 级。分级如下：

0 级：无痉挛。

1 级：外部刺激引起瞬目增多或面肌轻度颤动。

2 级：眼睑、面肌自发轻微颤动，无功能障碍。

3 级：痉挛明显，有轻微功能障碍。

4 级：严重痉挛和功能障碍，如病人因不能持续睁眼而无法看书、独自行走困难。神经系统检查除面部肌肉阵发性的抽搐外，无其他阳性体征。少数病人于病程晚期可伴有患侧面肌轻度瘫痪。

来源：邓予慧，杨洁，柴永川，等. 双镜联合在治疗面肌痉挛微血管减压术中的临床应用 [J]. 中华耳鼻咽喉头颈外科杂志，2019，54（4）：267-271.

（樊朝凤　赵小燕　段丽娟）

第二十五章 癫痫的护理

【概述】

癫痫（epilepsy）是大脑神经元突发性异常放电，导致以短暂的中枢神经系统功能失常为特征的一种慢性脑部疾病，表现为运动、感觉、意识、自主神经、精神等出现不同障碍。癫痫系多发病之一，WHO 调查显示，我国的癫痫年发病率为(35~45)／10 万，患病率约 7‰，其中活动性癫痫患病率约为 4.6‰，而本病多在儿童期和青春期发病，儿童癫痫（不含热性惊厥）的年发病率约为 151/10 万，患病率为 3.45‰。

癫痫发作（epileptic seizure）是一种异常的发作性脑神经元放电所造成的临床现象，其特征是突然发作和一过性发作，其可导致感觉功能、运动功能、行为或意识的改变。癫痫发作相当普遍，在 80 岁之前有一种或多种癫痫发作的风险大于 9%。癫痫发生的高峰期是婴儿期、儿童早期和老年期。

临床上癫痫发作主要表现为突然意识丧失、突然跌倒、四肢抽搐、口吐白沫或口中怪叫，醒后如常人，具有突然、反复发作的特点。

癫痫治疗方法包括药物治疗和手术治疗。

1. 药物治疗：研究报道 70%～80% 的癫痫病人通过抗癫痫药物的治疗可获得满意的效果，其中苯巴比妥、苯妥英钠、卡马西平、丙戊酸钠、德巴金缓释片是目前广泛应用的一线抗癫痫药。

2. 手术治疗：20%～30% 的癫痫病人所患的是药物难治性癫痫，这部分难治性癫痫病人可选择手术治疗。目前手术方式有多种，包括新皮质切除术、颞叶切除术、胼胝体切除术、立定定向术、迷走神经刺激术及慢性小脑刺激术。部分手术病人术前还需要做电极置入术，颅内置入电极，脑电扫描直接反应脑电活动变化，图像的质量、对癫痫致病灶定位的精确度，是决定手术方式及治疗效果的关键。具体手术方案因人而异。

癫痫具有反复发作的特征，导致病人精神长期处于极度紧张状态，医护人员应该全面了解并掌握病人的各项情况，加强对病人病情的观察，尽早地发现癫痫前兆，以便及时地给予对症处理。同时癫痫术后可能出现颅内血肿，颅内压升高，颅内感染，语言、肢体、视力障碍，癫痫再发作等一系列并发症，有效的护理可以减少术后并发症的发生，保证病人的安全，提高手术疗效。

【护理难点及对策】

(一) 术前护理难点及对策

难点1 术前病情评估及观察

解析: 癫痫病人术前都在服用一些抗癫痫药物,而且癫痫发作具有突然性,因此术前及时准确地评估和观察病情至关重要。

对策:

1. 病人入院后,重点对病人服药的种类和剂量、癫痫发作的次数及频率、先兆症状及癫痫对病人生活的影响程度给予评估。

2. 根据评估结果对病人日常生活中相关护理内容进行指导。

3. 加强术前监护,观察病人有无癫痫的先兆及表现,及时通知医生并处理,观察并详细记录发作情况及频率。

4. 配合医生积极进行抗癫痫治疗。

难点2 癫痫发作的护理

解析: 癫痫发作时若抢救不及时,可能导致病人受伤、窒息,甚至死亡,因此及时有效的抢救及护理极为重要。

对策:

1. 癫痫大发作时的抢救以迅速有效地控制病人的抽搐、预防再次发作为原则。常规地西泮10mg静脉注射,如不能控制抽搐,再静脉注射10mg,多数抽搐可以得到满意控制;抽搐停止后,再以地西泮 $100\sim150$mg/24h 维持或静脉泵入丙戊酸钠注射液维持。

2. 抽搐发作时专人守护,预防口腔分泌物误吸,迅速解开衣扣,勿硬塞物体于上下齿之间,以防口腔受伤,勿强力按压强直肢体以防受伤,予床挡保护,防止坠床。

3. 保持呼吸道通畅,如有呕吐物需及时清除。

4. 加大吸氧流量,遵医嘱静脉缓慢推注地西泮,注意观察病人的呼吸情况。

5. 肢体抽搐时注意保护大关节,以防脱臼和骨折,切不可强行按压肢体。

6. 减少对病人的刺激,动作要轻,保持安静,避免强光刺激。

7. 密切观察抽搐发作时情况,并详细记录全过程,特别注意意识、瞳孔的变化以及抽搐部位和持续时间、间隔时间等。

难点3 脑电监测的护理

解析: 在术前对病人进行脑电监测来观察临床致残性癫痫发作与特定的脑电图异常的关系,并有可能辨别癫痫病灶,这对手术定位具有指导意义,通常为视频监测和颅内电极植入脑电监测。

对策：

1. 做脑电监测前先了解病人发病情况，在服药期间经常发病的病人，做脑电监测当日应停服抗癫痫药，几周或几个月发病 1 次的病人可术前 1 天或 2 天停药。

2. 做脑电监测前先洗头，不用任何护发品，使电极与头皮接触良好。

3. 做脑电监测时嘱病人在床上安心休息、减少活动，将病人的两手放在被子外，大发作时将被子拿掉，不要正面按压病人，遮挡病人面部，便于发作时监测录像上记录发作的整体情况和状态。

4. 脑电监测室内保持适宜的光线及温湿度，一般温度控制在 22～26℃，湿度控制在 50% 左右。

5. 监测过程中观察各个电极接触是否良好，导线放置是否适宜，脑电图的基线是否平稳。

6. 监测过程中密切观察病人情况及倾听病人的主诉，观察病人的临床表现及脑电波的改变，认真做好记录，以供医生分析结果进行参考。

7. 做好病人家属陪护宣教工作：家属不能在病人床边使用手机及移动设备，以免对仪器产生干扰；应保持病室内安静，以免影响病人休息；发作时立即按下信号按钮，保护病人，并及时通知医护人员到场。

（二）术后护理难点及对策

临床病例

病人，男，26 岁，因"发作性意识障碍 17 年，加重 1 年"入院，来时神志清楚，头颅五官无畸形，高级神经功能正常，查体：体温 36.6℃，脉搏 80 次/分，呼吸 20 次/分，血压 119/66mmHg。MRI 示：左侧海马硬化（图 25-1 和图 25-2）。视频脑电图示：癫痫复杂部分性发作以及发作期间癫痫样放电。入院第 4 天，在全麻下行"左侧颞叶癫痫病灶切除术"。术后第 1 天，病人突发意识障碍，呼之不应，口吐白沫，四肢抽搐，予地西泮 10mg 静脉注射、丙戊酸钠稀释液微量泵持续泵入，发作持续时间 6～7 分钟，20 分钟后病人意识恢复，呼之能应，生命体征正常，伤口敷料干燥，皮下引流管引流出血性液体，保留尿管引流出淡黄色小便。术后第 4 天，病人神志清楚，自诉间断头痛，予曲马多肌肉注射后缓解，饮食正常，口服德巴金预防癫痫发作，能下床自己小便。

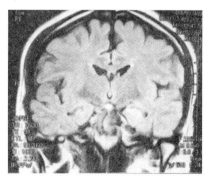

图 25-1　左侧海马硬化 1

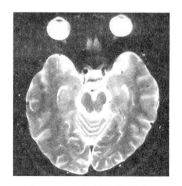

图 25-2　左侧海马硬化 2

难点 1　术后颅内高压的观察及护理

解析： 术后病人需要维持正常脑灌注压，保护脑组织，而颅内压增高可引起一系列生理紊乱，甚至脑疝，最终导致病人死亡。因此观察病人有无颅内压增高，及时识别及处理颅内高压可以改善病人预后，挽救病人生命。

对策：

1. 严密观察病人的意识、瞳孔、生命体征的变化及肢体活动情况。

2. 抬高床头 15°~30°，以利于颅内静脉回流，减轻脑水肿。

3. 准确记录病人电解质出入量，维持出入平衡，避免发生电解质紊乱。

4. 合理运用药物治疗，药物包括渗透性利尿药（如甘露醇、甘油果糖等），必要时联合运用呋塞米。

5. 评估病人有无头痛、呕吐等症状，提供安静舒适的环境，警惕颅内高压的发生。

难点 2　术后伤口、引流管的观察及护理

解析： 术后颅内出血是严重的并发症之一，伤口敷料情况及头部引流管观察对于评估颅内出血、切口渗血、伤口愈合情况有重要的意义。

对策：

1. 观察伤口敷料情况及头部引流管颜色、量、性状。

2. 防止病人躁动，对于躁动的病人给予四肢约束带保护。

3. 引流袋妥善固定在床边，保持引流管通畅。

4. 病人翻身时夹闭引流管，防止血液倒流，预防逆行感染。

5. 记录引流量，当发现引流管无引流液引出时，要观察敷料渗血情况，及时通知医生并协助处理。

6. 必要时复查头部 CT，有手术指征者应积极进行手术治疗。

难点 3　术后癫痫的观察和护理

解析： 术后病人常常会出现癫痫发作，癫痫的预防与护理对于病人的预后意义重大。

对策：

1. 癫痫预防：术后一定要准时、准剂量给予抗癫痫药（如苯巴比妥、德巴金），防止术后早期癫痫的发作。

2. 病情观察：观察病人有无癫痫的先兆及表现，及时通知医生并处理。癫痫发作的前驱症状除明显的贫血、乏力，严重的恶心、呕吐，水、电解质、酸碱平衡紊乱外，病人常出现一系列神经精神症状，如头昏、头痛、记忆力减退、注意力难以集中、睡眠障碍等非特异性的全身症状，进一步可出现意识障碍、反应淡漠、言语减少。重症则出现谵妄，并可伴幻觉、木僵、昏迷。最典型的体征是扑翼样震颤，即手腕部有弹性的扇动。

3. 癫痫抢救与护理：同术前。

难点 4　出院指导

解析： 癫痫病人术后需要长时期的药物治疗，医护人员应重视病人的出院指导，确保病人定期随访复查。

对策：

1. 术后 1~2 年还需遵医嘱继续服用抗癫痫药，病人不能自行随意停药或减药。

2. 停用或减药需医生指导，一般在癫痫发作消除和脑电图好转的情况下实施。

3. 长期服药病人应定期测定血药浓度，以便及时调整抗癫痫药物剂量，预防药物中毒。

4. 活动与安全：应避免重体力劳动或用脑过度，避免高空作业和驾驶车辆。外出活动时要避免刺激，保持情绪稳定，以免引起癫痫发作并受伤。癫痫发作较频繁的病人活动时最好有家人陪伴，家属有处理癫痫发作的能力，并随身携带抗癫痫药，以保障安全。

5. 复查：由于抗癫痫药会加重肝脏负担，易损伤肝细胞功能，须 3~6 个月复查肝功能，必要时辅以保肝药物。

【知识拓展】

颅内电极置入术方法及术后注意事项

近几年，置入式长程颅内电极监测技术成为癫痫外科的一项重要的"金标准"技术，在全球范围内得到普遍应用。颅内电极置入的方法是对病人怀疑区域的脑皮质进行开颅手术，行颅内电极埋藏（图 25-3）。手术后关闭切口，病人返回脑电监测室进行 1~2 周的长程视频脑电监测，在此期间对病人的发作脑电图进行分析，确定癫痫发作起源区的位置、时间与重要功能皮质区的位置关系后，再行第 2 次开颅手术取出颅内电极，并切除相应的发作起源区脑皮质。

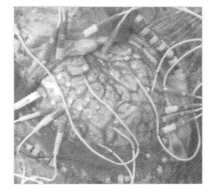

图 25-3　硬膜外血肿

颅内电极置入监测技术并发症的发生风险一般很低，危险性小，主要并发症是感染和出血。脑脊液漏是产生颅内感染的高危因素。为了有效防止术后脑脊液漏，护士应经常观察敷料，监测病人的温度，当出现颅内感染迹象时应及时报告医生，严防切口及颅内感染。术后颅内出血是电极植入后严重的并发症，特别是硬膜下出血，即使出血量少，也可能造成监测的误差。长期服用丙戊酸钠者应常规使用止血药 3 天以上，术后应注意观察病人神志、瞳孔变化，注意皮肤黏膜有无出血倾向。

（李红琼　付苏　段丽娟）

第二十六章　帕金森症的护理

【概述】

　　帕金森症（Parkinsonism，PD）是一种发生于黑质－纹状体通路的神经变性疾病。帕金森症起病隐匿、进展缓慢，其临床表现如下：

　　1. 静止性震颤：70％的病人以其为首发症状，从一侧上肢远端开始，病人静止时出现，运动时减轻或停止，入睡后震颤消失。手部的震颤会在行走时加剧。其典型的表现是 4～6Hz 的"搓丸样"震颤。

　　2. 运动迟缓：手指动作变慢，开始运动困难，主动运动消失。可表现为面具脸、小写征、口咽腭肌运动障碍等。

　　3. 肌强直：检查病人肢体、颈部及躯干时会发现有一种类似弯曲软铅管的感觉，有明显的阻力，又称为"铅管样强直"。

　　4. 姿势步态：病人主要表现为特征性屈曲姿势、凝滞现象、慌张步态等。

　　帕金森症的治疗首选药物治疗。随着用药时间的加长，药物疗效逐渐减退，药物的不良反应逐渐出现，严重影响病人的生活质量。外科治疗帕金森症已成为综合治疗的一种有效手段。脑深部电刺激术（deep brain stimulation，DBS），因其微创、安全、有效等特点，已成为外科手术治疗帕金森症的首选。DBS 主要是通过 MRI 立体定向的方法进行精确定位，在颅内特定的靶点植入刺激电极进行高频电刺激，以改变相应核团的兴奋性，从而改善帕金森症的各种症状。

　　合理的围手术期护理能够消除手术风险隐患，降低并发症发生的概率，加快病人的康复，提高病人的生存质量。

【护理难点及对策】

（一）术前护理难点及对策

难点1　病人安全的管理

　　解析：帕金森症病人多出现运动迟缓、慌张步态等现象，易发生意外跌倒、坠床、受伤等，应针对病人制订个性化防跌倒、坠床方案，进行针对性的健康教育，确保病人安全。

　　对策：

　　1. 入院后评估病人整体情况，分别从年龄，认知能力，走动能力，自理程度，住院前跌倒、坠床史，目前使用镇静、止痛、安眠、利尿、缓泻、降压、降糖等药物的情况，双眼视力，依从性，其他特殊情况等方面进行评估。

2. 嘱家属 24 小时留陪 1 人，避免病人单独外出散步、打饭、上厕所等。

3. 予床挡保护，嘱家属不要将床挡随意放下，将病人常用物品摆放在病人方便取放的位置。

4. 保持公共区域的清洁干燥，病房过道及走廊上避免出现水渍及油渍，走廊及公共卫生间应安装扶手，避免湿滑。夜间走廊及病房应将壁灯打开，避免因光线原因导致病人跌倒。

（二）术后护理难点及对策

临床病例

病人，女，69 岁，因"反复双上肢震颤、肢体僵硬 5$^+$ 年"入院。扶入病房，神志清楚，呼吸规则。查体：体温 36.5℃，脉搏 79 次/分，呼吸 18 次/分，血压 118/76mmHg，双上肢震颤，右手比左手严重，行动迟缓，肢体僵硬，下肢重于上肢，言语少，小碎步，易跌倒。入院第 3 天在全麻下行"双侧丘脑底核微电极植入术"，术后返回病房，病人呈嗜睡状，生命体征平稳。术后 2 小时，病人出现鼾声呼吸，血氧饱和度下降至 86%，予安置鼻咽通气道，适时吸痰，血氧饱和度上升至 95%。术后第 2 天出现尿潴留，予诱导排尿，病人自解小便。术后 2 周，病人转往康复医院继续治疗。术后 1 月，病人至医院门诊开机并调试 DBS 装置，肢体活动良好，静止性震颤减轻。

难点 1 帕金森症病人术后体位与活动

解析： 为了避免出血及 DBS 装置的损坏，对帕金森症病人术后体位及活动有一定的要求。

对策：

1. 术后 24 小时内取平卧位或健侧卧位，避免患侧卧位压迫胸部伤口。

2. 术后活动应循序渐进，避免突然增大运动量、剧烈运动、手臂突然上举超过头部，避免突然、剧烈地伸展或重复扭转颈部等。

难点 2 术后呼吸道的管理

解析： 帕金森症病人多为中老年人，或多或少存在一些呼吸道的问题，术后由于气管插管、意识不清、咳嗽反射减弱等原因，病人极易出现分泌物过多、呼吸道不畅、气道痉挛等情况，医务人员应及时处理病人气道问题。

对策：

1. 术后麻醉清醒前可取平卧位，予持续低流量吸氧 2～3L/min；持续心电监护监测病人生命体征、意识、瞳孔、呼吸状态及血氧饱和度等情况。

2. 对于术后意识不清的病人，床旁备负压吸引装置及吸痰盘，及时清除口腔及呼吸道分泌物，保持呼吸道通畅。

3. 病人出现血氧饱和度下降时，应及时查找原因并给予相应措施。舌根后坠时可使用口咽通气管或鼻咽通气道，气道痉挛或病人呼吸微弱时应及时通知医生予气管插管，同时予适时吸痰，保持呼吸道的通畅。

难点 3　术后并发症——颅内出血的观察及护理

解析：高血压、手术操作等均会导致颅内出血的发生，由于出血部位毗邻颅内重要功能区，少量出血就会导致意识障碍、肢体功能障碍。因此，术后并发症——颅内出血的观察也是护理的重点。

对策：

1. 术后予持续心电监测，每 30 分钟观察 1 次病人的生命体征、意识及瞳孔的变化。一旦发现颅内出血的征象应及时通知医生进行处理。

2. 对于高血压病人，术后应将血压控制在收缩压 150mmHg 以内，避免尿潴留、情绪烦躁等引起血压升高的因素，遵医嘱使用降血压药物并观察其效果。

3. 术后协助病人进行功能锻炼时，应避免头部大幅度的运动，防止因颅内血管牵拉引起的颅内出血。

难点 4　术后并发症——尿潴留的观察及护理

解析：由于帕金森症病人以中老年人居多，术后拔除尿管后可能因为伤口疼痛、前列腺增生、不适应床上解便等原因发生尿潴留，因此拔除尿管后应及时观察病人排便情况，避免尿潴留及充盈性尿失禁的发生。

对策：

1. 拔除尿管前夹闭尿管锻炼膀胱功能。

2. 在病人自诉有尿意时拔除尿管，拔除尿管后督促病人及早解小便。

3. 病人解便后及时观察小便量，如小便量较少，应评估病人膀胱充盈情况。

4. 如果病人发生尿潴留，可采用听流水声、热敷法、热滚动按摩法、红外线或周林频谱治疗仪照射排尿法、热气熏蒸外阴法等诱导病人排便。

难点 5　DBS 病人的出院指导

解析：安置 DBS 后，病人在日常生活中应多加注意，避免意外的发生。

对策：

1. 术后 1 月内避免大幅度的肢体活动，如弯曲、扭转身体等，避免电极脱落或移位。不宜过早从事重体力活动，应逐步恢复正常生活。

2. 因 DBS 装置在术后 2 周到 1 个月才开机，因此术后早期应继续服用帕金森症药物进行治疗。术后 6 周内，每 2 周调整参数 1 次，以后每年随诊 1～3 次，进行程控检测。

3. 当 DBS 装置在工作状态时病人可能会出现感觉异常、异动、头晕等反应，并可能影响语言功能。

4. 随时携带"植入卡"，避免到有探测器的场所及机场安全检查系统。进行其他诊疗时应告诉医务人员颅内有神经刺激器，禁止做 MRI、超声检查，严禁做各种过电治疗。

5. 根据病人情况不同，DBS 装置使用年限存在差异，在电池耗尽时将停止工作，需及时更换刺激发生器。

【知识拓展】

帕金森症的分型及分级

目前临床上常根据帕金森症临床表现将其分为3型：

混合型：同时有肢体震颤和肌肉强直的表现，即震颤－强直型或强直－震颤型，占大多数。

震颤型：主要有肢体震颤，而肌肉强直很轻或不明显。

强直型：仅有肌肉僵硬表现。

目前临床上常用的分级方法是采用 Hoehn－Yahr 分级量表进行分级，具体见表26－1。

表 26－1 帕金森症 Hoehn－Yahr 分级量表

分级	症状
1 级	单侧肢体疾病
1.5 级	单侧肢体合并躯干（轴）症状
2 级	双侧肢体症状但无平衡障碍
2.5 级	轻度双侧肢体症状，能从后拉测试中恢复
3 级	轻至中度双侧肢体症状，不能从后拉测试中恢复，姿势不稳，转弯变慢，许多功能受到限制，但能自理
4 级	重度病残，不需要帮助仍能站立和行走
5 级	坐轮椅或卧床，完全依赖别人帮助

（成洋 段丽娟 樊朝凤）

第二十七章　扭转痉挛的护理

【概述】

扭转痉挛（torsion dystonia，TD）又称扭转性肌张力障碍、变形性肌张力障碍，是一组以躯干和（或）四肢发作性、扭转性肌张力增高为表现的锥体外疾病。其特征为不自主的肌肉收缩引起肢体或躯干的扭转、反复的运动或姿势异常，症状可出现在儿童早期至老年期的任何年龄，始发年龄有 9 岁（早发型）和 45 岁（迟发型）两个高峰。该病会影响病人日常生活、学习及生长发育，重时致残甚至威胁生命。病理改变主要为基底节、丘脑、大脑皮质神经元变性和尾状核、壳核神经变性。外科治疗方法主要是 DBS，刺激靶点包括丘脑底核（STN）和苍白球内侧核（GPi）。

扭转痉挛的治疗主要包括药物对症治疗、肉毒素局部注射和神经外科手术。

1. 肉毒素局部注射：可以减轻局灶性肌张力障碍，但对全身性肌张力障碍疗效不佳。

2. 药物对症治疗：常用的药物有抗胆碱能药（如苯海索）、巴氯酚、苯二氮䓬类、丁苯那嗪等。

3. 药物治疗无效者可行神经外科手术，主要包括立体定向脑深部核团毁损术和 DBS。

4. 症状性扭转痉挛除上述治疗外，尚需进行病因治疗。

扭转痉挛是一种慢性、进行性发展的严重疾病，病人常表现为不自主运动及生活不能自理。尽管手术是治疗扭转痉挛很好的一种方法，但是围手术期护理是影响预后的关键，如果护理不到位，病人可出现颅内血肿、感染、伤口愈合困难等并发症，生活质量将得不到提高。

【护理难点及对策】

（一）术前护理难点及对策

难点 1　病人的安全护理

解析： 由于病人表现为颈部、四肢、躯干甚至是全身的剧烈、不自主的扭转，严重的病人可因不自主运动而不能从事正常的活动，病人发生意外伤害的风险增高。医护人员提供安全护理可以在一定程度上保障病人的安全。

对策：

1. 病人入院时对其进行跌倒风险评估，对于跌倒高危病人应加强健康教育，并在床头贴警示标志，协助病人生活护理。家属应时刻陪伴病人，如要离开应告知主管护士。

2. 保持病房环境光线充足、整洁、地面干净。呼叫器、床旁用物置于病人可以拿到的地方。加强病人及家属的环境介绍及安全防护措施宣教。

3. 病人如经常发生颈部、躯干、四肢扭曲痉挛，出现肌肉持续收缩，呈现一种怪异的僵硬姿态、体位，尽量不要人为地用力去牵拉，不可使用约束带强制捆绑，这样容易发生脱臼，而应先把肌肉放松或遵医嘱给予镇静剂使肌肉放松。

4. 协助病人生活护理。

（二）术后护理难点及对策

临床案例

病人，男，42岁，因"腰腹部不自主抽搐、痉挛3年，加重伴四肢、头颈部抽搐1年"入院，来时神志清楚，言语表达欠清晰流畅，双侧上肢、双肩、颈部、面部不自主抽搐、痉挛，尤以左侧肢体为重。双下肢偶有抽搐，颈部及躯干向右侧扭转加重，生活不能自理，自诉轻微胸闷。曾服用苯海索、氟哌啶醇、巴氯酚等药物，治疗效果欠佳。术前头颅MRI及其他辅助检查无明显异常。入院后第3天在全麻下行"脑深部电刺激术"，术后给予止血、脱水降颅压减轻脑水肿、抗感染、改善脑代谢等对症治疗，术后病人伤口愈合良好。术后第2天病人体温38.5℃，遵医嘱予以物理降温，肌肉注射柴胡2mL、复方氨林巴比妥注射液2mL。半小时后复测体温为37.9℃。术后1周病人生命体征平稳，症状基本消失，但诉腰腹部仍有紧张感，未见明显肌肉抽搐和扭转。术后1月开启刺激器进行程控，随访超过36月，改善率维持在98%，病人症状控制满意，生活达到自理，生活质量明显得到提高（图27-1和图27-2）。

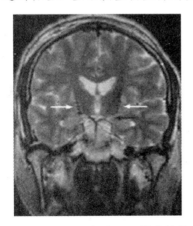

图27-1　DBS术后MRI检查结果

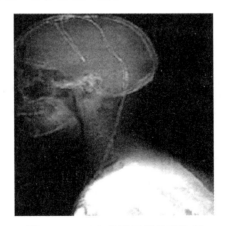

图27-2　DBS术后X线检查结果

难点1　术后病情观察及护理

解析： DBS治疗尽管不破坏神经核团本身，但手术时间长、创面较大，故病人存在术后继发出血的危险。病人术后的神志改变、伤口渗血渗液等情况可以直观地提示病情变化，因此病情、伤口观察有着为治疗提供预见性指导的作用。

对策：

1. 严密观察病人的神志、瞳孔、血压、体温、血氧饱和度等生命体征变化。

2. 观察病人的肌力、肢体活动情况，有无抽搐发生。

3. 注意观察伤口敷料有无渗血、渗液，是否固定妥当。

4. 保持病室清洁、温湿度适宜，保持皮肤清洁干燥。

5. 避免局部皮肤因抓挠而破溃、感染。

难点 2　术后体位与活动

解析： 术后病人脑组织水肿期常伴有颅内压增高，适当的体位有助于脑组织灌注量维持在正常水平。术后剧烈的活动可能导致电极移位或折断，有效地指导病人活动可以促进病人早日康复，提高日常生活能力。

对策：

1. 全麻清醒前，可取平卧位，全麻清醒后，抬高床头 15°～30°，术后 3 日内绝对卧床休息。

2. 病情稳定后，早期进行康复护理干预，包括肢体功能锻炼、语言康复锻炼等，尽可能提高病人的日常生活活动能力，提高生活质量。

3. 评估病人术后肌张力情况，根据肌张力情况循序渐进地进行肢体功能锻炼及下床活动，防止受伤等意外事件发生。

4. 病人活动时避免过度牵拉胸部。

难点 3　术后并发症的预防及护理

解析： 并发症的发生会影响病人术后的预后情况，严重者可导致病人死亡。因此应做好并发症的预防和护理。

对策：

1. 继发性颅内血肿：应避免各种诱发再出血的诱因，如咳嗽、打喷嚏、便秘等，密切观察生命体征及意识状态、瞳孔、肢体活动的情况。发现异常情况及时通知医生处理，遵医嘱配合医生进行用药治疗，积极做好术前准备。

2. 体温升高：密切监测体温，积极做好口腔护理和皮肤护理。向病人及家属解释体温升高的原因，消除其顾虑，取得配合，监测和控制好体温，预防感染，保持室内空气流通，刺激病人食欲，予清淡、易消化饮食，行物理降温者做好皮肤护理。

3. 伤口愈合困难：严密观察伤口有无渗血、渗液及排异反应等，发现异常及时通知医生处理。

难点 4　DBS 出院指导

解析： 扭转痉挛手术治疗只能改善病人的部分症状，并不能治愈疾病。病人出院后需要长期的复诊，医生根据病人实际情况调节刺激器参数，使之达到理想的治疗效果，出院指导对病人日常生活质量提高有很大的意义。

对策：

1. 告知病人术后1月复诊时开启脉冲发生器。

2. 术后6周内，每2周调整参数1次，以后每年随诊1～3次，进行程控检测。

3. 出院后日常生活中远离磁铁物品，通过安检门时，可能会引起报警，病人要携带识别卡，以获得帮助。胸部不要紧贴家中的冰箱门、音箱等。

4. DBS术后病人不能进行透热治疗，如果行MRI检查、超声检查、乳房X线检查、电凝、心电除颤等应与医生提前沟通。

5. 脉冲发生器的电池一般可使用5～10年，一旦电池耗竭，需要及时更换脉冲发生器。

6. 告知病人及家属避免剧烈运动，以减少皮下组织与刺激器摩擦，预防感染。

【知识拓展】

神经干细胞移植对扭转痉挛的治疗及展望

神经干细胞（neural stem cells, NSCs）指一类具有自我复制更新能力、高度增殖和多种分化潜能的细胞。随着分子生物学和分子遗传学的研究进展，利用NSCs进行细胞替代治疗和基因治疗，为难以用药物和手术治疗的神经系统遗传性和获得性疾病带来了希望。NSCs移植后可通过补充受损的神经细胞、延缓或抑制进展的神经系统损伤、更换已死亡或受损的神经细胞、修复受损的神经网络、分泌大量的神经营养因子，改善机体的神经功能。这使NSCs移植治疗扭转痉挛成为可能。DBS是治疗扭转痉挛的一种有效方法，但是费用昂贵、并发症多，很难在临床广泛展开。而立体定向手术弥补了这些缺点。随着研究的深入，立体定向毁损手术结合NSCs移植治疗该病可能会成为更为科学的方法。

（李红琼　付苏　段丽娟）

第二十八章　痉挛性斜颈的护理

【概述】

痉挛性斜颈（spasmodic torticollis，ST）指原发性颈部肌肉不自主收缩引起的以头部扭转和转动为表现的症候群，常伴有局部疼痛或压痛，以成人肌张力障碍局限性发作最为常见，又称特发性颈肌张力障碍。痉挛性斜颈的发病率约为 9/10 万，发病率与性别、年龄有关，女性通常多于男性，发病高峰年龄为 50～60 岁，70％～90％的病人在40～70岁发病。

痉挛性斜颈临床表现具有多样化的特点，主要与病人颈部受累肌肉范围相关，早晨轻、中午重，活动或情绪波动时加剧。根据病人的临床表现，该病可分为旋转型、后仰型、前屈型及侧挛型四种型别。

痉挛性斜颈治疗方法包括药物治疗及手术治疗，其中外科手术治疗是目前公认最有效的方法。手术治疗包括痉挛肌肉选择性切除术、神经切断术、三联术、立体定向脑运动核毁损术、副神经微血管减压术、颈髓背侧电刺激法、改良 Foerster－Dandy 手术、脉冲电刺激苍白球法等。目前通常采用选择性神经切断术及副神经微血管减压术。

痉挛性斜颈属于神经功能性疾病，病人的病情容易发生变化，为了有效改善临床手术治疗效果，预防病人术后再出血、颅内低压、感染、视力减退、面部麻木、面瘫等并发症，开展针对性护理是保障手术成功的前提。做好预见性护理才能保证病人安全，促进早日康复。

【护理难点及对策】

（一）术前护理难点及对策

难点 1　术前心理评估及干预

解析： 痉挛性斜颈除了给病人带来较严重的生理疼痛，还十分影响病人的外形美观度，病人容易产生焦虑、抑郁等消极情绪。因此术前及时准确地评估病人情绪，帮助病人改善心态，让病人以积极的心态配合手术及护理是十分关键的。

对策：

1. 护理人员应全面了解病人的病情和心理状态，耐心细致地向病人说明手术的方法和效果，同时讲解术后可能出现的不良反应及应对策略，消除其对手术的恐惧和不信任感。

2. 可介绍该种手术的成功范例，增强病人的治愈信心，让病人以更加积极的心态配合治疗。

3. 争取家属的积极配合，增强他们对手术的信心，从而振作精神，多给予病人理解和鼓励，让病人能感受到家的温暖，缓解病人的焦虑情绪。

（二）术后护理难点及对策

临床病例

病人，男，65 岁，因"头不自主偏斜半年"入院。查体：神志清楚，言语表达清晰流畅，注意力集中或情绪稍有激动时，头向右扭，头震颤严重（图28－1）。双下肢活动正常。曾服用盐酸苯海索、氟哌啶醇、巴氯芬，治疗效果不明显。入院第5天，在全麻下行"选择性副神经根切断术、副神经微血管减压术、颅底成形术"。病人术后第1天神志清楚，生命体征正常，伤口敷料有少量渗血，予更换伤口敷料，并加压包扎伤口。皮下引流管引流出淡红色液体，保留尿管引流出淡黄色小便。自诉颈部不自主向右侧倾斜，但较术前有所减轻。术后第4天，病人神志清楚，精神较好，拔出头部引流管，无脑脊液漏，伤口加压包扎。

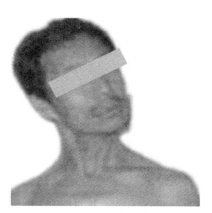

图 28－1 痉挛性斜颈

难点1 术后病情观察及护理

解析：观察病人有无病情变化，及时识别及处理可以减少并发症发生，改善病人预后。

对策：

1. 严密观察病人的神志、瞳孔、生命体征的变化及肢体活动情况，特别是呼吸情况。

3. 准确记录病人电解质出入量，维持出入平衡，避免发生电解质紊乱。

4. 评估病人有无头痛、呕吐等症状，及时给予相应处理，缓解病人的不适。

5. 与术前对比观察并记录四肢活动能力，包括病人抬臂及抬腿能力、手部动作、活动姿势、面部表情及语言表达能力等。

难点2 术后伤口、引流观察及护理

解析：密切观察伤口敷料及头部引流情况对于预防和及时处理颅内感染、再出血、颅内高压等有重要意义。

对策：

1. 观察伤口有无渗血、渗液，有无切口脑脊液漏，病人主诉切口疼痛时应检查局部有无红、肿、热、痛等炎症反应，及时处理。

2. 对于术后安置引流管的病人，将引流管妥善固定，避免引流管扭曲、折叠，保证引流通畅，严防引流管脱出或引流液逆流。

3. 观察引流液的量、颜色及性状，并详细记录，每日在无菌操作下更换引流袋。

4. 当引流液颜色清亮或引流液过多时应适当抬高引流管高度，监测颅内压，警惕颅内低压综合征发生，及时通知医生处理。

5. 拔管指征：术后引流液一般为红色或暗红色液体，如引流液颜色逐渐变淡，引流量逐渐减少，一般术后 3 天即可拔出引流管，伤口予加压包扎。

难点 3　术后体位与活动

解析： 痉挛性斜颈术后颈部肌肉的恢复需要一段时间，术后病人的体位与活动直接关系到手术的效果，护理人员应做好病人体位与活动的指导。

对策：

1. 全麻清醒前可取平卧位，全麻清醒后抬高床头 15°～30°，保持头颈部置于正中位，在头两侧垫沙袋或软枕，以固定头位，必要时可用颈托固定。

2. 与术前对比观察并记录四肢活动能力，包括病人抬臂及抬腿能力、手部动作、活动姿势、面部表情及语言表达能力等。

3. 病情稳定后早期进行头颈姿势的锻炼。

难点 4　术后并发症的预防及护理

解析： 术后并发症直接关系到病人的预后，严重时可以导致病人死亡，因此应做好并发症的预防和护理工作。

对策：

1. 颅内出血：密切观察生命体征、意识状态、瞳孔及肢体活动情况，严密观察引流管及引流液的颜色、量及性状，每日做好引流液观察记录。避免各种诱发再出血的因素，如咳嗽、便秘等。发现异常情况及时通知医生处理。

2. 颅内低压综合征：监测颅内压，引流液的颜色、性状及量。指导病人取平卧位或头低位，当引流液颜色清亮或引流液过多时应适当抬高引流管高度，当颅内压值低于正常值时及时通知医生处理，注意与颅内压增高相鉴别。

3. 感染：观察病人伤口情况及体温变化，体温过高时遵医嘱予药物治疗或物理降温。观察切口有无脑脊液漏，检查伤口局部有无红、肿、热、痛等炎症反应，及时处理。

4. 缄默综合征：观察病人意识改变情况，加强病人基础护理，指导病人进食，拒食者给予鼻饲。对于术后出现一过性失语、偏瘫的病人，应加强心理护理及肢体功能锻炼。

5. 视力减退、复视：监测病人视力、视野情况，遵医嘱积极进行药物治疗并做好环境管理，注意减少障碍物，预防病人跌倒、碰伤发生。

6. 面部麻木、面瘫：观察病人眼睑闭合情况和自行进食情况。病人出现眼睑闭合不全时，可采用凡士林纱布覆盖，如有眼睑暴露可以遵医嘱应用抗生素滴眼液保护角膜。遵医嘱予神经营养药物治疗，尽早使病人神经功能恢复。评估病人有无呛咳，若病人出现咀嚼无力，应给予软食。保持口腔清洁，及时清除口腔内食物残渣。

难点5 康复训练指导

解析：术后病人颈部矫正还有一个修复的过程，针对每一位病人的具体情况制订个体化的康复和训练计划并认真实施，能让病人缓解紧张等不良情绪，重拾治疗信心，以良好的心态配合治疗和护理工作，从而有利于提高手术疗效，让病人顺利回归家庭、回归社会。

对策：

1. 病人病情稳定后鼓励病人早期进行头颈姿势的锻炼。

2. 锻炼方式分为主动和被动两种。主动功能锻炼：指导病人立于镜前，依靠自己头颈部肌肉的力量尽量将头置于正中位及左右旋转，前后屈伸活动，持续时间越长越好，每日3～5次。被动功能锻炼：此方式针对不能自行纠正头部姿势的病人，需要一人协助进行。先选择一张带靠背的椅子，病人背部挺直靠在椅背上，双腿略外展，双手放于大腿上，端坐稳妥，然后协助者站于病人的身后，双手轻轻置于病人双侧颞部，将其头尽可能地向健侧移动或置于正中位，保持这种姿势直至病人不能耐受为止，每日3～5次。

3. 手术后1年内都是"黄金恢复期"。鼓励病人手术后进行功能训练，要克服懒惰心理，不能等待"自然恢复"。

4. 建立出院后档案和随访制度，登记通信方式和联系人，利用多种方法与病人保持沟通，了解病人康复的进度，指导康复训练。

【知识拓展】

射频热凝术联合A型肉毒毒素注射治疗痉挛性斜颈

采用射频热凝术联合较小剂量A型肉毒毒素（botulinum botox A，BTX－A）注射治疗痉挛性斜颈病人，效果良好，不良反应少。射频热凝术作为一种微创神经毁损疗法，其利用可控温度作用于神经节、神经干和神经根等部位，使其蛋白质凝固变性，从而阻断神经冲动的传导，理论上可达到与手术相同的效果。但神经射频要求定位精准，稍有偏离疗效即有欠缺，因而单用射频治疗有时难以达到十分理想的效果。A型肉毒毒素属于肉毒梭菌的一种外毒素，是一种高分子蛋白质，具有神经毒素的特性，作用于周围胆碱能神经末梢，神经肌肉接头，抑制突触前膜释放乙酰胆碱，从而引起肌肉松弛性麻痹，近来已越来越多地被用于痉挛性斜颈及其他疾病的治疗。一般首次用量为200～300U。联合治疗效果明显。

（李红琼 付苏 段丽娟）

第二十九章　舞蹈症的护理

【概述】

　　舞蹈症是一种神经系统的退行性病变，主要表现为肢体和头部迅速的、不规则的、无节律的、不受主观意识控制的舞蹈样动作或挤眉弄眼、噘嘴、伸舌等面部怪异动作。舞蹈症的运动形式可以是局部或部分肢体运动，也可以是偏身或全身运动。症状在精神紧张或激动时加剧，安静休息时减轻，入睡后消失。根据病因不同，舞蹈症可分为以下几类。

　　1. 血管性疾病引起的舞蹈症：脑卒中后最常见的不自主运动类型，临床少见，发病率仅为 1%，好发于有广泛动脉粥样硬化基础的老年人。

　　2. 非酮症性高血糖引起的舞蹈症：与基因影响或糖尿病体系控制不完善有关。

　　3. 亨廷顿病：一种显性遗传病，由基因突变或第四对染色体内 CAG 三核苷酸重复序列过度扩张导致。

　　经内科治疗无效及 18 岁以上的舞蹈症病人可采用外科治疗。舞蹈症的外科治疗首选 DBS，主要是通过 MRI 立体定向的方法进行精确定位，在颅内特定的靶点植入刺激电极进行高频电刺激，以改变相应核团的兴奋性，从而改善舞蹈症的各种症状及运动障碍。

　　合理的围手术期护理能够消除手术隐患，降低并发症发生的概率，加快病人的康复，提高病人的生存质量。

【护理难点及对策】

（一）术前护理难点及对策

难点 1　病人的安全管理

　　解析：部分舞蹈症病人由于不自主的肢体运动，会出现步态不稳、容易跌倒的情况。因此，在日常护理工作中，要做好各项防范措施，避免跌倒、坠床意外事故的发生。

　　对策：

　　1. 入院后评估病人整体情况，分别从年龄，认知能力，走动能力，自理程度（排泄），住院前跌倒、坠床史，目前使用药物的情况，双眼视力，依从性等方面进行评估。

　　2. 通过举办公休会，发放宣传资料、宣传画报等形式宣传跌倒、坠床的危害性及跌倒、坠床相关健康知识，引起家属的重视。

　　3. 家属 24 小时留陪 1 人，避免病人单独外出散步、打饭、上厕所等。

4. 予床挡保护，嘱家属不要将床挡随意放下，将病人常用物品摆放在病人方便取放的位置。

5. 保持公共区域的清洁干燥，病房过道及走廊上避免出现水渍及油渍，走廊及公共卫生间应安装扶手，避免湿滑。夜间应将走廊及病房壁灯打开，避免因光线原因导致病人跌倒。

难点 2 病人的心理护理

解析： 患病时间长、自身行为怪异、周围人诧异的眼光及担心手术预后和手术费用等问题，都会影响舞蹈症病人治疗效果。医务人员应及时识别病人心理问题，给予相应干预措施。

对策：

1. 全面评估病人心理状况，识别病人心理问题，给予针对性的护理措施。

2. 病人办理住院手续后，向病人及家属介绍病房环境、相关制度、责任护士等情况，减轻病人对新环境的陌生感，降低其焦虑紧张情绪。护士应和蔼可亲，操作认真仔细，以建立良好的护患关系。

3. 向病人及家属解释手术的必要性、手术方式、注意事项，降低病人的焦虑、抑郁及恐惧情绪，树立战胜疾病的信心。

4. 与病人建立相互信任的关系，鼓励病人表达自身感受，指导病人放松训练。

5. 利用举办公休会，发放宣传资料、宣传画报等形式向病人同病房的病友及家属宣传舞蹈症的相关知识，减少其他人群对病人的歧视。

难点 3 合并糖尿病的护理

解析： 高血糖会使舞蹈症症状进一步加重，同时不利于术后的康复。因此，手术前应将病人的血糖控制在正常范围内。

对策：

1. 遵医嘱使用胰岛素皮下注射或静脉泵入胰岛素降血糖，并定时测量指尖血糖，观察用药效果。

2. 给予均衡饮食，合理搭配食物中的蛋白质、热量、糖类及膳食纤维等，每日定时、定量进食。

3. 适量体育锻炼，选择较开阔的地带，家属陪同，避免发生意外。

（二）术后护理难点及对策

临床病例

病人，女，52 岁，因"左侧肢体不自主运动 10^+ 年"入院。入院查体，神志清楚，呼吸规则，血压 150/92mmHg，随机血糖 20.0mmol/L，症状为意识清楚的情况下突然出现左侧肢体不自主地快速、大幅度、不规则运动，反复旋转屈伸运动，肢体远端重于近端，上肢重于上肢，伴口角及眼角的不自主抽动。病人精神紧张时症状加剧，安静休息时减轻，入睡后症状消失。入院后第 3 天在全麻下行"深部电极植入术"，术后恢复良好，血糖控制在正常范围内，于术后第 4 天出院，出院后继续服药治疗。术后 1 月，病人至医院门诊开机并调试 DBS 装置，肢体活动良好，舞蹈样动作明显减少。

难点 1　术后病情观察及护理

解析：术后病情观察是术后护理的重点内容之一。

对策：对于术后全麻未清醒者可取平卧位，注意防止呕吐物、呼吸道分泌物误吸，待病人清醒后抬高床头，促进静脉回流，并予以健侧卧位；持续低流量吸氧，保持呼吸道通畅；持续心电监护，动态监测病人的生命体征情况及意识、瞳孔状况，警惕脑出血的发生，如出现病人意识加深、瞳孔散大，应及时通知医生进行处理，必要时由医生陪同行急诊 CT 检查；观察伤口敷料情况，如有渗血、渗液应及时通知医生进行处理。

难点 2　术后并发症——颅内出血的观察及护理

解析：高血压、手术操作等均会导致颅内出血的发生，由于出血部位毗邻颅内重要功能区，少量出血就会导致意识障碍、肢体功能障碍。因此，术后并发症的预防及护理是术后护理的重点。

对策：

1. 术后予持续心电监测，每 30 分钟观察 1 次病人的生命体征、意识及瞳孔的变化，一旦发现颅内出血的征象应及时通知医生进行处理。

2. 高血压病人术后应将血压控制在收缩压 140mmHg 以内，避免尿潴留、情绪烦躁等引起血压升高的因素，遵医嘱使用降血压药物并观察其效果。

3. 术后协助病人进行功能锻炼时，应避免头部大幅度运动，防止因颅内血管牵拉引起的颅内出血。

难点 3　术后康复训练

解析：早期的康复训练有利于病人自理能力的提升。

对策：研究证明，对于神经系统疾病，越早进行康复训练，肢体功能恢复得越快、越好。医务人员应取得病人及家属的配合，共同制订针对性的康复训练计划，包括平衡运动、重心转移训练等，时间由短到长，力量由小到大，次数由少到多，活动幅度由小到大，由大关节到小关节，运动与休息交替，循序渐进。逐渐练习抬头、坐立，协助坐在床边，进行两腿下垂、站立、走路等基本生活自理活动，促进肢体协调性的恢复。

【知识拓展】

小舞蹈症

小舞蹈症，又称 Sydenham 舞蹈病，是一种多见于儿童的疾病，常为急性风湿病的一种表现。其多见于 5～15 岁儿童，女性多于男性，在成年人中多见于孕妇或服用避孕药的妇女。其主要表现为舞蹈样动作、肌张力降低、肌无力等，是一种极快的、不规则的、跳动式的、无意义的不自主运动。

小舞蹈症为自限性疾病，一般 3～10 周后可自行恢复，部分病人可在不定间歇期后复发，预后良好。

（成洋　段丽娟　樊朝凤）

第三十章　抽动秽语综合征的护理

【概述】

抽动秽语综合征（Gilles de la Tourette syndrome，GTS）是一种锥体外系神经递质异常导致的运动障碍性疾病。其发病率为 0.05%～3%，近年来有明显升高的趋势。

抽动秽语综合征多于 2～15 岁起病，男性多于女性。临床表现主要分为动作性抽动、发声性抽动、行为紊乱几个方面。

1. 动作性抽动：是本病早期的主要临床表现，首发于面部，表现为眼、面部肌肉迅速、反复、不规则的抽动，后可发展到颈部、上肢、躯干、下肢等部位。发展到后期，病人可出现全身短暂的、暴发性的、不自主的运动，部分病人会出现伤人或自伤等行为。

2. 发声性抽动：本病的主要临床表现，病人可以是单纯性的发声性抽动，也可以发出怪异的声音，表现为喉部干咳样声响。当发声性抽动表现为咒骂状时即为秽语症。

3. 行为紊乱：发病率为 30%～60%。轻者表现为躁动不安、过分敏感、易激惹，重者表现为强迫症状。

抽动秽语综合征的治疗主要以药物治疗为主，但仍有 20% 的病人药物治疗不理想，需要通过外科手术进行治疗。抽动秽语综合征的外科治疗可采用立体定向下核团毁损术及 DBS 两种，根据病人自身情况进行选择。

合理的围手术期护理能够消除手术隐患，降低并发症发生的概率，加快病人的康复，提高病人的生存质量。

【护理难点及对策】

（一）术前护理难点及对策

难点 1　病人的心理护理

解析：抽动秽语综合征病人由于自身行为的怪异、周围人群的歧视、不自主的伤人或自伤行为、久治不愈等会出现焦虑、抑郁等负面情绪，严重影响病人的治疗及康复。医务人员应针对病人及家属心理问题，制订合理心理干预措施，使其配合治疗及康复。

对策：

1. 评估病人及家属心理状况，了解其心理行为状态、家庭社会环境，制订针对性的心理护理措施。

2. 指导家属正确认识疾病，正确对待病人的各种症状，不可随意咒骂或殴打病人，避免疾病的进一步加重。

3. 建立良好护患关系，对病人进行心理安慰和正面引导，主动与病人进行交谈，态度和蔼可亲。根据不同年龄病人的特点，采取病人容易理解的方式向病人讲解疾病相关知识，让病人认识到自己的症状是由疾病引起的，让病人主动配合医生进行治疗。

4. 向病人及家属解释手术的必要性、手术方式、注意事项，缓解病人的焦虑、抑郁及恐惧情绪，树立战胜疾病的信心。

5. 利用公休会、发放宣传资料、宣传画报等方法向病人同病房病友及家属宣传抽动秽语综合征的相关知识，减少其他人群对病人的歧视。

难点 2　预防病人自伤及伤人的护理

解析：自伤及伤人是抽动秽语综合征发展到后期可出现的一种较常见的症状。医务人员要及早认识病人的症状，提前采取相应的预防措施，避免意外事故的发生。

对策：

1. 建立良好护患关系，提供人性化服务，避免激怒病人。

2. 加强对病人的宣教，通过沟通性咨询及健康教育，教会病人人际沟通的方法和表达愤怒情绪的适宜方式。

3. 对有自伤、伤人倾向的病人应重点监护，每班交接，嘱家属 24 小时留陪，避免病人单独行动。

4. 当劝解无效时，可使用约束带进行保护性约束，注意约束带的松紧度，定时松解约束带，观察约束处皮肤、温度及肢体活动有无异常。加强看管，避免病人因解脱约束带发生意外。

5. 此类病人因体力损耗较大，易发生水电解质紊乱，应保持充足的能量供应及水分摄入。

6. 注意医院环境管理及危险物品管理，如门窗有无损坏、防护栏有无松动，刀、剪、长绳、带子等应妥善保管。

（二）术后护理难点及对策

临床病例

病人，男，14 岁，因"不自主眨眼，面颊抽动 3⁺ 年"入院。步入病房，神志清醒，呼吸规则。病人 3⁺ 年前不慎摔倒时被同学踩到背部，当即感胸闷，1 月后出现异常叫声、秽语，1 日数十次，并有不时眨眼及面颊抽动等异常动作。入院第 3 天在全麻下行"立体定向下核团毁损术"，术后病人出现右侧肢体震颤，予丙戊酸钠治疗，术后第 5 天出院。2 月后回访，病人震颤消失，症状改善，抽动次数减少，幅度减小，发声抽动频率减少，声调降低，秽语消失。

难点 1　术后病情观察及护理

解析：术后病情观察是术后护理的重点内容之一。

对策：病人返回病房后可取平卧位，注意防止呕吐物误吸；持续低流量吸氧，保持呼吸道通畅；持续心电监护，动态监测病人的生命体征情况及意识、瞳孔状况，警惕脑出血的发生，如病人出现意识加深、瞳孔散大，应及时通知医生进行处理，必要时由医生陪同行急诊 CT 检查；观察伤口敷料情况，如有渗血渗液应及时通知医生进行处理。

难点 2 术后并发症——震颤的护理

解析：由于毁损术对神经的损伤，部分病人会出现肢体震颤，可为单侧肢体，也可以是全身。医务人员应采取有效措施，减轻病人的症状。

对策：

1. 心理护理。做好心理安慰，告知病人及家属此为术后常见并发症，药物治疗可以控制，帮助其消除恐惧、积极配合治疗。保持病房整洁，使病人得到良好的休息，以利于情绪的稳定。

2. 病情观察。观察震颤出现的时间、特点及频率，查找诱因。

3. 用药护理。遵医嘱使用药物，指导病人按时、按量服药并观察其效果及不良反应。

难点 3 出院指导及健康教育

解析：安置 DBS 后，病人在日常生活中应多加注意，避免意外的发生。采用核团毁损术的部分病人，出院后需要继续药物治疗。疾病症状会在术后 2 年内逐步消失，因此，在症状未消失期间，病人家属应做好家庭护理，促进疾病的早日康复。

对策：

1. 做好 DBS 出院指导。

2. 并发震颤的病人，出院后继续服用丙戊酸钠进行治疗，1 个月后门诊复查。

3. 养成良好的学习、生活习惯，作息应有规律，居住环境应保持安静，避免声光刺激。

4. 合理膳食，清淡饮食，避免辛辣、刺激性食物，禁食酒、咖啡、茶等易引起兴奋的食物。

5. 避免接触强刺激，如观看恐怖片、激烈比赛，避免重大突发事件的打击。

6. 鼓励病人参加各类有兴趣的活动，转移病人注意力，振奋精神，放松心态。

7. 给予心理支持，包容及理解病人，帮助病人排除紧张、焦虑情绪，增强病人的信心。

【知识拓展】

抽动秽语综合征病因学研究进展

抽动秽语综合征的现代病因学研究主要集中在分子生物学方面。研究发展如下：

1. 影像学研究：影像学研究认为抽动秽语综合征病人的端脑、髓质、基底神经节、小脑和中脑都有结构改变。

（1）端脑、髓质及基底神经节：内皮质抑制越强，抽动症状越容易被控制。

（2）小脑：抽动秽语综合征病人双侧小脑角灰质及小叶Ⅵ、ⅦB、ⅧA 体积下降，切缩小的体积会随着抽动症的严重而增加。

（3）中脑：当中脑血管周围间隙扩大，中脑特殊细胞核团神经元数目会呈现减少趋势，这会干扰中脑与周围运动环路的连接，因此出现抽动秽语综合征。

2. 遗传学：抽动秽语综合征的遗传学机制仍有大量领域处于空白，需要逐步填补。

来源：孔磊，刘玥，彭芸. 抽动秽语综合征的影像学研究新进展［J］. 山西医科大学学报，2017，48（4）：392－395.

（成洋　段丽娟　樊朝凤）

第三十一章　强迫症的护理

【概述】

强迫症（obsessive compulsive disorder，OCD）是一种慢性神经障碍性疾病，从心理学上看，其属于焦虑障碍，主要症状是内心不断地产生莫名的烦恼，或是为了消除内心的不适感而主动采取重复行为。

强迫症的主要临床表现为强迫思维和强迫行为。

1. 强迫思维：又称为强迫观念或强迫情绪。其表现形式多种多样，如反复怀疑门窗没有关紧，碰到污染物品可能会染病，给他人进行给药治疗时可能会出现错误等。

2. 强迫行为：指为了减轻强迫思维所产生的焦虑情绪而采取的行为，病人有时明知行为不合理，但不得不做。如怀疑门窗没有关紧，病人会反复检查门窗与确保安全；怀疑碰到污染物品可能会染病，病人会反复洗手以保持干净；给他人进行给药治疗时可能出错，病人会反复进行三查七对等。

3. 一些病程较长的病人由于经常重复进行某些动作，形成某种程序，即仪式性动作，如果顺序反了或中间被打断会重新从头按程序进行，为此耗费大量时间。

强迫症病人的额叶纹状体-丘脑系统和（或）眶额-丘脑系统处于过度兴奋状态。可开展双侧内囊前肢毁损术从而干扰额叶丘脑通路或破坏眶额皮质，让两项系统再次达到平衡，以治疗强迫症。

合理的围手术期护理能够消除手术隐患，降低并发症发生的概率，加快病人的康复，提高病人的生存质量。

【护理难点及对策】

（一）术前护理难点及对策

难点1　术前认知及行为的干预

解析： 手术治疗前，可采取认知行为治疗的方法，缓解病人的症状。

对策： 目前应用广泛的认知行为疗法有两种，即暴露疗法及行为预防。

1. 暴露疗法：也称为满灌疗法，其不需要进行任何放松训练，而是一下子给予病人最强烈的焦虑刺激（冲击）或一下子呈现大量的恐怖、焦虑刺激（满灌、泛滥），以迅速校正病人对恐怖、焦虑刺激的错误认识，并消除由这种刺激引发的习惯性恐怖、焦虑反应。

2. 行为预防：当病人在强迫症的影响下准备采取行动时，马上要求病人回答一个其他方面的问题，通过这样的方式转移其注意力。

难点 2　术前工娱疗法的护理

解析： 工娱疗法是用适当的劳动和文娱活动治疗疾病的一种方法，可以改善病人情绪、锻炼劳动能力、促进食欲和改善睡眠，对精神类疾病、慢性病有很大帮助。

对策： 医务人员根据病人病情选择手工劳动、文娱活动、体力劳动。将病人在活动期间出现的强迫症状记录下来，定期告知病人最近强迫症状出现的频率及频次。当有所进步时给予鼓励，将频率降下来。

难点 3　失眠的护理干预

解析： 失眠会使病人紧张、焦虑的情绪加剧，而紧张、焦虑会进一步加重病人的失眠症状，影响病人的治疗效果。因此，医护人员应采取有效措施改善病人的睡眠。

对策：

1. 向病人讲解改善睡眠的方法：如睡前半小时泡脚、喝热牛奶、听舒缓音乐等，长期坚持，就会建立入睡条件反射；建立良好生活习惯，白天适度的体育锻炼有助于晚上入睡。

2. 保持良好的睡眠习惯，如保持卧室安静，隔绝噪音，避免光线刺激，睡前避免饮用咖啡、茶、酒精等刺激性饮料。

3. 保持乐观、开朗心态，避免因个人得失、社会竞争导致心理失衡。

4. 遵医嘱使用助眠药物，并观察其疗效。

（二）术后护理难点及对策

临床病例

病人，女，28 岁，因"控制不住想不必要的事情伴失眠 8$^+$ 年"入院。病人入院时神志清楚，呼吸规则。查体：体温 36.7℃，脉搏 76 次/分，呼吸 18 次/分，血压 118/76mmHg。入院后第 3 天在全麻下行"立体定向双侧内囊前肢毁损术"。术后神志清楚，生命体征平稳，左上肢肢体活动障碍，强迫症状得到改善，于术后第 4 天转入康复医院继续治疗。

难点 1　术后病情观察及护理

解析： 术后病情观察是术后护理的重点之一。

对策： 对于麻醉未清醒者可取平卧位，注意防止呕吐物误吸导致窒息；持续低流量吸氧，保持呼吸道通畅；持续心电监护，动态监测病人的生命体征情况及意识、瞳孔状况；观察伤口敷料情况，如有渗血、渗液应及时通知医生进行处理。

难点 2　术后并发症——感染的预防及护理

解析： 双侧内囊前肢毁损术是一种微创手术，在严格无菌操作的情况下，发生感染的概率小，一旦发生感染，将给病人带来严重的后果。

对策：

1. 监测病人生命体征，术后 3 天体温应保持在 38℃以下。如病人体温在 38~39℃，可给予物理降温；如体温高于 39℃，可遵医嘱给予药物降温。

2. 嘱病人多饮水，清淡饮食，保证营养供应，避免营养失调及水电解质平衡紊乱。

3. 遵医嘱合理使用抗生素，并观察疗效及不良反应。

难点 3 术后并发症——肢体活动障碍的护理

解析：毁损灶周围组织由于水肿、损伤等原因，可能导致病人出现不同程度的运动障碍。轻者出现肢体活动不灵便，重者出现偏瘫，导致病人生活受到严重影响，因此应重视肢体障碍的护理。

对策：

1. 肢体完全瘫痪无自主活动的病人，给予按摩、肢体被动活动、改变体位等措施促进血液循环，防止静脉血栓及压力性损伤的发生。

2. 肌力 2 级的病人，进行主动运动加被动运动。

3. 肌力 3 级的病人，可练习坐位或立位。

4. 肌力 4 级及以上的病人，可下床锻炼。

难点 4 术后并发症——呃逆的护理

解析：由于毁损术对神经的损伤，部分病人会出现反复呃逆，加重病人的不舒适感。医务人员应采取有效措施，减轻病人的症状。

对策：

1. 饮食护理：对于反复呃逆的病人，饮食护理尤其重要，食物过冷、过热、过硬、过辣都会刺激病人呃逆，因此护理过程中应做好健康宣教，严禁烟酒、茶、咖啡等刺激性食物。饮食清淡，主食以流质或软食为佳，并注意饮食温度要适当，指导病人在呃逆间隙进食。

2. 用药护理：遵医嘱使用药物，指导病人按时、按量服药并观察其效果及不良反应。

3. 病情观察：观察病人呃逆发作的时间、特点及频率，查找诱因。

4. 心理护理：做好心理安慰，鼓励病人树立信心，消除恐惧，积极配合治疗。保持病房整洁，使病人得到良好的休息，以利于情绪的稳定。

【知识拓展】

双侧内囊前肢毁损术

强迫症的治疗方法包括精神心理治疗、药物治疗和外科治疗。据研究，药物治疗及精神心理治疗的有效率为 90%，无效的病人就需要采用外科治疗。目前国际上通用的外科治疗方法是双侧内囊前肢毁损术。双侧内囊前肢毁损术的具体方法如下：常规消毒，局麻下平行于 AC－PC 平面安装 Leksell－G 型立体定向头架。进行 MRI 薄层扫描定位，在 Surgi－plan 工作软件帮助下精确计算出靶点坐标及电极穿刺角度。再将病人转入手术室，常规消毒铺巾后安置设立立体定向手术弧架，于冠状缝后、矢状窦旁行颅骨钻孔。在 Leadpoint 引导下，精确置入损毁探针至目标靶点，通常靶点选择在前连合前 14mm、外 18mm 以及前后连合平面下 5mm。术中测试电阻正常，使用 ELEKTA 射频仪给予 14mm、75℃、60s 热射频毁损。再使用同法置入对侧探针进行热毁损。

（成洋　段丽娟　樊朝凤）

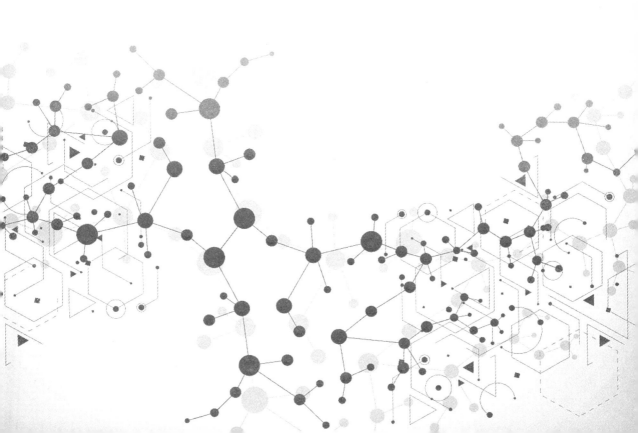

第八篇
先天性疾病的护理

第三十二章　狭颅症的护理

【概述】

狭颅症（craniostenosis）又称颅缝早闭，系因颅缝过早闭合引起头颅畸形、颅内压增高、大脑发育障碍和眼部症状等，多为先天性、常染色体隐性遗传疾病，多见于男孩，可能与胚胎发育时中胚叶某种发育缺陷有关，也可能与骨缝膜性组织中有异常的骨化中心有关。

正常新生儿的颅缝，仅额缝在出生时或稍晚闭合，其他颅缝在 1 岁后逐渐融合，12岁或以后颅缝才紧闭。如颅缝过早闭合，则颅骨在其他方向代偿性生长，导致头部畸形。因受累颅缝的不同，头颅畸形可表现出不同的类型。如所有颅缝均早闭，形成尖头畸形或塔状头。矢状缝过早闭合，形成舟状头或长头畸形。单侧冠状缝过早闭合，形成斜头畸形。双侧冠状缝过早闭合，形成短头或扁头畸形。同时由于颅缝早期骨化闭合，颅腔容积变小，不能适应脑组织生长发育的需要，从而出现颅内压增高。部分病人还因高颅内压及眼眶发育异常表现出眼球突出、视力下降等症状。

狭颅症的治疗以外科手术为主，目的在于扩大颅腔、缓解颅内高压。依据颅缝闭合情况行颅缝再造术或颅骨切除术。

【护理难点及对策】

（一）术前护理难点及对策

难点1　病人及家属心理状态的评估及干预

解析：大部分病人为婴幼儿，面对陌生人及陌生环境，患儿常表现出恐惧、哭闹。患儿的预后及哭闹，都可对患儿家属造成极大的心理压力。医护人员需高度重视这些问题，并因人采取不同的疏导措施，使病人及家属以最佳的心理状态接受手术。

对策：

1. 评估患儿心理状况，及时识别心理问题，特别关注情绪极度恐惧的患儿，多与患儿接触，消除患儿对医务人员的抵触情绪。

2. 向家属解释手术的必要性、手术方式、术后的注意事项，降低患儿家属的焦虑、抑郁及恐惧情绪，树立战胜疾病的信心。

难点2　术前护理评估及安全指导

解析：患儿由于颅缝早闭、颅腔变小以及眼眶发育异常，出现眼球突出、视力低下，甚至颅内压增高。准确的护理评估可为医生掌握手术时机和选择术式提供第一手临床资料。同时给予必要的、针对性的术前护理干预，可确保手术顺利安全地进行。

对策：

1. 观察并记录患儿的意识、瞳孔、生命体征，判断是否有颅内压增高的表现，警惕脑疝的发生。

2. 遵医嘱定时使用脱水药物，观察脱水效果，注意观察出入量、电解质和脱水效果。

3. 患儿下床活动时要有家属搀扶，卧床时应给予床挡保护，预防跌倒、坠床。

（二）术后护理难点及对策

临床病例

病人，男，3 岁，因"发现颅骨前后径异常 3$^+$ 年"入院，CT 检查示：头颅前后径长，左右狭窄，矢状缝基本闭合，提示长头畸形（图 32-1）。入院后在全麻下行"颅缝骨化症整形术"。术后第 1 天，患儿神志清楚，偶有哭闹，双瞳等大等圆，对光反射灵敏，皮下留置密闭式负压引流瓶引流出淡血性液体，留置尿管引流出淡黄色清亮小便。

难点 1　伤口及引流管的观察及护理

解析： 狭颅症患儿行颅缝再造术或颅骨切除术时，术中往往需要暴露整个颅盖骨，手术创面大，手术时间长，增加了感染的概率。因此，术后需严密观察伤口敷料及引流情况，以降低感染的发生风险及及早地发现是否有感染。

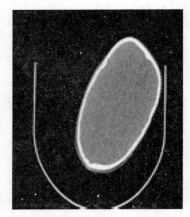

图 32-1　CT 检查结果

对策：

1. 适当约束患儿双上肢，避免抓挠伤口及引流管。

2. 观察伤口有无渗血渗液，如有渗出，要及时通知医生并更换敷料。

3. 观察绷带包扎的松紧度，不宜过紧，过紧易导致患儿皮肤破损。

4. 引流管早期高度应与头部一致。48 小时后若引流物呈血性、色深，引流管应低于头部。

5. 保持引流管通畅，勿折叠、扭曲、压迫管道。

6. 妥善固定引流管。引流管长度应适宜，确保患儿头部有适当活动空间。

难点 2　颅内高压的观察及护理

解析： 术后患儿颅内压增高，甚至可能发生脑疝，最终导致患儿死亡。颅内压增高是颅脑术后病人危险的并发症之一。密切观察患儿有无颅内压增高，及时识别并处理，可改善患儿预后，挽救病人生命。

对策：

1. 密切观察病人的瞳孔、意识、生命体征、是否有头痛及呕吐症状，评估头痛的程度及原因，患儿如哭闹频繁，且呈尖叫样哭闹，应警惕是否为颅内压增高引起的剧烈头痛。

2. 抬高床头至 $15°\sim30°$，以利于颅内静脉回流。

3. 慎用止痛药，遵医嘱合理使用脱水药物，观察用药后头痛缓解情况及小便量。

4. 病人呕吐时应观察呕吐物的性质、颜色及量，遵医嘱给予止吐药。病人呕吐时头偏向一侧，防止呕吐物堵塞呼吸道引起窒息，保持呼吸道通畅。

5. 必要时行头颅 CT 检查。

难点 3　癫痫的预防及护理

解析： 手术的创伤及狭颅症本身易导致病人发生癫痫，而癫痫的发作易致意外伤害，甚至危及病人生命。因此，术后预防癫痫的发生及注意癫痫发作的护理对病人的预后起着重要的作用。

对策：

1. 癫痫的预防措施。

（1）术后减少探视，保持病房安静，空气流通。护理操作尽量集中进行，给予床挡保护。

（2）遵医嘱合理使用预防癫痫药物，口服预防癫痫的药物，切勿漏服。

2. 癫痫发作时的护理措施。

（1）癫痫大发作时，将缠有纱布的压舌板垫在上下齿间，防止唇舌咬伤，取去枕平卧位，保持呼吸道通畅。

（2）加大吸氧流量，预防误吸，并及时排出呼吸道内的分泌物，以保持呼吸道通畅。

（3）静脉推注安定控制癫痫发作时，速度一定要慢，成人每分钟不超过 5mg，30 天～5 岁小儿每分钟不超过 0.1mg，5 岁以上儿童每分钟不超过 0.5mg。

（4）注意安全，设专人守护，双侧予以床挡保护。癫痫发作时避免用力按压病人肢体，以免引起骨折。

难点 4　出院指导

解析： 随着颅面外科技术的提高，病人的临床预后得到明显改善。但病人术后仍可能存在延迟的继发性后遗症，有时还需要再次手术，所以定期门诊复查及康复锻炼是必要的，必须贯穿于病人的整个生长发育期。

对策：

1. 病人病情平稳后，为了增强四肢肌力，可在家属搀扶下锻炼行走及进行上肢的功能训练。

2. 对于语言锻炼，可先教单音字、多音字的发音，以后逐渐将其连成句子，逐步达到能够正确进行语言交流的程度。

3. 智力锻炼可根据不同的智力程度进行。

4. 各种功能锻炼遵循循序渐进的原则，持之以恒。

5. 指导家属术后 3 月门诊随访。

【知识拓展】

颅缝早闭相关信号通路及遗传学研究进展

研究颅缝早闭的遗传机制对其诊断及防治具有重大意义。不同类型的颅缝早闭在突变基因、遗传规律及特点上存在着明显的差异。单纯性矢状缝早闭是单纯性颅缝早闭的一种，也是临床上常见的颅缝早闭类型，但在临床检测中却鲜有突变基因被发现。单纯性冠状缝早闭被认为是易检测到基因突变的单纯性颅缝早闭类型，有统计表明，双侧冠状缝早闭及单侧冠状缝早闭的基因突变率分别高达 33% 和 25%，目前已知与冠状缝早闭相关的突变基因包括 *FGFR*1 基因、*FGFR*2 基因、*FGFR*3 基因、*TWIST*1 基因、*IGF*1R 基因等。额缝早闭的发病受到多种因素的影响，除了基因突变，还可能与产时损伤、机械压迫、环境致畸因素等密切相关，而基因突变在额缝早闭的病例中较少被检出。相比单纯性颅缝早闭，综合征性颅缝早闭在遗传学上具有更为显著的遗传倾向，同时拥有更高的基因突变检出率。

随着对颅缝早闭遗传学研究的不断深入，不断有新的致病基因被发现，它们相互关联、相互作用，构成了一个非常复杂的颅缝闭合的分子调控网络，但仍有很多颅缝早闭的原因不是很清楚，尤其是综合征性狭颅症，其遗传背景更为复杂。

来源：许震宇，鲍南. 颅缝早闭相关信号通路及遗传学研究进展 [J]. 上海交通大学学报（医学版），2014，34（7）：1083－1086.

（崔文耀　刘闻捷　孙强）

第三十三章　颅裂及脑膜脑膨出的护理

【概述】

颅裂（cranial bifida）是先天性的颅骨缺损，表现为颅缝闭合不全而遗留一个缺口，分隐性和显性两类。隐性颅裂只有简单的颅骨缺失，面积很小，分布在从鼻根点至枕外隆凸的矢状线上，极少见。显性颅裂则尚有颅腔内容物自颅骨缺损处呈囊样膨出，又称囊性颅裂，较常见。颅裂好发于颅骨中线区域，按部位分为前颅裂和后颅裂。前颅裂包括额、额颜面和颅底脑膨出，后颅裂包括枕外隆凸上或下脑膨出。该病病因目前尚不清楚，可能与胚胎时期神经管发育不良有关。

隐性颅裂多无明显症状和体征。少数病例到一定年龄后可能有相应的局部及神经、脑的受损表现。囊性颅裂的临床表现为：

1. 局部症状。可见头颅某处有囊性包块膨出，大小各异，表面皮肤正常或退行性变，局部可多毛。膨出囊的基底可宽或呈蒂状，包块表面软组织厚薄相差悬殊。薄者可透明，甚至破溃，引起脑脊液漏，反复感染。厚者软组织丰满，触之软而有弹性。

2. 神经系统症状。轻者无明显症状，重者可出现智力低下、不同程度瘫痪、腱反射亢进，不恒定的病理反射。另外，视发生部位可出现该处脑神经受累表现。

3. 邻近器官的受压表现。膨出发生的部位不同，可有头形的不同改变。

单纯颅裂一般不需要外科治疗。合并膨出者一般需手术治疗，手术目的是切除膨出囊，还纳膨出的脑组织等内容物，修复不同层次的裂孔，条件许可时应在1岁前手术。

【护理难点及对策】

（一）术前护理难点及对策

难点1　术前护理评估及安全指导

解析： 由于是先天性疾病，病人大多是婴幼儿，可能并发其他疾病，如肺部感染、营养不良等。准确的护理评估为手术时机的掌握和术式的选择提供第一手临床资料；同时给予必要的、针对性的术前护理干预，可确保手术顺利安全。

对策：

1. 密切观察病人的意识、瞳孔、生命体征变化，判断是否有瘫痪、腱反射亢进等神经系统症状。

2. 了解病人的进食情况，如对于婴幼儿应指导其母亲进行母乳喂养，合理添加辅食，判断有无营养不良等情况。

3.伴脑积水病人应观察有无颅内压增高的表现。

难点2　膨出包块的皮肤护理

解析：部分病人囊性膨出包块大、张力高、表面皮肤薄、极易破溃，个别病人入院时已经破溃。维护膨出包块表面皮肤的完整性及做好已经破溃的膨出包块的皮肤护理，可以预防颅内感染的发生。

1.入院时评估包块的大小、表面张力、包块表面皮肤的完整性并准确记录。

2.保持病床的整洁，床上切忌放坚硬的物品，以防止物品触碰到膨出包块，导致破溃。

3.如膨出包块表面已有破溃，应对破溃处皮肤进行清创，表面覆盖无菌湿纱布或油纱。

（二）术后护理难点及对策

临床病例

病人，女，5天，因"后枕部巨大包块5天"入院，包块大小约10cm×10cm×7cm，表面有破溃（图33-1）。全麻下行"枕部脑膜脑膨出切除术"，术后第1天，病人神志清楚，呼吸规则，进食母乳，创腔引流接密闭式脑室引流瓶引流出淡血性引流液，留置尿管引流出淡黄色小便。

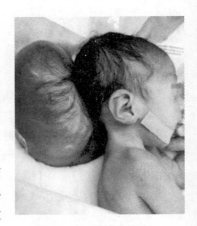

图33-1　脑膜脑膨出

难点1　伤口及引流管的观察及护理

解析：膨出包块切除后切口边缘不整齐，手术创面大，增加了感染的概率。因此，术后严密观察伤口敷料及引流情况，可以降低感染的发生概率，以及及早地发现是否有感染。

对策：

1.适当约束患儿双上肢，避免抓挠伤口及引流管。

2.观察伤口有无渗血、渗液，并注意判断伤口是否有脑脊液漏，如有脑脊液伤口漏，应通知医生给予缝合。如有渗血及时通知医生更换敷料。

3.引流管早期高度应与头部一致。48小时后若引流物呈血性、色深，引流瓶应低于头部。

4.保持引流管通畅，勿折叠、扭曲、压迫管道。

5.妥善固定引流管，确保引流管固定牢固。引流管长度应适宜，确保患儿头部有适当活动空间。

难点2　并发症的早期观察及处理

解析：病人术后可发生局部积液、脑积水、癫痫等并发症。因此，应掌握常见并发症的临床表现，及时处理。

对策：

1. 局部积液。若发生脑脊液吸收障碍，液体会积聚在修补部位，影响切口愈合。

（1）临床表现：手术部位隆起，压之软，有波动感。

（2）护理：协助医生间歇性抽液、加压包扎，必要时行皮下引流。

2. 脑积水。

（1）临床表现：病人头围增大、前囟饱满，CT 检查可见脑室进行性增大。

（2）处理：可行脑室腹腔分流。若脑脊液通路上发生感染，必须先行脑室外引流，待伤口愈合、感染治愈后，再行脑积水分流手术。

3. 癫痫。

（1）临床表现：肢体突然抽动或全身抽搐、意识丧失，可伴有病人的肢体运动功能、语言功能及精神障碍。

（2）预防措施：①术后减少探视，保持病房安静，空气流通；护理操作尽量集中进行，给予床挡保护。②遵医嘱合理使用预防癫痫药物，切勿漏服。

（3）癫痫发作时的护理措施：①癫痫大发作时，将缠有纱布的压舌板垫在上下齿间，防止唇舌咬伤，去枕平卧位，保持呼吸道通畅。②加大吸氧流量，预防口腔分泌物误吸，及时吸出呼吸道内的分泌物，保持呼吸道通畅。③静脉推注安定控制癫痫发作时，速度一定要慢，用药后注意观察病人的呼吸、血压变化，必要时可遵医嘱使用丙戊酸钠稀释液持续泵入或长期口服丙戊酸钠控制癫痫。④注意安全，设专人守护，双侧予以床挡保护，发作时避免用力按压病人肢体，以免引起骨折。

【知识拓展】

颅前部脑膨出的预后

颅前部脑膨出的预后无论是在生存率方面还是在智力发育方面都好于颅后部脑膨出。文献报道，前顶型脑膨出的死亡率是 7％～20％，前颅底型脑膨出在婴儿期修补的死亡率大约是 50％，顶部和枕部病变的死亡率是 25％～60％。正确选择手术适应证，手术的死亡率就低。在一组研究中，没有病例死亡，然而存活者中残疾率很高。59％的病人发育正常，18％轻度残疾，23％严重损害。对 12 例前顶型脑膨出病人的评价显示，3.3％有严重残疾，17％发育轻度延迟。另有研究报道，5％的前顶型脑膨出病人的精神有严重障碍，28％的病人严重受影响，67％的病人正常或有轻度损害。除严重病变合并小头畸形外，颅前部脑膨出的预后与缺损的大小、内部有无脑组织以及病人诊断时的年龄均无关。

除发育迟缓外，颅前部脑膨出手术的并发症主要是整容变形、视觉异常和嗅觉丧失。尽管矫正正面部畸形可改善面部外观，但许多孩子在青春期仍然面临精神问题，这可能因为很少有面部畸形矫正可以使病人恢复到正常容貌。

（崔文耀　刘闻捷　孙强）

第三十四章　脑积水的护理

【概述】

脑积水（hydrocephalus）是由于颅脑疾患使得脑脊液分泌过多或（和）循环、吸收障碍而致颅内脑脊液量增加，脑室系统扩大或（和）蛛网膜下腔扩大的一种病症。脑积水根据发病时间分为先天性脑积水和获得性脑积水，根据脑脊液循环通路分为交通性脑积水和非交通性（梗阻性）脑积水，根据颅内压增高与否分为高颅压性脑积水和正常压力脑积水。

脑积水的病因复杂，先天性脑积水病因包括：脉络丛分泌异常，先天性脑脊液吸收障碍，导水管闭锁和狭窄等；获得性脑积水病因包括：脑肿瘤、颅脑外伤、开颅术及脑膜炎后蛛网膜粘连等。

脑积水的类型不同，临床表现也会有所不同。先天性脑积水的临床表现为进行性头围增大，与周身发育不成比例，前额向前突出，眶顶受压向下，眼球下推，以致双眼下视和巩膜外露，呈日落状。早期或病情轻时，除上述表现伴生长发育迟缓，少有神经系统异常。晚期或病情重时，则出现生长发育严重障碍、智力差、视力减退、癫痫，甚至出现意识障碍而逐渐衰竭死亡。

正常压力脑积水是指病人脑室内脑脊液过量聚集，但是间断测压表明颅内压在正常范围。该类病人大部分无颅内疾患的病史。正常压力脑积水偶尔可以发生在颅脑损伤和脑膜炎的病人。该类病人的主要临床表现为"三联征"，即步态不稳、进行性痴呆和尿失禁。多数病人病程为数月或数年，呈进行性加重。

脑积水的治疗以外科手术治疗为主，包括祛除病因的手术、脑脊液循环通路重建术、脑脊液分流手术以及减少脑脊液分泌的手术等。

【护理难点及对策】

（一）术前护理难点及对策

难点 1　术前护理评估及健康教育

解析：获得性脑积水病人常合并其他全身性疾病，特别是颅脑手术后的病人常合并神经功能障碍，准确的护理评估及健康教育可为医生手术时机的选择提供依据，同时给予必要的、针对性的术前护理干预可确保手术顺利安全地进行。

对策：

1. 协助病人完善术前检查，对于长期卧床病人评估有无肺部感染，判断病人有无颅内高压及神经功能障碍。

2. 根据病人现状做相应健康教育。

（1）先天性脑积水病人往往步态不稳及存在视力障碍，应给予安全指导，防跌倒、坠床。对于长期卧床病人，定时协助翻身拍背，抬高床头，预防压力性损伤和坠积性肺炎的发生。

（2）对于脑积水病人的头部应给予适当的支持，以防颈部受伤。

（3）皮肤准备：术前 2 日，每日用洗发膏和氯己定清洁头部，减少术前皮肤定植细菌数量，预防手术部位感染。行脑室–腹腔分流术的病人，除行头部皮肤准备外，还要用氯己定清洁颈胸腹部的皮肤，特别注意脐部的消毒。

（二）术后护理难点及对策

临床病例

病人，女，2 岁 5 月，因"下肢无力 20 天"入院，CT 示：脑积水（图 34–1）。在全麻下行"V–P 分流术"，术后第 1 天，病人神志清楚，生命体征平稳，双瞳等大等圆，对光反射灵敏，胸腹部引流管通过处皮肤呈暗红色，进食流质无呕吐，留置尿管引流出淡黄色小便。

难点 1　感染的预防及感染后的护理

解析：感染是脑室–腹腔分流术后的常见并发症，婴幼儿感染率较高。感染会危及病人的生命，且代价高。有效的护理干预措施可以降低感染发生率。

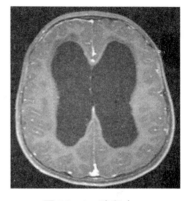

图 34－1　脑积水

对策：

1. 注意观察切口渗血情况，切口敷料浸湿时要及时更换敷料，遵医嘱合理使用抗生素预防感染，动态监测体温。

2. 观察颈部、胸腹部皮肤有无红肿及溃疡，有无腹部疼痛或不适。

3. 加强营养：给予高蛋白、高热量、高维生素、易消化的饮食，对于婴儿鼓励其母亲母乳喂养，对于清醒病人鼓励进食，对于昏迷病人术后早期给予留置胃管鼻饲，以增加机体抵抗力。

难点 2　引流管阻塞及过度引流的护理

解析：引流管阻塞引起引流不畅导致颅内高压，而过度引流导致颅内低压。两种情况都会给病人带来严重的后果。通过有效的护理措施可以预防引流管阻塞，通过护理评估及时识别是否有引流管引流不畅或过度引流，进而采取有效的手段进行干预，可以改善病人的预后。

对策：

1. 观察病人的意识、瞳孔、生命体征，关注病人有无头痛、呕吐，精神萎靡不振等。

2. 颅内低压和颅内高压都会引起病人头痛，应正确判断，采取不同的护理措施。

（1）颅内高压引起的头痛呈胀痛，夜间或清晨加重。给予抬高床头、合理使用脱水剂可缓解。

（2）颅内低压引起的头痛呈挤压性疼痛，可伴有头晕、乏力、虚弱，严重时精神萎靡不振。应给予平卧位或头低脚高位，多饮水，给予静脉补液治疗。

3. 避免引流管受压和过度扭曲，以免引流不畅。

4. 根据病人情况，调节引流管分流泵的压力。

5. 对于引流管有分流泵的病人，应告知病人及家属切勿反复按压，以免引流过度引起颅内低压。

难点 3　出院指导

解析：病人术后需要终生带管，带管期间可能出现感染、堵管、过度引流等并发症。因此，出院时指导病人及家属进行院外的自我护理及观察尤为重要。

对策：

1. 出院时教会病人或家属挤压引流管按压阀门的方法，即缓慢压下阀门后迅速放开，以保持引流管通畅。

2. 指导病人如出现头痛、呕吐等颅内压增高的表现，按压阀门促进脑脊液分流，如此处理后如果症状仍未缓解应及时来院就诊。

3. 如有持续高热、腹痛、头痛等，立即来院，警惕腹腔或颅内感染。

4. 注意饮食合理搭配，半年内不能做过重的体力劳动和运动。

5. 定期到医院复查，发现异常，及时就诊。

【知识拓展】

磁共振 3D-FIESTA 序列在脑积水中的诊断价值

对于脑室内膜性结构梗阻或微小占位性病变堵塞脑脊液循环通路致梗阻性脑积水，MRI 常规序列检查常难以鉴别。3D-FIESTA 作为一种新的快速成像梯度回波序列，是水成像的一种。该序列采用很短的 TR、TE 值，液体流动造成的失相位程度较轻，能增强 T2/T1 高比率组织（如流动的脑脊液、水和脂肪）的信号，与其他组织信号形成明显的对比。同时，3D-FIESTA 序列扫描可以降低扫描层厚，从而提高组织空间分辨率，并利用多平面重建进行图像任意平面重组，从而显示更为详尽的解剖学细节。

3D-FIESTA 序列扫描可以使神经、血管等组织与脑脊液形成鲜明对比，又不受脑脊液波动的影响，能够对脑脊液通路上的解剖结构进行精细分辨。

正是由于这种特点，3D-FIESTA 序列可以发现常规序列难以识别的脑室系统（即脑脊液循环通路）内的细微病变，提高梗阻性脑积水的诊断率，从而避免部分脑积水病人行分流手术后并发症的发生，具有可靠的临床价值。

来源：周小卫，谢国强，左毅，等. 磁共振 3D-FIESTA 序列在脑积水中的诊断价值 [J]. 中华神经外科疾病研究杂志，2016，15（1）：46-49.

（崔文耀　刘闻捷　孙强）

第三十五章　寰枕部畸形的护理

【概述】

寰枕部畸形也称枕骨大孔区畸形，主要是枕骨底部及第1、2颈椎发育异常，此病包括多种多样的畸形，除骨骼为主的发育异常外，病人还合并有神经系统和软组织发育异常，主要包括小脑扁桃体下疝畸形、扁平颅底、颅底陷入、寰枕融合、颈椎分节不全、寰枢椎脱位。其主要临床表现为：

1.颈神经根的刺激症状：一般可见头颈部偏斜、面部不对称、颈短、后发际低及脊柱侧凹，出现颈项疼痛、活动受限及强迫头位。部分病人可出现上肢麻木、疼痛、肌肉萎缩及腱反射减低等。在第Ⅸ～Ⅻ对颅神经受累时，表现为声音嘶哑、吞咽困难、进食发呛、舌肌萎缩等，严重者可以累及第Ⅴ、Ⅶ、Ⅷ对颅神经，出现面部感觉减退、眩晕、听力下降等症状。

2.颈部脑组织受累：颈髓、延髓及小脑受压迫、牵拉，多合并有小脑扁桃体下疝畸形，病人可出现四肢乏力或瘫痪、感觉障碍、呼吸和吞咽困难、尿潴留、眩晕、共济失调、眼球震颤、步态蹒跚等。晚期可出现颅内压增高，表现为头痛、恶心、呕吐、眼底水肿，甚至发生枕骨大孔疝、突然呼吸停止而死亡。

单纯的扁平颅底、颅底陷入、寰枕融合和颈椎分节不全如没有明显神经系统症状和体征，无需特殊治疗；如多种畸形同时存在，产生压迫症状则应行相应的手术治疗。小脑扁桃体下疝畸形以手术为主要治疗手段。

【护理难点及对策】

（一）术前护理难点及对策

难点1　术前护理评估及健康教育

解析：寰枕部畸形病人常伴有疼痛，肢体麻木、乏力，走路不稳等症状，针对性地进行术前健康教育，进行跌倒、坠床风险评估，重点对高危者进行详细的预防措施指导并张贴警示牌，对确保病人的安全有重要意义。

对策：

1.对于有疼痛及肢体活动、感觉障碍的病人，评估其疼痛的程度，必要时给予药物止痛。行跌倒、坠床、压力性损伤高危评估，对高危病人进行安全宣教。

2.根据病人现状做相应健康教育。

（1）对行走不稳者，预防跌倒：病房布局合理，物品摆放整齐；病房地面应干燥、清洁，防止病人滑倒及摔伤；予床挡保护，防止病人坠床；外出活动或检查要有专人陪伴。

（2）排便训练：保持大便通畅，便秘者可给予缓泻剂。

（3）试戴颈托：根据病人颈部的长短、粗细选择大小合适及舒适的颈托，并练习颈部制动。

（4）翻身练习：教会病人及家属轴线翻身的方法。

（5）呼吸道准备：嘱病人戒烟限酒，减少对呼吸道刺激，利于麻醉和手术。

（6）皮肤准备：术前2日，每日用洗发膏和氯己定清洁消毒头部，特别是颈后术区皮肤，减少术前皮肤定植细菌的数量，预防手术部位感染。

（7）牵引护理：对齿状突严重脱位，延髓受压明显，有呼吸困难、吞咽呛咳的病人，为防止脱位突然加重，危及病人生命，需行持续颅骨牵引，以减轻症状。对行颅骨牵引的病人，应做好牵引装置管理：每日检查牵引轴线位置，牵引力、反牵引力是否适当，每日检查牵引弓的松紧并及时调整。

（二）术后护理难点及对策

临床病例

病人，女，35岁，"因头晕伴颈肩部疼痛6⁺月，加重20天"入院。CT示：小脑扁桃体下疝畸形（图35-1）。在全麻下行"枕下减压术"，术后第1天，病人神志清楚，双侧瞳孔等大等圆，约2mm，对光反射灵敏，颈部制动，呼吸规则，肢体活动无障碍。

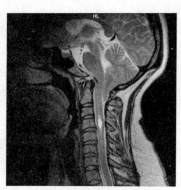

图 35-1 小脑扁桃体下疝畸形

难点1 呼吸功能的观察和护理

解析：术中由于颅后窝骨质的咬除，使小脑下坠而造成假性小脑膨出，导致脑神经激惹症状和小脑症状，从而影响后组颅神经功能，出现延髓麻痹、舌后坠，表现为吞咽困难、呼吸不畅，甚至呼吸衰竭。因此，应密切观察病人的呼吸情况，以便及时发现问题并处理。

对策：

1. 密切观察病人呼吸情况，注意有无呼吸困难，遵医嘱给予持续低流量吸氧。

2. 加强巡视，及时清除呼吸道分泌物，保持呼吸道通畅，必要时协助医生行气管插管或气管切开术，使用呼吸机辅助呼吸。

3. 呼吸困难时遵医嘱给予呼吸兴奋剂，禁止给予对呼吸中枢有抑制作用的药物。

难点 2　神经功能障碍肢体的观察和护理

解析：由于延髓、小脑受压迫、牵拉，病人可能出现肢体功能障碍，且在术后短时间内不会缓解。术后早期对功能障碍肢体进行护理干预可以改善病人预后，预防关节畸形、足下垂等。

对策：

1. 麻醉清醒后严密观察四肢感觉、运动、肌张力等，并与术前进行对比，以便及时发现并发症。

2. 运动障碍者，翻身后将肢体置于功能位，注意卧位姿势，不得压迫患肢。下肢瘫痪者防止关节畸形。足下垂者，应穿"丁"字鞋，保持双足功能位；感觉麻木或感觉消失者应当心烫伤。

3. 病情稳定后指导病人进行肢体功能锻炼，做到自主运动与被动运动相结合。

4. 对于长期卧床的病人应指导病人进行主动或被动的踝关节屈伸，以预防下肢深静脉血栓的形成，必要时给予弹力袜穿着。

5. 每 2 小时轴线翻身 1 次，避免压力性损伤的发生。

难点 3　体位与活动

解析：部分病人术后出现吞咽功能障碍及咳嗽反射迟钝，易导致误吸。颈椎稳定性较差，头部不能急剧变动或突然抬高。正确的体位及活动可以防止病人发生误吸，保持颈椎的稳定性。

对策：

1. 手术全麻清醒后当日，可采取侧卧位，头部不宜过高或过低，应保持头、颈、肩在同一纵轴位。术后 2 小时可翻身，每 2 小时翻身 1 次，注意保持头、颈、肩在一条直线。

2. 采用颈托保护固定，头颈部制动。头部活动时应保持轴位转动，同时注意观察病人下颌、耳廓部的受压情况，避免颈托压迫致皮肤受损。

3. 在给病人做治疗与护理时，严禁使颈部过伸后仰，应使头、颈、肩处于同一纵轴位，搬动时动作轻柔一致。

4. 术后第 1 天，协助病人在床上进行四肢功能锻炼，并鼓励下床活动。

难点 4　疼痛护理

解析：寰枕部畸形病人易出现颈神经根的刺激症状，导致颈部疼痛。及时评估疼痛的来源及程度，给予必要的干预，可以缓解病人的疼痛，改善病人的就医体验。

对策：

1. 评估病人疼痛的部位、性质、程度、发作及持续时间，观察生命体征的变化。

2. 提供安静舒适的环境，分散注意力。

3. 遵医嘱使用止痛药物，并评估效果。

难点 5　出院指导

解析：寰枕部畸形病人手术后神经功能的恢复需要较长时间，颈椎的稳定性也较差。因此，应指导病人进行康复锻炼，正确使用颈托，定期复查。

对策：

1. 观察伤口情况，术后短期内不宜洗头，防止感染，如有不适及时来院就诊。

2. 出院后继续颈托固定 3 个月，指导病人正确佩戴，并嘱其按时来院复查。CT 复查植骨融合好者可解除颈托。

3. 继续加强功能锻炼，适当休息，注意劳逸结合，保持情绪稳定。

【知识拓展】

多层螺旋 CT 三维成像对寰枕融合畸形的诊断价值

寰枕部及寰枢椎解剖结构复杂，传统的 X 线片影像重叠较多，局部解剖关系往往不能清晰显示，且病人通常不能很好地配合摆出合适的位置，尤其是张口位，因此想要仅仅通过 X 线片准确诊断十分困难。对于普通断层 CT 来说，因为是二维图像，空间立体感不强，对相邻结构特别是与扫面方向相平行的病变显示欠佳，诊断寰枕融合畸形以及显示周围解剖关系也非常困难。多层螺旋 CT 提高了 Z 轴空间分辨率，减少了部分容积效应，使获得的信息量大大增加，真正实现了容积扫描，实现了图像的各向同性。扫面数据传到工作站后，利用重建软件，可以重建与轴位图像基本相同质量的任意断面的二维及三维图像，从不同方向、不同角度观察病变，克服了以往检查方法的局限性，使寰枕融合畸形诊断变得比较容易，尤其是复杂畸形的诊断以及相邻结构的显示，可以在三维图像上更直观地观察，更加有利于临床治疗方法的制订。

来源：李立，谢晓红，曾小辉. 多层螺旋 CT 三维成像对寰枕融合畸形的诊断价值 [J]. 医药前沿，2012，7（20）：185-186.

（罗秀萍　陈茂君　崔文耀）

第三十六章　脊髓空洞症的护理

【概述】

脊髓空洞症（syringomyelia）是一种由多种原因引起的、累及脊髓的慢性进行性疾病，属先天性发育性脊髓异常。脊髓内形成管状空腔，在空腔的周围常有神经胶质增生，引起受累的脊髓节段神经损害症状：痛觉、温觉减退与消失而深感觉保存的分离性感觉障碍及有关肌群的下运动神经元瘫痪，兼有脊髓长束损害的运动障碍及神经营养障碍。

颈段脊髓空洞症最常伴小脑扁桃体下疝畸形，位居脊髓断面中心，也可呈偏心发展。脊髓空洞症临床症状的严重程度与病程有很大关系，早期常表现为分离性感觉障碍，即一侧或两侧上肢及躯干上部的痛觉、温觉障碍，而触及深感觉完整或相对正常；晚期可发展至行动困难。脊髓空洞症的发病年龄为 31~50 岁，男性多于女性。

脊髓空洞症一般缓慢起病，渐进性加重。病人常因疼痛、上肢和躯干麻木感、上肢尤其手部无力、肌肉萎缩或动作不灵活等原因就诊，其主要临床表现有感觉异常、神经营养障碍、运动障碍、单侧面部麻木和节段性向心性痛、温度觉障碍等。手术是治疗脊髓空洞症的首选方法。

【护理难点及对策】

（一）术前护理难点及对策

难点1　术前护理评估及健康教育

解析：由于脊髓空洞症病人起病隐匿，发病缓慢，病程长，确诊时常常已呈进行性加重趋势，且病人存在不同程度的感觉障碍，易发生外伤。因此，术前及时、准确的护理评估，必要的、针对性的术前健康教育，对确保手术的安全性有重要意义。

对策：

1. 对于有疼痛及肢体活动、感觉障碍的病人，评估其疼痛的程度，必要时给予药物止痛。行跌倒、坠床、压力性损伤高危评估，对高危病人进行安全宣教。

2. 根据病人现状做相应健康教育。

（1）对于跌倒、坠床高危病人，进行详细的预防措施指导并张贴警示牌，病房布局合理，物品摆放整齐。病房地面应干燥、清洁，防止病人滑倒及摔伤。予以床挡保护，防止病人坠床。外出活动或检查要有专人陪伴。

（2）呼吸功能训练：用力深吸气后再缓慢呼气，以增加潮气量，减少肺泡无效腔。

指导病人正确咳痰，即先深吸气，声门关闭，然后在腹肌群、胸肌群、膈肌骤然收缩后突然开放声门，将气冲出，达到咳痰目的。

（3）俯卧位训练：逐渐增加训练时间，循序渐进，以适应手术时的体位。

（4）皮肤准备：术前2日，每日用洗发膏和氯己定清洁消毒术区部位，减少术前皮肤定植细菌数量，预防手术部位感染。

（5）对于有感觉障碍者，加强安全防范知识宣教，禁止使用热水袋及冰袋，防止烫伤及冻伤。

（6）其他：指导病人床上练习大小便、漱口、轴线翻身等。

（二）术后护理难点及对策

临床病例

病人，女，28岁，"因左侧肢体麻木、感觉异常2+月"入院，入院诊断为脊髓空洞症、小脑扁桃体下疝畸形（图36-1）。在全麻下行"枕下减压术、脊髓空洞症分流术"，术后第1天，病人神志清楚，呼吸规则，双下肢活动可，伤口敷料干燥固定，皮下留置密闭式引流管引流出淡血性液体，留置尿管引流出淡黄色清亮小便。

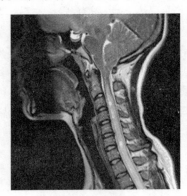

图36-1　脊髓空洞症

难点1　生命体征的观察

解析： 根据病人手术方式确定重点观察项目，尤其是后颅底减压术，因为生命中枢脑干位于后颅底，一旦受到挤压或损伤，易造成呼吸、循环功能障碍，以及中枢性高热。因此，术后病情观察不容忽视，发现异常后及时识别及处理，可改善病人预后、挽救病人生命。

对策：

1. 监测呼吸，注意病人呼吸频率、节律、深浅的变化，出现呼吸异常，应立即通知医生并协助处理。

2. 严密观察病人的意识、瞳孔、脉搏、血压及血氧饱和度的变化，注意有无头痛、呕吐及视力障碍，早期发现颅内出血等并发症。

3. 密切监测体温，发热时首先采取物理降温，给予温水或酒精擦浴，其次选用药物降温。

难点 2　压力性损伤的预防

解析：脊髓空洞症病人可能会有相应部分的神经损伤，导致上、下神经元障碍，病人可能出现肢体功能障碍，长期卧床，压力性损伤的发生率极高。及时采取有效的护理措施可以预防压力性损伤。

对策：

1. 对有肢体障碍的病人及时行压力性损伤高危因素评估。对高危病人采取积极有效的预防措施。

2. 做好晨晚间护理，保持床单元清洁干燥，定时轴线翻身，按摩受压部位。

3. 根据病人需要必要时缩短翻身间隔时间，侧卧位时注意保护耳下、髂嵴及内外踝，平卧位时注意保护枕下、骶尾部、足跟部位。

难点 3　肢体功能锻炼及康复护理

解析：脊髓空洞症病人伴有上肢周围性瘫或下肢中枢性瘫，术后早期加强康复训练，减轻肌肉无力及萎缩，促进血液循环，加快康复进程。

对策：

1. 鼓励病人主动运动，并协助被动运动，对双下肢麻木、无力的病人，行被动锻炼，每日至少运动 4 次，每次至少坚持 15 分钟。

2. 按摩病人颈肩部肌肉，活动上肢及手指关节，从近端关节开始，有利于萎缩肌肉的恢复，以后逐渐让病人主动进行上肢伸展和上举、下肢屈膝和下肢伸展练习，持之以恒。

3. 在进行活动时，注意各关节活动范围不宜过大，避免快速用力牵拉，以免造成关节韧带损伤。

4. 功能锻炼应循序渐进，量力而行，以不劳累为宜。

5. 如有大、小便失禁，应多指导病人行膀胱功能锻炼。

难点 4　出院指导

解析：脊髓空洞症病人术后神经功能恢复较慢，功能锻炼的时间较长，因此出院指导是一个不容忽视的环节。医护人员应重视对病人的出院指导，确保病人定期随访。

对策：

1. 出院后继续神经营养药物治疗，需佩戴颈托者继续佩戴颈托保护颈椎，避免颈椎旋转、低头、过屈、过伸运动。

2. 鼓励病人保持乐观的心态、愉快的情绪，生活有规律，树立信心和勇气，保持合理的期望值。

3. 注意自我保护，每天自我检查感觉障碍区皮肤有无异常，劳动或工作时可戴手套，避免直接接触过热、过冷或锐利物品，选择舒适的鞋子，避免长距离行走。

4. 合理搭配饮食，进食高蛋白、高维生素、富含钙与锌的食物，提供神经细胞和骨骼肌细胞重建所必需的物质，增强肌力。

5. 有发热、感染等症状，或术后症状加重时，及时就诊。

【知识拓展】

非交通性脊髓空洞症的发生发展与脑脊液循环障碍

非交通性脊髓空洞症是指由于枕骨大孔及以下部位蛛网膜下腔脑脊液循环障碍造成的局部脊髓中央管扩大，但扩大的中央管与第四脑室不相交通。空洞内壁为室管膜。空洞易破溃入脊髓，造成脊髓实质损伤。因而空洞本身常引起神经系统症状。

向局部蛛网膜下腔注入瓷土可形成实验性非交通性脊髓空洞症，造成枕骨大孔及以下部位蛛网膜下腔脑脊液循环障碍，可能导致非交通性脊髓空洞症。常见致病因素有Chiari I 畸形、椎管狭窄、栓系综合征、脊髓蛛网膜炎、颅底凹陷征、髓外压迫如髓外肿瘤、获得性小脑扁桃体下疝等。

研究表明，在局部蛛网膜下腔脑脊液循环障碍的前提下，动脉搏动波使脑脊液经与中央管相连的血管周围间隙及组织间隙进入中央管，使中央管局部扩大形成非交通性脊髓空洞症。

来源：许建强，栾文忠. 脊髓空洞症的分类及手术治疗［J］. 中国临床神经外科杂志，2012，17（9）：574-576.

（罗秀萍　陈茂君　崔文耀）

第三十七章 脊柱裂的护理

【概述】

脊柱裂（spine bifida）为脊椎轴线上的先天畸形，由胚胎发育过程中椎管闭合不全引起。临床上常分为隐性脊柱裂和囊性脊柱裂。隐形脊柱裂指仅有椎板缺失而无椎管内容膨出；囊性脊柱裂指椎管内容从骨缺损处膨出，根据膨出内容的不同又分为脊膜膨出和脊髓脊膜膨出等。

脊柱裂最常见的形式为棘突及椎板缺失，椎管向背侧开放，以骶尾部多见，颈段次之，其他部位较少。病变可涉及一个或多个椎骨，有的同时发生脊柱弯曲和足部畸形。脊柱裂常与脊髓和脊神经发育异常或其他畸形伴发，少数伴发颅裂。我国发病率北方高于南方，农村高于城市，秋冬季出生的婴儿高于春夏季出生的婴儿，女性高于男性。

囊性脊柱裂多见，90％以上发生在腰骶部，因伴发脊髓组织受累程度不同而在临床上出现不同症状。主要临床表现有：婴儿出生后在背部中线有一个囊性肿物，随年龄增长而增大。脊髓、神经受损，可表现为程度不等的下肢迟缓性瘫痪和膀胱、肛门括约肌功能障碍。其他并发症方面，可能有脑畸形、智力障碍等。

隐性脊柱裂无症状者无需治疗。囊性脊柱裂的治疗方式主要以切除囊肿、修补裂孔为主。

【护理难点及对策】

（一）术前护理难点及对策

难点1 心理状态的评估及干预

解析： 由于患儿年龄较小，家属又缺乏疾病相关知识，对手术效果的不确定性充满担忧。因此，医务人员应重视心理状态的评估，及时有效地对其进行心理干预，使其积极配合手术及护理。

对策：

1. 评估患儿家属的心理状况，及时识别心理问题，进行针对性干预。

2. 向家属解释手术的必要性、注意事项，说明手术是治疗此病的最佳方法，缓解其焦虑、抑郁及恐惧情绪。

3. 介绍手术医生、麻醉医生及以往成功的手术病例，发放健康教育手册，减轻家属的恐惧心理，使其积极配合手术治疗。

难点 2　术前护理评估及健康教育

解析： 由于脊柱裂病人的年龄偏小，绝大多数为婴幼儿，缺乏认知能力。术前准备需要家属的积极配合，特别是禁食禁饮时间，过早禁食，患儿会因饥饿而哭闹不安，过晚禁食会增加术中呕吐误吸的风险，引起相应的并发症。术前及时、准确的护理评估，必要的、针对性的术前健康教育，对确保手术的安全有重要意义。

对策：

1. 评估病人膨出部有无皮肤破溃，有无并发其他疾病。

2. 术前宣教。

（1）禁食禁饮：根据病人所定手术时间交代禁食禁饮时间，一般术前 6 小时禁食牛奶，术前 4 小时禁食母乳，术前 2 小时禁食碳水化合物。讲解禁食禁饮的重要性，取得病人及家属的配合。

（2）体位训练：入院后即开始训练俯卧位，以适应术后体位要求。

（3）皮肤准备：术前 2 日，每日用肥皂和氯己定清洁骶尾部皮肤，减少术前皮肤定植细菌数量，预防手术部位感染。皮肤皱褶处更应该注意清洗，特别是大小便后，保持骶尾部术区皮肤清洁干燥。骶尾部有包块者，注意勿损伤；已有破溃者清洁消毒后无菌湿纱布或油纱覆盖，保持创面干燥。

（二）术后护理难点及对策

临床病例

患儿，女，4 月，因"出生时发现腰骶部约 2cm×2cm 圆形囊状物，触之有波动感"入院。MRI 示：脊柱裂（图 37-1）。在全麻下行"腰骶部包块切除＋椎板切除减压＋带蒂肌筋膜瓣转移术"，术后第 1 天，精神可，母乳喂养，皮下留置密闭式负压引流管引流出淡血性液体，伤口敷料清洁干燥，留置尿管引流出淡黄色小便，臀部与尿布接触区域的皮肤发红、发肿，定时协助翻身。

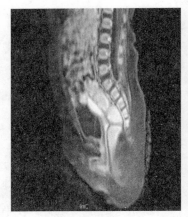

图 37-1　脊柱裂

难点 1　呼吸道的管理

解析： 由于小儿鼻腔、咽喉狭小，下呼吸道肌肉发育不完全，缺乏弹性组织，黏膜柔嫩但血供丰富，纤毛运动差，所以呼吸道不但易受感染，也易引起阻塞，加上全麻插管对患儿呼吸道黏膜的损伤，易致上呼吸道的水肿，导致患儿呼吸道梗阻的发生率较高。

对策：

1. 麻醉清醒前，可取平卧位，严密观察患儿呼吸频率、节律的变化。

2. 专人看护，清醒前禁食禁饮，防止窒息的发生。

3. 保持呼吸道通畅，注意观察病人的呼吸频率、幅度和氧饱和度。

4. 当有痰液堵塞时，应及时给予吸痰。吸痰时应选择合适的吸痰管，插入深度要适宜，动作要轻柔，每次吸痰时间应小于15秒，以免造成呼吸道黏膜损伤。

难点2 切口及引流管的观察和护理

解析：脊柱裂术后切口不规整，且大部分病人手术部位在腰骶部，极易被大小便污染，愈合困难。部分病人根据术中情况安置有引流管。保持伤口敷料的清洁干燥，保证引流管的通畅，密切观察引流液的颜色、性状、量等对预防手术部位感染有着重要的意义。

对策：

1. 保持敷料清洁干燥，向家属强调俯卧位的重要性，加强大小便管理，防止伤口敷料被浸湿或污染，若出现污染应及时更换。

2. 严密观察引流液的颜色、性状及量并记录，保持伤口敷料干燥，如伤口处出现渗液、渗血，应及时通知医生更换。

3. 当出现脑脊液漏时应加压包扎，密切观察有无继续渗出，渗出严重者应行二次手术修补硬膜。

4. 妥善固定引流管，防止非计划拔管。

难点3 肺部感染的预防与护理

解析：病人手术均在气管插管全麻下进行，由于侵袭性操作，可使呼吸道黏膜功能降低，且易损伤呼吸道黏膜而增加感染机会。大部分病人为婴幼儿，免疫系统发育不完善，抵抗力低，术后易发生肺部感染，应密切观察患儿体温的变化，发现异常及时处理。

对策：

1. 监测体温变化，定时协助翻身拍背，若出现高热，积极寻找原因，先采取物理降温，给予温水擦浴，促进体表毛细血管扩张，加快体内热量散发，并注意补充足够的营养成分及水分，有利于身体的康复。

2. 指导患儿有效的咳嗽、排痰方式，遵医嘱给予雾化吸入治疗。

3. 如有感染，遵医嘱合理使用抗生素。

难点4 加强皮肤护理

解析：婴幼儿病人皮肤角质层较薄，易擦伤导致皮肤细菌感染。由于患儿皮肤的屏障功能脆弱，且皮肤中含水量较多，pH值较高，利于病原菌的生长，大小便护理不当，易引起尿布疹。因此，应采取有效的护理措施保持皮肤的完整性。

对策：

1. 每1～2小时翻身1次，可采取俯卧位及侧卧位交替进行：俯卧位时，头偏向一侧，臀部可稍抬高；侧卧位时，臀部及背部各垫一小枕，使病人更舒适。

2. 翻身时动作应轻柔，避免拖、拉、拽等动作，保持床单位的干净整洁，对骨突出的部位每次翻身后给予按摩。

3. 在翻身时要注意轴线翻身，避免躯体过度扭曲。

4. 勤换尿布，每次更换时用清水清洗臀部，软布擦拭。如发生尿布疹，必要时给予鞣酸软膏涂抹。

难点5　出院指导

解析：病人术后应及早加强神经功能康复锻炼，以减轻肌肉萎缩、促进血液循环、加快康复进程。病人若居住在偏远地区，由于交通、通信不便及经济原因，出院后较难再次来院复查。对这些病人要加强出院指导，确保患儿定期随访。

对策：

1. 指导家属注意观察病人恢复情况，如有异常，及时就医。

2. 对于有肢体瘫痪及大小便失禁的病人，应指导家属进行肢体被动活动，防止肌肉萎缩；每日按摩膀胱区，促进括约肌功能的恢复。

3. 加强营养，合理安排饮食，对于婴幼儿病人鼓励其母亲母乳喂养。

4. 强调随访的重要性，指导病人定期随访。

【知识拓展】

如何预防新生儿脊柱裂

脊柱裂是世界上发病率非常高的先天性疾病之一，是一种导致婴儿死亡和高致残率的常见的、严重的出生缺陷，严重者可出现骶神经受损、下肢运动障碍、大小便失禁甚至瘫痪。研究表明，孕前及怀孕头一个月叶酸摄入量不足、孕早期高热、有癫痫病并服用丙戊酸钠、孕前或孕早期患糖尿病的妇女，其生育脊柱裂孩子的风险增加。

孕妇从前3个月开始，每日服用一片含0.4mg叶酸的增补剂，直到妊娠满1个月或更长时间，可以预防70%以上的脊柱裂病例。多食用叶酸含量丰富的食品，包括菠菜等绿色蔬菜、柑橘类水果、鸡蛋等；许多复合维生素片也含有叶酸。

准母亲可以通过某些检查来确定胎儿是否有脊柱裂。目前，超声检查是筛查和诊断胎儿脊柱裂的有效方法。在大多数情况下，怀孕20周或更早，可在超声图像上看到胎儿脊柱上的缺损，从而明确诊断。测定母亲血液内的甲种胎儿蛋白（AFP）对筛查胎儿脊柱裂有一定意义，但最终诊断仍需胎儿超声检查。

（罗秀萍　陈茂君　崔文耀）

第三十八章　脊髓栓系综合征的护理

【概述】

脊髓栓系综合征（tethered cord syndrome，TCS）多为神经轴先天性发育畸形，常并发于隐性或囊性脊柱裂，是由于各种先天和后天的病理因素牵拉脊髓或圆锥，使圆锥位置下降并产生一系列神经功能障碍和畸形的症候群，是一种进行性的神经异常的疾病，多为婴幼儿发病，成年后逐渐出现症状。

脊髓栓系综合征的临床表现较复杂，在不同的病因和诱因的作用下，脊髓圆锥受牵拉的时间和程度不同而出现不同的神经功能障碍。主要临床症状包括腰骶区疼痛、腰骶部皮肤隆突或凹陷、下肢的运动障碍、下肢的感觉障碍、大小便功能障碍等，常合并脊柱结构异常和足部畸形。

具有脊髓栓系神经症状者，应积极行手术治疗去除占位、松解脊髓栓系、降低脊髓张力，手术越早越好。

【护理难点及对策】

（一）术前护理难点及对策

难点 1　大小便功能障碍的护理

解析：脊髓栓系综合征病人因脊髓圆锥、马尾神经损伤，脊髓活动受限，易引起大小便失禁。大小便失禁护理不当易造成病人皮肤完整性受损，从而增加术后感染概率。

对策：

1. 评估病人大小便情况，观察有无便秘、尿失禁及尿潴留。行饮食指导，嘱其多食富含膳食纤维的水果蔬菜。对于小便失禁病人做膀胱容量、残余尿量及肾功能检查，若合并泌尿系统感染，遵医嘱给予抗生素治疗。

2. 加强皮肤护理，对有脊膜膨出的病人，加强皮肤保护，尽量穿宽松衣服。防止增加对皮肤的摩擦造成破溃。大小便后及时处理，便后清洗肛周，防止发生尿布疹。

（二）术后护理难点及对策

临床病例

病人，男，2岁，因"发现骶尾部包块，马蹄内翻足2年"入院。CT示：脊髓栓系综合征（图38-1）。在全麻下行"脊髓栓系松解术"，术后第1天，精神可，双下肢感觉减弱，皮下留置密闭式负压引流管引流出淡血性液体，伤口敷料清洁干燥，留置尿管引流出淡黄色小便。

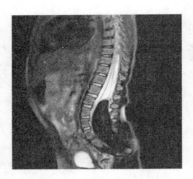

图 38-1 脊髓栓系综合征

难点 1　双下肢感觉及运动功能障碍的护理

解析： 大部分脊髓栓系综合征病人有双下肢感觉及运动功能障碍。术后应对肢体功能进行评估，并采取针对性护理措施。早期对功能障碍肢体进行护理干预可改善病人预后，预防关节畸形、足下垂等。

对策：

1. 评估病人双下肢感觉、运动功能障碍及畸形程度，行跌倒、坠床风险评估，张贴警示牌，双侧予床挡保护，向病人及家属行安全指导。

2. 有感觉障碍的病人禁止使用热水袋，防止烫伤。

3. 指导并协助病人行肢体功能训练。

难点 2　伤口及引流管的观察和护理

解析： 脊髓栓系综合征病人手术切口位置离肛门会阴较近，大小便后易发生手术部位感染。根据术中情况可能安置引流管，保证引流管的通畅，密切观察引流液的颜色、性状、量等对评估伤口渗血、渗液及伤口愈合情况，判断有无感染有重要意义。

对策：

1. 向病人及家属强调俯卧位的重要性，加强大小便管理，每次便后检查切口是否被污染。防止伤口敷料被浸湿或污染，若出现应及时更换，保持敷料清洁干燥。

2. 严密观察引流液的颜色、性状及量并记录。若引流液稀薄、色淡、量多，提示引流液中有脑脊液，应适当抬高，防止引流过度，并通知医生进行处理。

3. 预防低颅压发生，引流过度可引起低颅压，导致头痛、精神萎靡。低颅压时病人取头低脚高俯卧位，以维持一定的颅内压，缓解头痛。

难点 3　压力性损伤的预防及护理

解析： 病人常有肢体感觉及活动障碍，以及大小便失禁，这些因素会增加病人患压力性损伤的概率。因此，应加强病人皮肤护理，预防压力性损伤，保持皮肤的完整性。

对策：

1. 每 1~2 小时翻身 1 次，可俯卧位及侧卧位交替进行，俯卧位时，头偏向一侧，臀部可稍抬高；侧卧位时，臀部及背部各垫一小枕，避免骨隆突出受压。

2. 翻身时动作应轻柔，避免拖、拉、拽等动作，保持床单位的干净整洁，对骨突出的部位每次翻身后给予按摩。

3. 在翻身时要注意轴线翻身，避免躯体过度扭曲。

难点 4　膀胱及肢体功能的锻炼

解析： 术前脊髓圆锥受牵拉以及术中的神经牵拉，可能导致病人膀胱及肢体功能障碍。早期进行功能锻炼有助于疾病的恢复。术后肢体功能训练有助于病人的功能恢复。

对策：

1. 术后常规留置尿管，术后 7 天开始夹闭尿管，定时开放，训练病人排尿意识。

2. 对于尿管拔除后排尿困难的病人，可采取热毛巾湿敷并按摩膀胱区、听流水声等方法诱导病人排尿。

3. 指导病人养成定时定量饮水、定时排尿的习惯。

4. 观察病人情况，若有尿急、尿频、压力性尿失禁或尿潴留，为上神经元损伤反射性膀胱；若有滴流性尿失禁且残余尿量增多，为下运动神经元损伤自律性膀胱。

5. 术后 24 小时协助病人做抬腿训练。在病情稳定的情况下，协助并指导家属每日帮助病人按摩下肢，预防关节挛缩、肌肉萎缩、下肢深静脉血栓等并发症：由远端向近端进行，用手掌从肢体远端向近端旋转，并做膝关节屈伸运动、踝关节旋转运动和背伸运动、肢体上举运动。

难点 5　出院指导

解析： 脊髓栓系综合征病人术后短期内恢复神经功能较困难，需要长时间的功能锻炼，以减轻肌肉萎缩，促进血液循环，加快康复进程。因此，医护人员应重视对病人的出院指导，确保病人定期随访。

对策：

1. 出院前给予病人及家属心理辅导，增强其战胜疾病的信心，告知其定期复查的重要性。

2. 告知病人避免剧烈运动，适当锻炼，合理安排饮食。

3. 指导病人行障碍肢体的功能锻炼，防止肌肉萎缩及废用综合征。

【知识拓展】

软骨发育异常

软骨发育异常又称多发内生软骨瘤病（Ollier 病）。其特征为长骨的干骺端有圆形或柱状的软骨性肿块，伴骨干缩短及畸形，多见于指骨。虽其组织结构与内生软骨瘤相似，但一般认为本病不应属于肿瘤范围。本病病因不明，为先天性发育畸形，无遗传性及家族史，可能是胚胎期存留在骨骼内的成软骨细胞不能正常的成熟，以后骨增长，但它们留在干骺端，且保留了增生的能力，在适当的条件下，就发展成软骨性肿块或软骨柱。出生时一般无异常表现。该病在生长期起病，好发于生长活跃的长骨的干骺端，如膝关节上下、尺桡骨下端、肱骨上端，手部（特别是指骨）是常见的部位，在骨盆好发于髂嵴，肘关节较少见。由于骨骺生长不对称、肢体缩短，伴内翻或外翻畸形。桡骨长、弯曲，造成桡骨头脱位。手指软骨瘤可以生长得很大、很多，以致使手的功能完全丧失，除指骨外，其他部位的病理骨折少见。对本病的治疗主要是对症治疗，根据实际情况及造成的损害选择相应的治疗方案。对严重影响功能的肿块，可行手术切除。为解决下肢的不等长，可行肢体延长术或骨骺阻滞术，也可行截骨矫行术来纠正内外翻畸形。

（罗秀萍　陈茂君　崔文耀）

第三十九章　颅内蛛网膜囊肿的护理

【概述】

颅内蛛网膜囊肿是由颅内蛛网膜形成的囊性占位病变，内含脑脊液但与脑室和蛛网膜下腔不自由相通。它可分为先天性和后天性，通常无症状，可位于蛛网膜下腔的任何部位，好发于颅中窝。颅内蛛网膜囊肿占颅内占位病变的 $1\%\sim3\%$，多为先天性，儿童约占 70%，男∶女＝4∶1，男性中的左颞囊肿多于右颞，约为 2∶1。部位以外侧裂及颞前部多见（约占 47.1%），其次为枕大池（约占 17.6%）、大脑突面（约占 14.7%），其他部位有四叠体池、鞍区、脑室内、桥小脑角、大脑间裂等。

大多数颅内蛛网膜囊肿病人无症状，为偶然发现。如果蛛网膜囊肿进行性增大，压迫邻近的神经结构或影响脑脊液循环通路，病人就会出现症状，临床表现为颅内压增高引起的头痛、呕吐、癫痫发作、运动迟滞及局灶性神经功能缺失，小儿还可出现头颅增大、局部颅骨隆起、偏瘫、智能障碍、小脑共济失调、视力减退、双侧偏盲、感觉减退、听力下降等症状。

对于无症状的颅内蛛网膜囊肿病人建议保守治疗，门诊随访。偶然发现者，也可暂不手术。唯对于儿童，一般主张一旦发现即行手术切除，尤其是颞叶囊肿，以防阻碍脑的发育。

【护理难点及对策】

（一）术前护理难点及对策

难点1　安全护理

解析：颅内蛛网膜囊肿病人常伴有癫痫发作、视野改变、偏瘫、感觉障碍，做好病人的安全护理对确保其顺利接受手术有重要意义。

对策：

1. 对病人行生活自理能力、压力性损伤、跌倒及坠床危险因素评估，特别是有癫痫发作、视野改变、偏瘫、感觉障碍等表现的病人。

2. 对评估结果为高危的病人，应对其及家属行健康宣教，采取预防压力性损伤、跌倒、坠床等的护理措施。

3. 对有视野障碍、感觉障碍、运动障碍者，预防跌倒：

（1）病房布局合理，物品摆放整齐；

（2）病房地面应干燥、清洁，防止病人滑倒及摔伤；

（3）予床挡保护，防止病人坠床；

（4）外出活动或检查应有专人陪伴；

（5）避免半开房门，防止视野缺损病人撞到房门。

难点2 癫痫的观察及护理

解析：癫痫发作为颅内蛛网膜囊肿病人的首发症状，做好癫痫的预防及护理，对确保病人的安全有重要意义。

对策：

1. 癫痫的观察。

（1）密切观察病人有无癫痫发作的先兆：颞叶肿瘤病人常有嗅觉先兆，如病人突然闻到一种让其极不舒服的怪味或恶臭等；枕叶肿瘤病人视觉发作有时为癫痫发作的先兆。一旦病人有癫痫的先兆表现，应立即通知医生进行处理，预防癫痫的发生。

（2）对于额叶蛛网膜囊肿病人等无先兆的癫痫大发作，一旦癫痫发作，应立即通知医生并进行抢救，确保病人安全。

2. 癫痫发作的护理。

（1）密切观察病人，当抽搐发作时，应立即通知医生并派专人守护，预防口腔分泌物误吸，迅速解开病人衣扣，勿硬塞物体于上下齿之间，以防口腔受伤，勿强力按压强直肢体以防受伤，并予床挡保护，防止病人坠床。

（2）保持呼吸道通畅，如有呕吐物需及时清除；加大吸氧流量，遵医嘱静脉缓慢推注安定，注意观察病人的呼吸情况。

（3）肢体抽搐时要保护大关节，以防脱臼和骨折，切不可强行按压肢体。

（4）动作要轻柔，保持安静，避免声音、强光对病人的刺激。

（5）密切观察抽搐发作时情况，并详细记录全过程，特别注意意识、瞳孔的变化，以及抽搐部位和持续时间、间隔时间等。

（6）对于口服镇静药、抗癫痫药者，应指导、督促病人服药并告知其注意事项。

（7）术前必须常规口服抗癫痫药物，预防癫痫的发生。

（二）术后护理难点及对策

临床病例

病人，女，4岁，因"1⁺月前患儿因跌倒在当地医院行头颅CT检查发现蛛网膜囊肿"，头颅MRI（图39—1）示"左颞叶蛛网膜囊肿"入院。在全麻下行"经颅内镜蛛网膜穿通术＋开颅颅内减压术"，术后第1天，病人神志清楚，精神差，左瞳3mm，对光反射灵敏，右瞳3mm，对光反射灵敏，四肢活动自如。伤口敷料干燥无渗血，自解出淡黄色清亮小便。遵医嘱口服左乙拉西坦片0.25g，1天2次，暂未见癫痫发作。

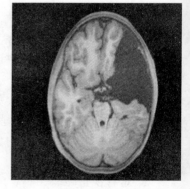

图39—1 左颞叶蛛网膜囊肿

难点 1　体位与活动

解析： 术后病人因脑组织水肿，常伴有颅内压增高，适当的体位有助于维持颅内压在正常范围，确保足够的脑灌注量，保证脑组织有足够的血液供应。长期卧床易增加压疮、肺部感染等的风险，应逐步指导病人进行康复锻炼。

对策：

1. 全麻清醒前，可取平卧位，注意避免切口受压。

2. 全麻清醒后手术当天，床头抬高 15°～30°。

3. 术后第 1～3 天，半卧位为主，适当增加床上运动。

4. 手术 3 天后，半卧位为主，可在搀扶下适当进行屋内活动。

难点 2　颅内低压的观察及护理

解析： 由于采取的手术方式不同，有些患者术后常有头痛、恶心、呕吐等颅内低压表现，要密切观察病人病情变化，提供针对性的护理。

对策：

1. 头痛的性质：头痛多位于额部和枕部，且症状较轻，症状和体位有明显关系，坐位或站位时症状加重，平卧时症状很快消失或减退。

2. 若是出现颅内低压，嘱患者绝对卧床休息，从头低脚高位逐渐过渡到半卧位，避免过早下床活动及体位的突然改变，并向家属交代保持体位的必要性。

3. 嘱病人多饮水。

4. 遵医嘱给予适当补液以减轻不适症状。

难点 3　颅内出血的观察及护理

解析： 术后由于脑塌陷导致桥静脉撕裂、术腔出血、硬膜下血肿等原因可出现颅内出血，具有极高的致残率、致死率。因此，颅内出血的预防和护理与病人的预后密切相关。

对策：

1. 严密观察病人是否有剧烈头痛、喷射性呕吐、意识逐渐加深、一侧瞳孔逐渐散大、对侧肢体瘫痪进行性加重等颅内压增高的表现。

2. 若是低颅压桥静脉断裂引起的出血，嘱病人术后取平卧位，避免头部的剧烈运动。

3. 密切观察是否有引流液颜色呈鲜红色、量多等表现。

4. 密切监测颅内压，如病人出现躁动，积极查找躁动原因，排除颅外因素和颅内血肿、颅内压增高引起的躁动，才能给予镇静治疗。

5. 既往无高血压史的病人，若突然出现血压升高，脉搏、呼吸减慢等症状，切忌盲目使用降压药，应待复查 CT 排除颅内出血后，再遵医嘱对症给药。

难点 4　高热的观察及护理

解析： 术后多数病人出现短暂的一过性发热，不伴有脑膜刺激征，多因术中对脑室壁的冲洗刺激或蛛网膜下腔少量积血（液）所致，应注意区别一过性发热与感染性发热，给予及时、有效的处理，确保病人安全。

对策：

1. 发热一般于手术后短时间内出现，体温高于 38℃，应严密观察病人的热型、持续时间、意识、瞳孔及生命体征。

2. 体温大于 39℃时，做好物理降温，多采用温水擦浴，去除被褥，放置冰块于腋下、腹股沟及腘窝等大血管流经处，有条件者可应用冰枕、冰毯等进行物理降温。注意保护颈部及胸腹部，避免冻伤。

3. 遵医嘱给予药物退烧治疗，常用的口服治疗药物有泰诺林、美林等，也可肌肉注射柴胡、复方氨林巴比妥等。

4. 密切监测体温，同时监测血常规等相关指标，以便区别于感染性发热。

5. 加强营养支持，注意水电解质平衡。

难点 5　头痛的观察及护理

解析： 术后短期剧烈头痛是因为在某些感染或外伤原因所形成囊肿的囊液中，含有炎性细胞或含铁血黄素，蛋白含量亦相当高，当手术切开囊壁，囊液溢出刺激周围脑组织，且部分囊液流入被打通的脑室、脑池及蛛网膜下腔。还有可能是囊液被排空后突然减压，脑组织复位不好，导致牵拉性头痛。应积极消除头痛的原因，提高患者的舒适度。

对策：

1. 疼痛发生时，密切观察病人意识、瞳孔、生命体征，排除颅内高压引起的头痛。

2. 可行反复腰椎穿刺，放出有刺激性的脑脊液缓解头痛，向家属解释腰椎穿刺的必要性，取得家属的配合。

3. 腰椎穿刺后平卧 4～6 小时，避免剧烈活动。

4. 遵医嘱给予激素治疗。

5. 疼痛剧烈时行疼痛评分，分值大于 5 时，可遵医嘱给予适当的药物治疗，缓解头痛，增加病人的舒适感。

【知识拓展】

Ommaya 储液囊植入

Ommaya 储液囊是一种脑室引流装置，由一个埋在头皮下的扁平状的储液器和一根插入侧脑室前角的引流管相接而成。根据治疗目的的不同，此引流管也可以置入囊性肿瘤的囊腔、四脑室、脑池和腰池，适用于中枢神经系统感染、肿瘤的治疗和涉及脑脊液细胞学、药理学的实验研究。

Ommaya 储液囊植入、抽液能及时减轻颅内高压，改善颅压增高症状，同时便于脑脊液检查，并可经储液囊直接将药物送入脑室参与脑脊液循环，在脑脊液中更易达到有效的药物浓度。与腰池穿刺相比，此法方便、痛苦少、家长容易接受，也无脑疝发生的风险。

来源：林坚，林振浪，尹波，等. Ommaya 储液囊在儿童急性梗阻性脑积水中的应用 [J]. 中华小儿外科杂志，2011，32（5）：330－332.

（李莉　陈茂君　崔文耀）

参考文献

［1］ Elliott J，Smith M. The acute management of intracerebral hemorrhage：a clinical review［J］. Anesthesia and Analgesia，2010，110（5）：1419-1427.

［2］ Richard Winn H，Michel Kliot，Dale Lunsford L，et al. 尤曼斯神经外科学（第4卷）：脊髓、周围神经疾病，创作与神经放射学［M］. 5版. 王任直，译. 北京：人民卫生出版社，2009.

［3］ Richard Winn H，Kim Burchiel J，Roy A E Bakay，et al. 尤曼斯神经外科学（第3卷）：功能性神经外科、疼痛与小儿神经外科［M］. 王任直，译. 北京：人民卫生出版社，2009.

［4］ Keep R F，Hua Y，Xi G H. Intracerebral hemorrhage：mechanisms of injury and therapeutic targets［J］. Lancet Neurology，2012，11（8）：720-731.

［5］ Lakhan S E，Callaway E. Deep brain stimulation for obsessive - compulsive disorder and treatment - resistant depression：systematic review［J］. BMC Research Notes，2010（3）：60.

［6］ Meurer W J，Walsh B，Vilke G M，et al. Clinical guidelines for the emergency department evaluation of subarachnoid hemorrhage［J］. Emerg Med，2016，50（4）：696-701.

［7］ Oshorov A V，Lubnin A Iu. Intracranial pressure monitoring［J］. Anesteziol Reanimatol，2010（4）：4-10.

［8］ Powers W J，Rabinstein A A，Ackerson T，et al. 2018 Guidelines for the early management of patients with acute ischemic stroke：a guideline for healthcare professionals from the American Heart Association/American Stroke Association［J］. Stroke，2018，49（3）：e46-e110.

［9］ Powers W J，Rabinstein A A，ackerson T，et al. Guidelines for the early management of patients with acute ischemic stroke：2019 update to the 2018 guidelines for the early management of acute ischemic stroke：a guideline for healthcare professionals from the American Heart Association/American Stroke Association［J］. Stroke，2019，50（12）：e344-e418.

［10］ 班彩琴，余杏梅，曾雪冰. 早期康复护理干预对重型颅脑损伤后肢体偏瘫患者康复效果的影响［J］. 中国当代医药，2015，22（12）：175-176，179.

［11］ 曹伟新. 外科护理学［M］. 4版. 北京：人民卫生出版社，2006.

［12］ 陈见清，包映辉，崔华，等. 显微外科治疗脑干海绵状血管瘤的研究进展［J］.

中国脑血管病杂志, 2015, 12 (3): 155-159.

[13] 陈礼刚, 李定君. 神经外科手册 [M]. 北京: 人民卫生出版社, 2011.

[14] 陈茂君, 蒋艳, 游潮. 神经外科护理手册 [M]. 北京: 科学出版社, 2011.

[15] 陈茂君, 蒋艳, 游潮. 神经外科护理手册 [M]. 2 版. 北京: 科学出版社, 2015.

[16] 陈实, 刘盛泽, 杨治权, 等. 脑静脉畸形并发癫痫: 2 例报告 [J]. 中华神经外科疾病研究杂志, 2013, 12 (5): 466-468.

[17] 陈峥, 肖高华, 季清皎, 等. 个体化三维塑形钛网与普通钛网修补颅骨缺损疗效对比 [J]. 长江大学学报 (自然科学版), 2014, 11 (33): 1-4.

[18] 程玉红, 蔡美蓉, 游丽娇. 癫痫患者颅内电极埋植术后视频脑电监测期的护理进展 [J]. 现代中西医结合杂志, 2011, 20 (21): 2721-2723.

[19] 崔银心. 痉挛性斜颈患者的围手术期护理 [J]. 当代护士, 2013 (3): 30-31.

[20] 董小方, 刘延锦. 脑卒中吞咽障碍患者间隙经口至食管管饲体验的质性研究 [J]. 中华现代护理杂志, 2017, 23 (26): 3367-3370.

[21] 董漪, 郭珍妮, 李琦, 等. 中国脑血管病临床管理指南 (节选版) ——蛛网膜下腔出血临床管理 [J]. 中国卒中杂志, 2019, 14 (8): 814-818.

[22] 杜春秀. 颅脑术后颅内感染的护理 [J]. 中外健康文摘, 2011, 8 (40): 371-372.

[23] 范世莹, 孟凡刚, 张凯, 等. 脑深部电刺激术治疗痉挛性斜颈 [J]. 中华神经外科杂志, 2019, 35 (1): 10-15.

[24] 冯楠, 高翔, 聂晟, 等. 神经导航系统在颅内微小病变手术中的应用 [J]. 现代实用医学, 2011, 23 (6): 678-680.

[25] 邓予慧, 杨洁, 柴永川, 等. 双镜联合在治疗面肌痉挛微血管减压术中的临床应用 [J]. 中华耳鼻咽喉头颈外科杂志, 2019, 54 (4): 267-271.

[26] 付新爱. 神经导航显微手术治疗颅内海绵状血管瘤的护理体会 [J]. 中国当代医药, 2011, 18 (25): 109-110.

[27] 龚飞龙, 李鹏, 张时真, 等. 立体定向毁损术治疗难治性强迫症的临床分析 (附 12 例报告) [J]. 中国神经精神疾病杂志, 2014, 40 (8): 464-468.

[28] 顾芳, 赵淑芹, 张宸豪. 帕金森病外科治疗现状及进展 [J/OL]. 中华临床医师杂志 (电子版), 2013, 7 (15): 7166-7169.

[29] 顾建文. 从天津爆炸谈颅脑爆炸火器伤的急救处置和治疗 [EB/OL]. [2020-8-17]. https://www.sohu.com/a/27177079_100663.

[30] 关健伟, 朱治山, 李钢, 等. 脑过度灌注综合征 [J]. 中国实用神经疾病杂志, 2011, 14 (8): 94-96.

[31] 管晓舫, 周冰, 王琼. Frenkel 疗法联合梅花针叩刺治疗小脑卒中后共济失调的临床研究 [J]. 中华物理医学与康复杂志, 2020, 42 (4): 359-362.

[32] 郭旭, 李云. 小脑认知功能的临床研究进展 [J]. 中国医药指南, 2013, 11 (20): 492-493.

[33] 国家卫生计生委脑卒中防治工程委员会. 中国脑卒中血糖管理指导规范（2015 年版）[J]. 全科医学临床与教育，2016，14（1）：3-5.

[34] 过建国，林泓怡，朱彤，等. 射频热凝术联合 A 型肉毒毒素注射治疗痉挛性斜颈疗效分析 [J]. 中国疼痛医学杂志，2012，18（4）：249-250.

[35] 何俐，游潮. 神经系统疾病 [M]. 北京：人民卫生出版社，2011.

[36] 何永生，黄光富，章翔. 新编神经外科学 [M]. 北京：人民卫生出版社，2014.

[37] 胡玲，方慧，胡薇等. 微侵袭手术治疗侧屈型痉挛性斜颈患者的护理 [J]. 中国实用护理杂志，2013，29（14）：29-31.

[38] 中国老年医学学会营养与食品安全分会，中国循证医学中心，《中国循证医学杂志》编辑委员会，等. 老年吞咽障碍患者家庭营养管理中国专家共识（2018 版）[J]. 中国循证医学杂志，2018，18（6）：547-559.

[39] 胡振东，焦清艳. 心理护理对强迫症疗效影响的观察 [J]. 天津护理，2008，16（4）：191-192.

[40] 黄建琼，于蓉. 烧伤整形美容外科护理手册 [M]. 北京：科学出版社，2011.

[41] 黄霜梅. 重症患者肠内营养的护理进展 [J]. 中国医药指南，2015，13（12）：39-41.

[42] 黄艳丽，张海垠. 局部亚低温治疗对高血压性脑出血患者血清 hs-CRP 及 Hcy 水平的影响研究 [J]. 中国实验诊断学，2020，24（1）：11-14.

[43] 黄莺. 第四脑室肿瘤切除术后并发症的观察及护理 [J]. 护理学杂志，2012，27（24）：29-30.

[44] 纪玉桂，李天栋，刘一兵. 3D 打印在颅骨骨纤维结构不良中的应用 [J]. 海南医学，2014，25（19）：2913-2914.

[45] 蒋和娣. 小脑血管母细胞瘤的围手术期护理 [J]. 华夏医学，2012，25（5）：787-788.

[46] 解明，宋段，柴宇宁，等. 脑静脉畸形的 MRI 诊断 [J]. 中国 CT 和 MRI 杂志，2011，9（1）：25-27.

[47] 荆红存. 以静制动法针刺治疗面肌痉挛疗效观察 [J]. 上海针灸杂志，2014，33（11）：1051.

[48] 孔磊，刘玥，彭芸. 抽动秽语综合征的影像学研究新进展 [J]. 山西医科大学学报，2017，48（4）：392-395.

[49] 郎红娟，侯芳. 神经外科专科护士实用手册 [M]. 北京：化学工业出版社，2016.

[50] 李安民，梁树立. 癫痫外科的发展与现状 [J/OL]. 中华临床医师杂志（电子版），2015，9（11）：2033-2038.

[51] 李冬梅，闫金慧，赵海萍. Onyx 栓塞治疗硬脑膜动静脉瘘的围术期护理 [J]. 华南国防医学杂志，2014，28（9）：938-939.

[52] 李会，穆喜术，李喜泼，等. 综合心理护理对改善强迫症症状的临床分析 [J]. 河北医药，2014，36（9）：1422-1424.

[53] 李健，郝淑煜，侯宗刚，等. 黄荧光辅助引导技术在颅内恶性肿瘤手术中的初步应用 [J]. 中华神经外科杂志，2015，31（12）：1219-1221.

[54] 李克，刘永晟，王峰. 脑发育性静脉异常的研究进展 [J]. 中国脑血管病杂志，2010，7（5）：270-273.

[55] 李乐之，路潜. 外科护理学 [M]. 5 版. 北京：人民卫生出版社，2012.

[56] 李立，谢晓红，曾小辉. 多层螺旋 CT 三维成像对寰枕融合畸形的诊断价值 [J]. 医药前沿，2012（20）：185-186.

[57] 李麟荪，徐阳，林汉英. 介入护理学 [M]. 北京：人民卫生出版社，2015.

[58] 李善臻. 脊髓空洞症围手术期护理对策 [J]. 工企医刊，2012，25（2）：33-35.

[59] 厉春林，李小玲，刘莎莎等. 47 例岩骨-斜坡区脑膜瘤患者围手术期护理 [J]. 中国临床神经外科杂志，2011，16（5）：312-314.

[60] 梁熙红，郭鹏德，丁宁，等. 颈内动脉栓塞在头颈部相关疾病治疗中的临床应用 [J]. 中华医学杂志，2015，95（30）：2442-2445.

[61] 林国中，王振宇，赵薇. 电生理监测下显微手术切除胸段脊髓腹侧脊膜瘤 [J]. 中国临床神经外科杂志，2013，18（12）：728-730.

[62] 林坚，林振浪，尹波，等. Ommaya 储液囊在儿童急性梗阻性脑积水中的应用 [J]. 中华小儿外科杂志，2011，32（5）：330-332.

[63] 刘爱军，李安民，张海涛，等. 难治性抽动秽语综合征伴强迫症的立体定向手术治疗 [J]. 中国临床神经外科杂志，2012，17（2）：69-71.

[64] 刘畅，吕晓菁，郑秀玉，等. 亨廷顿舞蹈症发病机制的研究进展 [J]. 生物技术通讯，2008，19（4）：619-622.

[65] 刘承基，凌锋. 脑脊髓血管外科学 [M]. 北京：中国科学技术出版社，2013.

[66] 刘芳，潘速跃. 非酮症高血糖性舞蹈病的研究进展 [J]. 临床神经病学杂志，2014，27（2）：157-159.

[67] 刘凤春，孟茜，历静，等. 持续质量改进在帕金森病患者护理管理中的应用 [J]. 中华现代护理杂志，2019，25（28）：3597-3600.

[68] 刘后良，金祝华，汪杰，等. 脑干海绵状血管瘤显微外科治疗 [J]. 中国实用神经疾病杂志，2015，18（5）：12-14.

[69] 刘丽，雍波. 偏瘫患者肢体水肿的护理 [J]. 世界最新医学信息文摘，2015，15（56）：183.

[70] 刘稳. 岩斜区肿瘤切除术患者的术后护理体会 [J]. 按摩与康复医学，2012，3（11）：296-297.

[71] 刘霞，杨红叶，王益青，等. 视神经海绵状血管瘤 1 例 [J]. 中华神经外科疾病研究杂志，2015，14（1）：87-88.

[72] 隆昱洲，雷进，罗丽华，等. 低频重复经颅磁刺激在痉挛性斜颈治疗中的应用价值 [J]. 实用医学杂志，2015，31（1）：54-56.

[73] 卢怀云，梁俊平. 强迫症 22 例心理护理 [J]. 齐鲁护理杂志，2011，17（19）：26-27.

[74] 孟心怡，吴昊，赵冰，等. 颈动脉内膜切除术和颈动脉支架置入术后脑过度灌注综合征 [J]. 国际脑血管病杂志，2020，28（4）：314－320.

[75] 潘军红，栾国明，顾晶晶. 迷走神经刺激治疗难治性癫痫的围手术期护理 [J]. 护士进修杂志，2013，28（20）：1839－1841.

[76] 邱满乐，连小峰，徐建广. 生物支架用于脊髓损伤治疗研究进展 [J]. 国际骨科学杂志，2014，35（5）：319－321.

[77] 任文庆. 扭转性痉挛和神经干细胞治疗 [J]. 中国临床神经外科杂志，2012，17（7）：444－446.

[78] 邵婷，罗志华. 开颅术后颅内感染的护理 [J]. 医学信息，2012，25（4）：210.

[79] 盛柳青，李俊，李国栋，等. 双血管融合技术在硬脑膜动静瘘诊断和手术计划中的应用 [J]. 中华神经外科杂志，2015，31（8）：768－771.

[80] 史焕昌，杨卫山. 脑室－腹腔分流管感染因素及治疗方法的研究进展 [J]. 中华神经医学杂志，2014，13（8）：858－860.

[81] 宋来君，王任直，张玉琪，等. 神经外科围术期管理 [M]. 郑州：郑州大学出版社，2013.

[82] 宋晓东，张秀云，王庆珍. 脑干肿瘤切除术后患者并发症的观察及护理 [J]. 护士进修杂志，2012，27（19）：1818－1820.

[83] 宋正北. 瞳孔异常的诊断和治疗 [J]. 中外健康文摘，2011，8（14）：137－138.

[84] 孙晓宇，梅其一，王晓龙. 抽动秽语综合症病因学研究进展 [J]. 临床精神医学杂志，2012，22（5）：352－353.

[85] 唐丽燕. 头皮撕脱伤围手术期的护理研究 [J]. 首都食品与医药，2015（22）：104－105.

[86] 唐晓娜，曾瑶，林朝丽. 糖尿病非酮症性偏身舞蹈症的护理体会 [J]. 中国医药指南，2014，12（25）：351－352.

[87] 田瑞振，刘卫刚，刘丽，等. 糖尿病性偏侧舞蹈症 1 例 [J]. 河北医科大学学报，2010，31（8）：1010－1011.

[88] 童珍君. 云南白药气雾剂联合护理治疗头皮血肿的疗效观察 [J]. 海峡医药，2013，25（4）：223.

[89] 汪灵芝，刘伟民. 精神科的意外事件及防范 [J]. 中国实用神经疾病杂志，2012，15（16）：87－88.

[90] 王晨晖，赵睿，冉德伟，等. 三叉神经痛诊疗新进展 [J]. 临床神经病学杂志，2019，32（5）：390－393.

[91] 王景，汪鑫，罗甜等. 脑深部电刺激术治疗扭转痉挛及术后神经调控 [J]. 中国现代神经疾病杂志，2015，15（10）：800－803.

[92] 王林，姚远. 颅内海绵状血管瘤的临床进展 [J]. 浙江医学，2018，40（13）：1419－1423.

[93] 王林，陈国强，王晓松，等. 脑深部电刺激术治疗扭转痉挛 [J]. 中华神经外科杂志，2013，29（10）：1025－1028.

[94] 王清，蔡正荣，踪会晶. 颅内海绵状血管瘤 55 例围手术期的护理 [J]. 北方医学，2012，9（3）：123−124.

[95] 王玉洁. 颅内硬脑膜动静脉瘘的影像学 [J]. 国际脑血管病杂志，2015，23（3）：217−223.

[96] 王忠诚. 王忠诚神经外科学 [M]. 武汉：湖北科学技术出版社，2015.

[97] 吴赞华. 痉挛性斜颈的治疗 [J]. 医学信息，2014，27（11）：394−395.

[98] 肖海涛，王怀胜，刘晓雪，等. 应用游离皮瓣修复头皮恶性肿瘤术后缺损 18 例 [J]. 中国修复重建外科杂志，2016，30（1）：87−90.

[99] 谢淑萍. 神经系统疾病临床与影像 [M]. 北京：科学技术文献出版社，2012.

[100] 徐德保，唐云红. 神经外科护理查房手册 [M]. 北京：化学工业出版社，2014.

[101] 徐晓青. 硬脑膜动静脉瘘血管内栓塞术 11 例围术期护理 [J]. 齐鲁护理杂志，2010，16（23）：71−72.

[102] 许长春，许科鹏，张忠法. 神经内科常见病诊疗学 [M]. 广州：世界图书出版广东有限公司，2012.

[103] 许建强，栾文忠. 脊髓空洞症的分类及手术治疗 [J]. 中国临床神经外科杂志，2012，17（9）：574−576.

[104] 许震宇，鲍南. 颅缝早闭相关信号通路及遗传学研究进展 [J]. 上海交通大学学报（医学版），2014，34（7）：1083−1086.

[105] 烟雾病和烟雾综合征诊断与治疗中国专家共识编写组，国家卫生计生委脑卒中防治专家委员会缺血性卒中外科专业委员会. 烟雾病和烟雾综合征诊断与治疗中国专家共识（2017）[J]. 中华神经外科杂志，2017，33（6）：541−547.

[106] 杨承勇，周飞鹏，熊云彪，等. 脑干肿瘤的显微外科治疗及围手术期护理 [J]. 护士进修杂志，2012，27（15）：1381−1382.

[108] 杨惠清，赵欣，张梦莹，等. 枕骨大孔区脑膜瘤的围手术期护理 [J]. 局解手术学杂志，2014，23（1）：108−109.

[109] 杨中华. Lancet N：淀粉样血管病相关脑叶出血的实用诊断工具 [J]. 中国卒中杂志，2018，13（6）：605.

[110] 游潮，黄思庆. 颅脑损伤 [M]. 北京：人民卫生出版社，2014.

[111] 游潮，毛伯镛. 脑脊髓血管外科学 [M]. 北京：人民卫生出版社，2012

[112] 瑞迪，哈格曼. 运动改造大脑 [M]. 浦溶，译. 杭州：浙江人民出版社，2013.

[113] 曾晓琴，黄芳，何燕，等. 39 例枕骨大孔区肿瘤病人行显微外科手术治疗的围术期护理 [J]. 全科护理，2014，12（7）：622−623.

[114] 张海音，王祖承，孙伯民，等. 双侧内囊前肢毁损术治疗难治性强迫症疗效及随访研究 [J]. 上海精神医学，2004，16（3）：149−152.

[115] 张红玲，关玉清，张茜. 心理及家庭护理在多发性抽动症患儿治疗中的应用 [J]. 齐鲁护理杂志，2012，18（27）：93−94.

[116] 张建宁. 神经外科学高级教程 [M]. 北京：人民军医出版社，2015.

[117] 张俊廷. 脑干肿瘤的手术治疗：回眸与展望 [J]. 中国微侵袭神经外科杂志，

2012，17（2）：49—51.

[118] 张品元，侯凯，陈潇，等. 神经外科疾病病例解析［M］. 上海：第二军医大学出版社，2011.

[119] 张巧莹，黄晓宇，梁小红，等. PACS 系统三维测量方法与多田公式计算方法在脑出血测量的准确性比较［J］. 中国医学物理学杂志，2019，36（3）：296—300.

[120] 张天宝，侯鹏高. 褪黑素生理活性及其作用机制的研究进展［J］. 齐齐哈尔医学院学报，2015，36（11）：1671—1673.

[121] 张晓芹，金媛. 头皮撕脱伤 17 例围术期护理［J］. 齐鲁护理杂志，2011，17（5）：92—93.

[122] 张月红，赵欣，杨惠清. 岩斜脑膜瘤的围手术期护理［J］. 护士进修杂志，2012，27（13）：1245—1246.

[123] 格林伯格. 神经外科手册［M］. 7 版. 赵继宗，译. 南京：江苏科学技术出版社，2013.

[124] 赵晓辉，陈海花，赵毅. 神经外科常见疾病护理流程［M］. 北京：军事医学科学出版社，2013.

[125] 赵岩. 强迫症心理治疗方法综述［J］. 吉林师范大学学报（人文社会科学版），2008（5）：47—49.

[126] 郑毅. 抽动障碍新观念及诊疗进展［J］. 中国儿童保健杂志，2006，14（2）：111—112.

[127] 中国心胸血管麻醉学会，北京高血压防治协会. 围术期高血压管理专家共识［J］. 临床麻醉学杂志，2016，32（3）：295—297.

[128] 中华医学会神经病学分会，中华医学会神经病学分会脑血管病学组. 中国急性缺血性脑卒中诊治指南 2018［J］. 中华神经科杂志，2018，51（9）：666—682.

[129] 中华医学会神经病学分会，中华医学会神经病学分会脑血管病学组. 中国脑出血诊治指南（2019）［J］. 中华神经科杂志，2019，52（12）：994—1005.

[130] 中华医学会神经病学分会，中华医学会神经病学分会脑血管病学组. 中国脑出血诊治指南（2014）［J］. 中华神经科杂志，2015，48（6）：435—444.

[131] 中华医学会神经病学分会神经康复学组，中华医学会神经病学分会脑血管病学组，卫生部脑卒中筛查与防治工程委员会办公室. 中国脑卒中康复治疗指南（2011 完全版）［J/OL］. 中国医学前沿杂志（电子版），2012，4（6）：55—76.

[132] 中华医学会神经外科学分会介入学组，《脑动静脉畸形介入治疗中国专家共识》编写委员会. 脑动静脉畸形介入治疗中国专家共识［J］. 中华神经外科杂志，2017，33（12）：1195—1203.

[133] 中华医学会外科学分会血管外科学组. 颈动脉狭窄诊治指南［J/OL］. 中国血管外科杂志（电子版），2017，9（3）：169—175.

[134] 周萍，石学敏. "醒脑开窍"针刺法为主治疗脊髓血管瘤术后遗留疼痛 1 例［J］. 针灸临床杂志，2011，27（4）：44.

［135］周小卫，谢国强，左毅，等．磁共振 3D－FIESTA 序列在脑积水中的诊断价值［J］．中华神经外科疾病研究杂志，2016，15（1）：46－49．

［136］朱利芳，缪建平．经菱形窝手术切除脑干海绵状血管瘤的护理［J］．中国实用护理杂志，2010，26（2）：39－40．

［137］邹钦，阳小生，邹云龙，等．大脑中动脉动脉瘤夹闭术后脑梗死的预防与治疗［J］．临床神经外科杂志，2015，12（1）：25－27．